W0268000

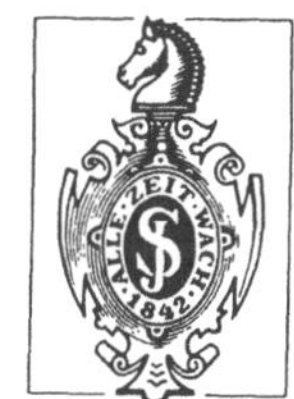
ALLE ZEIT WACH
1842

H. Mörl C. Diehm G. Heusel (Hrsg.)

45 Jahre Herzinfarkt- und Fettstoffwechselforschung

Springer-Verlag
Berlin Heidelberg New York
London Paris Tokyo

Prof. Dr. med. Hubert Mörl
Chefarzt der Medizinischen Klinik
Diakonissenkrankenhaus Mannheim
Akademisches Lehrkrankenhaus der
Universität Heidelberg
Speyerer Straße 91–93

6800 Mannheim

Priv.-Doz. Dr. med. Curt Diehm
Oberarzt der Med. Univ. Klinik
Bergheimer Straße 58

6900 Heidelberg

Dr. rer. nat. Gerhard Heusel
Dr. Karl Thomae GmbH
Birkendorfer Straße 65

7950 Biberach/Riß

CIP-Titelaufnahme der Deutschen Bibliothek
45 [Fünfundvierzig] Jahre Herzinfarkt- und
Fettstoffwechselforschung / H. Mörl ... (Hrsg.). – Berlin ;
Heidelberg ; New York ; London ; Paris ; Tokyo : Springer, 1988
ISBN-13: 978-3-540-18945-9 e-ISBN-13: 978-3-642-73440-3
DOI: 10.1007/978-3-642-73440-3
NE: Mörl, Hubert [Hrsg.]

Dieses Werk ist urheberrechtlich geschützt. Die dadurch begründeten Rechte, insbesondere die der Übersetzung, des Nachdrucks, des Vortrags, der Entnahme von Abbildungen und Tabellen, der Funksendung, der Mikroverfilmung oder der Vervielfältigung auf anderen Wegen und der Speicherung in Datenverarbeitungsanlagen, bleiben, auch bei nur auszugsweiser Verwertung, vorbehalten. Eine Vervielfältigung dieses Werkes oder von Teilen dieses Werkes ist auch im Einzelfall nur in den Grenzen der gesetzlichen Bestimmungen des Urheberrechtsgesetzes der Bundesrepublik Deutschland vom 9. September 1965 in der Fassung vom 24. Juni 1985 zulässig. Sie ist grundsätzlich vergütungspflichtig. Zuwiderhandlungen unterliegen den Strafbestimmungen des Urheberrechtsgesetzes.

© Springer-Verlag Berlin Heidelberg 1988

Die Wiedergabe von Gebrauchsnamen, Handelsnamen, Warenbezeichnungen usw. in diesem Werk berechtigt auch ohne besondere Kennzeichnung nicht zu der Annahme, daß solche Namen im Sinne der Warenzeichen- und Markenschutz-Gesetzgebung als frei zu betrachten wären und daher von jedermann benutzt werden dürften.

Produkthaftung: Für Angaben über Dosierungsanweisungen und Applikationsformen kann vom Verlag keine Gewähr übernommen werden. Derartige Angaben müssen vom jeweiligen Anwender im Einzelfall anhand anderer Literaturstellen auf ihre Richtigkeit überprüft werden.

Druck u. buchb. Verarbeitung: Druckhaus Beltz, 6944 Hemsbach
2121/3140/543210

Vorwort

Die hier zusammengestellten Beiträge entstammen einem aus Anlaß des 70. Geburtstags von Prof. Dr. Dr. h.c. mult. G. Schettler, dem ehemaligen Direktor der Medizinischen Universitätsklinik Heidelberg, am 1. und 2. 5. 87 veranstalteten Symposion in Friedrichsruhe bei Öhringen.

Freunde, langjährige Wegbegleiter, Fakultätskollegen, Schüler und sein langjähriger Chef und Lehrer, Prof. Dr. Dr. h. c. E. Bock, haben sich zusammengefunden, um sein Lebenswerk zu würdigen und einen Rückblick auf 45 Jahre aktiven Wirkens zu werfen.

Sie wollten damit einen herausragenden deutschen Mediziner ehren, der nach dem 2. Weltkrieg wesentlich dazu beigetragen hat, den Anschluß an die internationale Forschung wiederherzustellen. Dazu befähigten ihn u.a. besondere Eigenschaften wie ein blendendes Gedächtnis, eine schnelle Auffassungsgabe und ein unbestechlicher Blick für das Wesentliche. Ausgezeichnet einerseits durch eine unerhörte Spannkraft und Arbeitskapazität, andererseits durch ein beispielhaftes psychologisches Einfühlungsvermögen und Organisationstalent, war G. Schettler – basierend auf einer soliden pathologisch-anatomischen und allgemeininternistischen klinischen Ausbildung – der Prototyp des modernen Chefs einer großen Klinik.

Wissenschaftlich galt sein Hauptinteresse von Anfang an den Fettstoffwechselstörungen und der Arterioskleroseforschung. Seine Habilitationsarbeit *Ernährung und Cholesterinstoffwechsel* war 1950 mit der Anstoß für eine breite Forschungstätigkeit auf diesem praktisch so wichtig gewordenen Gebiet. Grundlegende Erkenntnisse über die sogenannten Risikofaktoren der arteriosklerotisch bedingten Gefäßerkrankungen und die Konsequenzen daraus sind in erster Linie sein Verdienst. Die heute mehr denn je erforderliche Ganzheitsbetrachtung des Organismus lag ihm besonders am Herzen, weshalb er bestrebt war, trotz einer sehr zeitig betriebenen und tatkräftig unterstützten Spezialisierung die Teilgebiete der inneren Medizin zum Nutzen der Sache und der Patienten weiterhin unter einem Dach zu vereinen. Seinem rastlosen Eifer ist auch das Klinische Institut zur Erforschung des Herzinfarkts an der Medizinischen Universitätsklinik in Heidelberg zu verdanken, aus dem viele Beiträge dieses Buches stammen.

Das in herzlicher und persönlicher Atmosphäre gehaltene Symposion sollte einem hochverdienten und hochdekorierten Internisten, einem herausragenden Arzt und Wissenschaftler und einem warmherzigen und hilfsbereiten Menschen Dank abstatten in der Hoffnung, daß seine zahlreichen Aktivitäten auf den verschiedensten Gebieten durch fortbestehende Gesundheit und ungebrochene Schaffenskraft noch lange erhalten bleiben mögen.

Die Herausgeber

Inhaltsverzeichnis

Fettstoffwechsel und koronare Herzkrankheit

Vorsitz: H. Greten, D. Seidel, U. Westphal

Klinik der koronaren Herzkrankheit

Vorsitz: F. Linder, G. Schettler

Autorenverzeichnis

Prof. Dr. Dr. h.c. H. E. Bock
Spemannstraße 18, 7400 Tübingen

Priv. Doz. Dr. med. C. Diehm
Medizinische Universitätsklinik, Abt. Innere Medizin III
Bergheimer Straße 58, 6900 Heidelberg

Prof. Dr. Drs. h.c. W. Doerr
Pathologisches Institut
Im Neuenheimer Feld 220–221, 6900 Heidelberg

Priv. Doz. Dr. med. H.A. Dresel
Medizinische Universitätsklinik
Bergheimer Straße 58, 6900 Heidelberg

Prof. Dr. med. M. Eggstein
Medizinische Universitätsklinik
Otfried-Müller-Straße, 7400 Tübingen

Prof. Dr. F. Epstein
Institut für Sozial- und Präventivmedizin der Universität Zürich
Sumatrastraße 30, CH-8008 Zürich

Prof. Dr. R. v. Essen
Medizinische Klinik B, Kardiologie, Stiftsklinik Augustinum
Wolkerweg 16, 8000 München 70

Prof. Dr. H. Greten
Universitätskrankenhaus Eppendorf
Martinistraße 52, 2000 Hamburg 20

Ms. Prof. M. Daria Haust
Univ. of Western Ontario Health Sciences Center, Depart. of Pathology,
London, Canada, N 6A5C1

Prof. Dr. H. Jellinek
Pathologisches Institut II, Semmelweis-Universität
Üllöi út 93, H-1091 Budapest

Prof. Dr. Dr. h.c. mult. F. Linder
Chirurgische Klinik
Im Neuenheimer Feld 110, 6900 Heidelberg

Prof. Dr. M. Mancini
Semeiotica Medica, 2 Faculty of Medicine,
Via Pansini, I-80100 Napoli

Prof. Dr. med. H. Mörl
Diakonissenkrankenhaus, Med. Klinik
Speyerer Straße 91–93, 6800 Mannheim

Dr. med. U. Müller-Bühl
Bergheimer Straße 58, 6900 Heidelberg

Prof. Dr. med. E. Nüssel
Medizinische Universitätsklinik, Abteilung Klinische Sozialmedizin
Bergheimer Straße 58, 6900 Heidelberg

Prof. Dr. Dr. h.c. mult. G. Schettler
Heidelberger Akademie der Wissenschaften, Geomedizinische Forschungsstelle
Karlstraße 4, 6900 Heidelberg

Prof. Dr. med. G. Schlierf
Bethanien-Krankenhaus
Rohrbacher Straße 149, 6900 Heidelberg

Prof. Dr. D. Seidel
Abteilung Klinische Chemie und Zentrallabor, Universitätskliniken
Robert-Koch-Straße 40, 3400 Göttingen

Prof. Dr. med. E. Weber
Medizinische Universiätsklinik, Abteilung Innere Medizin V,
Bergheimer Straße 58, 6900 Heidelberg

Prof. Dr. med. U. Westphal
12 A I Spa Creek Landing, Annapolis, MD 21403, USA

Eröffnungsrede anläßlich der Geburtstagsfeier 30. April, 1. und 2. Mai

G. Schettler

Meine lieben Freunde!

Sie sind zu einem für mich bemerkenswerten biologischen Ereignis nach Friedrichsruhe gekommen, um mit mir den Eintritt in das achte Lebensjahrzehnt zu begehen. Natürlich schreckt man vor einer solchen Zahl zurück, aber der Lauf der Zeiten läßt sich nicht aufhalten, und man muß versuchen, das Beste daraus zu machen. Sie mögen wissen, daß mein zweiter Vorname Friedrich lautet, und so ist die Wahl des Tagungsortes „Friedrichsruhe" ganz amüsant. Ich werde also daran gehen müssen, meinen „Ruhestand" entsprechend zu organisieren.

Aber ein solches Ereignis wie heute ist dazu angetan, Rückblick zu halten, zumal Freunde zugegen sind, welche meine verschiedenen Lebensabschnitte nicht nur begleiten, sondern richtungsweisend bestimmen.

Lassen Sie mich diese Zeitphasen chronologisch schildern:

Mein Weg wurde ermöglicht und entscheidend geprägt durch meinen Lehrer und väterlichen Freund Hans Erhard Bock. Zu seinen Füßen hörte ich die Einführung in die Innere Medizin und die sog. Pathologische Physiologie. Fasziniert von seinem Beispiel beschloß ich, ihn um eine Assistentenstelle zu bitten. Aber zunächst arbeitete ich 3 Jahre am Pathologischen Institut in Tübingen unter meinem unvergessenen Lehrer Erich Letterer. Er hat mir das Arbeitsgebiet der Lipide und des Cholesterinstoffwechsels zugewiesen. Er beauftragte mich, Beziehungen zwischen Amyloid- und Cholesterinhaushalt zu untersuchen, einem heute außerordentlich interessanten Sektor.

Nach der Zeit in der Pathologie und am Chemischen Institut in Tübingen unter Georg Wittig wechselte ich an die Innere Klinik Tübingen über, wo ich unter Hermann Bennhold und Hans Erhard Bock weiterarbeiten konnte. Meine ersten zaghaften Schritte zur Publikation der seit 1942 erarbeiteten Ergebnisse wurden sorgfältig durch Ulrich Westphal geleitet, mit dem und seiner Frau Ilse uns seither eine enge Freundschaft verbindet. Wie schön, daß sie unter uns sind! Uli, als Schüler Adolf Butenandts, hatte wie seine Kollegen Alex Häusner, Josef Schmidt-Thomé, Heinrich Dannenberg, Wolfhard Weidel, Heinrich Hellmann und andere, wesentlichen Anteil am wissenschaftlichen Wiederaufbau der Universität Tübingen. In diese Zeit fällt auch die Begegnung mit meinem Doktoranden Manfred Eggstein, der mich nach seiner Promotion nach Marburg an die Bock-Klinik begleitete und mit Friedemann Dietrich, Helmut Jobst, Heinrich Wagener und Bruno Frosch ein Stoffwechsellabor aufbaute. Es darf wohl eine der Keimzellen der Lipidforschung in unserem Land

Mörl, Diehm, Heusel (Hrsg.)
45 Jahre Herzinfarkt- und Fettstoffwechselforschung
© Springer-Verlag Berlin Heidelberg 1988

genannt werden. Die dort erarbeiteten Ergebnisse zur Bestimmung und Differenzierung der Lipoproteine sind als Vorläufer der weltweit akzeptierten Untersuchungen am NIH von Donald Fredrickson zu betrachten. Immerhin gilt die von uns vorgenommene Differenzierung der Lipoproteinosen mit der Methode der Stärkeblockelektrophorese auch heute noch.

Marburg hatte ein ausgezeichnetes klinisches und Forschungsklima, und ich gedenke stellvertretend für viele andere meiner Oberarztkollegen Paul Schölmerich und Rudolf Gross. Unsere freundschaftlichen Bande bestehen nun mehr als 35 Jahre.

Aus meiner Stuttgarter Zeit ist Burkhard Kommerell als mein langjähriger Wegbegleiter zugegen. Er half mir, auch an einem städtischen Krankenhaus eine breitgefächerte wissenschaftliche Aktivität zu entfalten. Wir transferierten diese sozusagen in toto an die Freie Universität Berlin, wohin ich durch die Initiative meines unvergessenen Freundes Willy Maßhoff berufen wurde. Auf der Deuel-Konferenz in Kalifornien erhielt ich dann den Ruf an die Universität Heidelberg, Dank des treuen Wohlwollens meiner Freunde Fritz Linder und Wilhelm Doerr. Die Deuel-Konferenzen brachten mir die Begegnung mit den Spitzen der amerikanischen Lipidforschung, ohne deren Hilfe und freundschaftliche Kollegialität der Aufbau unseres Heidelberger Teams nicht möglich gewesen wäre, und auch die Lipidforschung in der gesamten Bundesrepublik wurde von ihnen nachhaltig beeinflußt. Mehrere Besuche am NIH in Bethesda brachten mir die Begegnung mit Donald Fredrickson, Daniel Steinberg, Tony Gotto, Brian Brewer, David Bilheimer, Bill Mayley, Dick Havel, Ed Bierman, um nur einige zu nennen, die seither Leitfiguren der internationalen Stoffwechselforschung sind.

Am Internationalen Ernährungskongreß in Washington hielt ich dann einen kleinen Vortrag über die Beeinflussung der Serumlipide nach der Fütterung polyensäurereicher Öle, der lediglich die Aufmerksamkeit von Ancel Keys erregte, sonst aber unbeachtet blieb. Als ich dann Pete Ahrens in New York und Larry Kinsell in Oakland besuchte, ergaben sich gute Übereinstimmungen zu deren klinischen Daten. Die von mir in den Jahren 1943 bis 1947 angestellten Experimente, welche eine Senkung des Cholesterins im Plasma und im Gesamttier unter der Fütterung von linol- und linolensäurereichen Ölen erbrachten, wurden nun auch für den Menschen bestätigt. Es war dies mehr ein Zufallstreffer, denn ich hatte mich ursprünglich nur mit Speicherungsfragen nach Cholesterinfütterung beschäftigt. Die Polyensäureforschung hat mich seither nicht losgelassen, und ich kann mit gewisser Befriedigung feststellen, daß die in über 40 Jahren erarbeiteten Ergebnisse und ihre wissenschaftliche Deutung heute voll anerkannt sind. Wesentliche Bestandteile des Präventiv- und therapeutischen Konzeptes, aufbauend auf ätiologischen und pathogenetischen Untersuchungen, gelten unverändert weiter. Mit modernen Verfahren haben sich erregende Zusammenhänge ergeben, die in ihren Auswirkungen auf die Kardiologie und Angiologie bereits jetzt als bemerkenswert anzusehen sind. Meine Freunde und Mitarbeiter – Günter Schlierf, Dietrich Seidel, Heiner Greten, Jan Augustin, Hans Alois Dresel und Andreas Habenicht – haben aufbauend auf intensiven Arbeiten in verschiedenen Teams der USA, auf diesem Sektor bemerkenswerte Ergebnisse erarbeitet, die auch heute diskutiert werden können.

Als richtungweisendes Ereignis stellte sich ein erster wissenschaftlicher Kongreß in Heidelberg heraus, unter der Teilnahme von Don Fredrickson, Pete Ahrens, Robert Furman, Larry Kinsell, Robert Wissler, Ed Gordon und Nepomuk Zöllner. Dieser kleine aber feine Workshop eröffnete unseren Mitarbeitern die zahlreichen Forschungskontakte, die bis heute gehalten haben. Sie wurden gefestigt durch internationale Kongresse, von denen einer in Lindau für alle Teilnehmer in der angenehmsten Erinnerung verbleibt. Die Namen Gustav Born, Stuart Wolf, Petar Alaupovich, Jerry Stamler, Fred Epstein, der so früh gestorbene John French, Austin Gresham, Olga und Yechezkiel Stein, Yushiro Goto aus Japan sowie die Seattle-Gruppe stehen hierfür. Mit dieser Gruppe um Russell Ross, John Glomset, Earl Bendit und Hans Neurath haben wir seither besonders enge Verbindungen, ebenso zur Gruppe von Tony Gotto. Auf parallelem Wege fuhren Willi Stoffel und Gerd Assmann mit ihren Schülern.

Dreier großer Forscherpersönlichkeiten ist zu gedenken, die unser Arbeitsgebiet entscheidend befruchteten. Ernst Klenk ist der Vater der analytischen Lipidforschung. Paul Dudley White und Irving Page sind die Nestoren und Pioniere der präventiven Medizin. Ihren Ideen, ihren Aktivitäten, ihrem bedingungslosen, auch medizinpolitisch bestimmten Konzept verdankt die moderne präventive Kardiologie die wichtigsten Grundlagen, ohne die auch die technischen Fortschritte nicht denkbar wären. Paul Dudley White und Irving Page hatten, ebenso wie ihre englischen Counterparts John Pickering und Robert Platt, enge wissenschaftliche Beziehungen zum Deutschland der 20er Jahre, insbesondere zu Franz Volhard, aus dessen Schule ja auch unsere wissenschaftliche Familie hervorgegangen ist. So schließt sich der Ring. Paul Dudley White ist der eigentliche Gründer der Internationalen Arteriosklerosegesellschaft, die beim ersten Weltkongreß in Athen durch ihn angeregt wurde. Ich traf ihn zufällig in Moskau, wo er, einer Einladung der sowjetrussischen Regierung folgend, mit Donald Fredrickson, Stuart Wolf, John Knutti und mit N. Mjiasnikow und seinen Schülern diskutierte. Ich durfte ihn dann nach Kiew begleiten, wo er von zahlreichen Angehörigen seiner amerikanischen Patienten ukrainischer Herkunft erwartet wurde. Bei einem abendlichen Besuch eines Zirkus wunderte er sich über die komische Sprache der Artisten, die er für eine Art kaukasischen Dialekt hielt. Ich konnte ihn aus eigener Kenntnis aufklären, daß es sich um Sächsisch handelte, denn es war der Staatszirkus der DDR. Die beiden Tage in Kiew werden mir unvergeßlich bleiben, denn Paul White wurde als Konsiliarius bemüht und widmete sich stundenlang der vorgestellten Patienten. Diagnosefindung ohne jede technischen Hilfsmittel, bestimmt durch gründliche Anamnese und persönliche Untersuchung: Wo sind sie heute geblieben? Die Schüler Mjiasnikows sind heute in führenden Positionen, Tschasow ist Gesundheitsminister, Shratsebaja, Smirnov, Organov, Glasunov, A. Klimov und Kipshidse nehmen Führungspositionen im Gesundheitswesen der UdSSR ein und sind am Aufbau kardiologischer Zentren in Moskau, Leningrad und Tiblisi maßgeblich beteiligt.

Zurückkommend auf die europäischen Gruppen möchte ich als erstes unseren zu früh gestorbenen George Boyd erwähnen, mit dem ich zusammen ein Textbuch für Arteriosklerose bei Elsevier herausgab, und der eine maßgebliche Rolle in der europäischen Arteriosklerosegruppe spielte, ebenso wie die schwedischen Freunde Gunnar Björk, Lars Carlson und Anders Olsson. Zu den Wissenschaftlern der ersten Stunde gehören ferner Esko Nikkilä, Jean Louis Beaumont und seine französischen Kollegen sowie Barry Lewis, mit dem wir insbesondere in den letzten Jahren enge freundschaftliche und wissenschaftliche Verbindungen knüpften. Ein besonders erfreuliches Kapitel ist die Zusammenarbeit mit den italienischen Forschern. Es begann mit den Stoffwechselkongressen in Mailand unter der Leitung von Garratini und Rodolfo Paoletti. Es schlossen sich Studienaufenthalte junger Wissenschaftler aus Padua in Heidelberg an, unter denen Gaetano Crepaldi, Renato Fellin, Giovanella Baggio zu nennen sind. Besonders fruchtbar war die Zusammenarbeit mit Mario Mancini und seiner Gruppe, unter ihnen Alfredo Postiglione, Agostino Gnasso, Cortese, mit Giorgio Weber in Siena, und mit den Gruppen in Venedig, Bologna und Rom. Zahlreiche gemeinsame Kongresse und schließlich die Erarbeitung des Consensuspapiers in Sachen Prävention der Herz- und Gefäßkrankheiten schlossen sich an, und eine Reihe gemeinsamer Studien ist in Vorbereitung. Das gleiche gilt auch für unsere Kollegen in Ungarn, angeführt von Harry Jellinek, der hier unser Gast ist.

Die Inkarnation internationaler Kooperation ist die liebenswürdige Gestalt von Fred Epstein, unserem Germano-Svizzero-Americano mit stark britischem Einschlag. Er ist einer der führenden Wissenschaftler auf dem Gebiet der medizinischen Epidemiologie, seit Jahren auch ein uns interessierender Forschungsgegenstand, und das Eberbach-Wiesloch-Projekt, von ihm kurz Eberloch-Projekt genannt, hat sich nach manchen Startschwierigkeiten unter der Leitung von Egbert Nüssel durchgesetzt. Die kommunale Prävention ist für unser Land sicher das optimale Modell. Besonders interessant sind die Untersuchungen auf dem Gebiete des Zigarettenrauchens als Risikofaktor und Verursacher von Stoffwechselstörungen.

Alle unsere Forschungen sind letzten Endes patientenbezogen. So gehören in solch einen Workshop natürlich auch die klinischen Repräsentanten. Neben den internistischen Generalisten wie H. E. Bock, Rudolf Gross, Konrad Seige, dem Freund aus der Jenaer Studentenzeit, ist ein Altmeister der klinischen Kardiologie, Paulus Schölmerich, neben den angiologisch ausgerichteten Internisten Hubert Mörl und Curt Diehm vertreten. Diesen verdanken wir die maßgeblichen Aktivitäten für das Zustandekommen dieser Jubiläumsveranstaltung.

45 Jahre Stoffwechselforschung sind eine lange Zeit. Der Lipidstoffwechsel, lange Jahre ein Stiefkind der Medizin, profitierte von den enormen Fortschritten der Grundlagenwissenschaften und dem kompromißlosen Einsatz fähiger Wissenschaftler und Kliniker. Mit der Entwicklung neuer Methoden wurde auch der Klinik ein Feld erschlossen, welches für die Gesunderhaltung unserer Bevölkerung, aber auch für viele therapeutische Verfahren unerläßlich ist. Die Kardio-Angiologie zwischen Prävention und Therapie wird ihre eigenen Wege gehen müssen. Beide Bereiche sind aufeinander angewiesen und haben sich in den letzten Jahren beträchtlich genähert. Dazu konnten auch die hier versammelten Wissenschaftler beitragen. Für ihr Kommen danke ich herzlich.

Mit Verehrung und Hochachtung möchte ich bei dieser Gelegenheit der verstorbenen Freunde gedenken, nämlich Helmut Wolter, John French, Larry Kinsell, N. Mijasnikow, George Boyd, Esko Nikkilä, Henry Neufeld und Bruno Frosch.

Einführung

H. E. Bock

Meine sehr verehrten Damen und Herren,
liebe Kolleginnen und Kollegen,
lieber Gotthard Schettler!

Wenn ich eine Einführung zur Thematik dieses Symposions gebe, wird es sich vermutlich um nicht mehr handeln als um das, was ich eigentlich bei Kongressen zu belächeln pflege: daß sich Bekannte Bekanntes sagen.

Dennoch: Der Abschluß des 70. Lebensjahres ist etwas Besonderes. Da interessiert nicht nur das erreichte Ziel, sondern auch der Weg dahin und darüber hinaus. Kurz aber, lieber Gotthard Schettler, sollte die Würdigung Deiner Leistungen sein, weil – gerade im Rückblick des „Alten" – die *Wirkung einer Rede* verlängert wird durch ihre Kürzung und ihre Verkürzungen.

Du stehst noch mitten in der *Erforschung der Arteriosklerose,* insbesondere der koronaren, und Du hast dieser Forschung seit 1947 mehr als nur Impulse gegeben. Deine Schüler entwickeln sie weiter, und von dieser Weiterentwicklung wollen wir heute hier hören.

Ein Zeitraum von 40 Jahren ist vorgesehen. Die Arteriosklerose ist freilich schon länger als Forschungsgegenstand gerade den deutschen Wissenschaftlern vertraut. Dein pathologisch-anatomischer Lehrer Erich Letterer z. B. hat daran gearbeitet; durch ihn wurdest Du zu weiteren Forschungen angeregt. Es war nicht nur die Gefäßwand, sondern die zugrundeliegenden Stoffwechselvorgänge – wie es auch bei Deinen Amyloidosearbeiten nicht so sehr die Lokalisation als vielmehr die zugrundeliegende Serumeiweißstoffwechselstörung war –, die Dein Interesse auf Dauer erregten.

Als wir 1949 in Marburg unsere Zelte aufschlugen, hast Du zunächst ganz systematisch unter dem Gesichtspunkt der Arterioskleroseentstehung die Protokolle der pathologischen Anatomie durchgearbeitet. Du hast auch nicht – wie mancher Epidemiologe heute – vergessen, daß es bereits in den 20er Jahren eine geographische Pathologie in Deutschland (Aschoff), in Genf (Askanazi) und in Rußland (Anitschoff) gab, die sich gerade mit der Arteriosklerose und ihren Bedingungen befaßt hatte. Du hast vor allen Dingen die Schule Aschoffs, Schönheimers und Thannhausers immer herausgehoben, die auf die Stoffwechselbedingtheit der atherosklerotischen Veränderungen hingewiesen hat. Als guter Internist und Therapeut hast Du Dich später vor allem um Vorsorge und Therapie dieser teils schicksalhaften, teils selbst mitverschuldeten Erkrankung bemüht.

Mörl, Diehm, Heusel (Hrsg.)
45 Jahre Herzinfarkt- und Fettstoffwechselforschung
© Springer-Verlag Berlin Heidelberg 1988

Der Energieeinsatz für Deinen *Lebensaufstieg* war groß und wurde immer härter: 3 Jahre Letterer, 5 Jahre Bennhold, 6 Marburger Jahre Bock. Es folgten 5 Meisterjahre in Cannstatt als Nachfolger von Beckmann und 2 Ordinariusjahre in Berlin als Direktor der II. Medizinischen Universitätsklinik. Nun liegen 24 Heidelberger Jahre hinter Dir und ein bewundernswerter Gipfelsturm!

Ein Prognostiker in Oberarztstellung hatte Dir 1947 bereits vorausgesagt, daß Du es wissenschaftlich und ärztlich, charakterlich und menschlich schaffen würdest, Gipfel zu bezwingen. Du hast es nicht nur durchgehalten, sondern auch an Deine Schüler weitergegeben. Dies anerkennend festzustellen, ist einer meiner Beweggründe, hier zu sprechen.

Wenn hier und heute über Herzinfarktforschung allgemein und über Stoffwechselvorgänge bei Gefäßerkrankungen im besonderen gesprochen wird, dann kannst Du Dich als Sämann auf einem Acker sehen, dessen Ernte bald reif sein wird. Mir ist es mitteilenswert, daß zu Beginn Deiner fruchtbaren Tätigkeit ein methodischer Gewinn stand: eine Cholesterinbestimmungsmethode. Wie ein roter Faden zieht sich durch Deine Arbeiten das Cholesterin – und der Fettstoffwechsel –, nicht nur in bezug auf Gefäßveränderungen, sondern auch im Hinblick auf den Gesamtstoffwechsel und die gesamte innere Medizin. *Arbeitsfreude* ist ein Grundzug Deines Wesens.

Mit Deiner Methodik bist Du zum Schrittmacher moderner Arterioskleroseforschung geworden. Du hast die Geographie unserer Medizin wie die Geographie unseres Erdballs durchstreift. Vogtländisch ist das Streben nach den fernsten Küsten. *Reisefreudigkeit* ist eine Deiner Eigenschaften – mit etwas genetischer Abenteuerlust. Du warst aber – ein guter pater familiae – auch Deiner Klinikfamilie, die Du – heimgekehrt – stets über Deine Erfahrungen unterrichtet hast.

Publikationsfreudigkeit ist eine weitere Eigenschaft. Deine speziellen Arteriosklerosearbeiten – seit dem Arteriosklerosebuch 1960, – sind auch der Öffentlichkeit immer dargelegt worden. „Filmreif“ wurdest Du mit einem wunderbaren rembrandtbilderreichen Alternsfilm. 1967 folgte „Lipide und Lipidosis“, 622 Seiten stark. Ich will hier nicht quantifizieren, was Du geleistet hast. Das Qualitative ist das Entscheidende. Aber es verlockt natürlich einen behandelnden Arzt, die erstaunlich große ungebrochene Lebensleistung seines einst schwer herzkranken Patienten zu gewichten. Du hast ein ermunterndes Zeichen gesetzt, wie man Krankheit zu bewältigen hat und aus der Krankheit heraus zu bewunderter Mehrleistung kommt.

1971 erschien das Buch „Fettstoffwechselstörungen“, 1972 das Werk „Phospholipide, Biochemie-Experiment und Klinik“. Letzteres erlebte schon 1973 seine 2. Auflage, und das veranlaßt mich, hier festzustellen, daß Du überhaupt ein sehr *auflagenfreudiger* Erfolgsautor geworden bist. – 1974 und 1983 kamen die beiden großen Berichtsbände der von Dir geleiteten Internationalen Arteriosklerosekongresse heraus. 1976 publiziertest Du im großen Handbuch der Inneren Medizin Band 7 gemeinsam mit Greten, Schlierf und Seidel. 38 Autoren sind dabei beteiligt. Die Größe Deines wissenschaftlichen Orchesters – bis zu einem 60stimmigen Klangkörper – ist immer wieder bewundernswert. Einem Männerchor vergleichbar ist das 2bändige Lehrbuch der Inneren Medizin im Taschenbuchformat bei Thieme, nun in der 7. Auflage. 10 Auflagen seit 1949 hat das einst von I. Kottmaier, seit der 5. bzw. 6. Auflage von Dir allein herausgegebene Taschenbuch der praktischen Medizin im Thieme-Verlag erlebt.

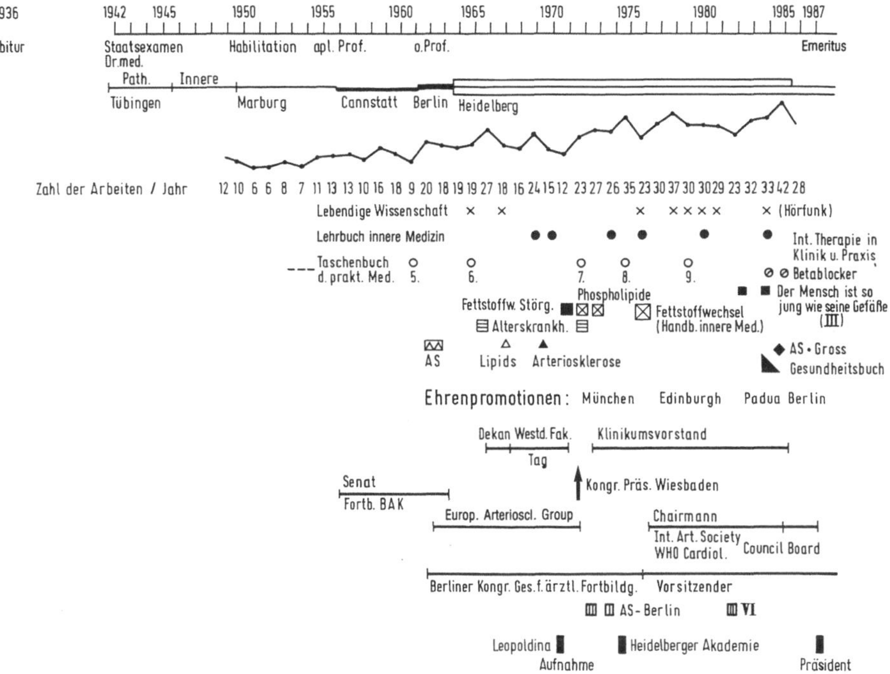

Abb. 1. Gotthard Schettler, geb. 13.4.1917 in Falkenstein

Keiner unserer Nachkriegsinternisten ist in aller Welt so bekannt wie Du, und wenige Bücher sind, glaube ich, in so viele verschiedene Sprachen übersetzt worden wie die Deinigen: Spanisch, Englisch, Italienisch, Serbokroatisch; man sagt allgemein, die chinesische Übersetzung sei die allerbeste.

Auf das *Dynamogramm* Gotthard Schettlers, das in der „Therapiewoche" im Juli erscheinen wird, darf ich verweisen, ohne es hier im einzelnen zu besprechen. Es stellt gewissermaßen Deine „Arbeitsfieberkurve" dar (Abb. 1). Glücklicherweise leidet unser Gotthard nicht unter dem weit verbreiteten Paradigmawechselfieber, sondern er erfreut sich einer Continua.

Ich bin überzeugt, daß eine solche Leistung nicht ohne ein kontinuierlich gutes familiäres Klima und eine fürsorgliche Pflege möglich ist, wie sie Frau Gina in bewundernswerter Weise geleistet hat. Ihr gebührt heute unser besonders herzlicher Dank. Beide Partner sind Wunder an Spannkraft wie an Erholungsfähigkeit.

Ehrungen aller Art sind nicht ausgeblieben. Das erscheint mir fast selbstverständlich: 5 Ehrendoktoren, das große Bundesverdienstkreuz, die Präsidentschaft der Deutschen Gesellschaft für Innere Medizin und der 25jährige Rekord einer Präsidentschaft der Berliner Gesellschaft für ärztliche Fortbildung. Der Gipfelpunkt scheint jetzt mit der Präsidentschaft der Heidelberger Akademie der Wissenschaften erreicht. Im Dynamogramm ist das alles und vieles mehr im einzelnen feststellbar.

Ich möchte mir eine eigene Ehrung ausdenken und *Gotthard als Symbol* deuten.

Obwohl der Papst gerade in Deutschland ist, steht der Name Schettler nicht – wie eigentlich angenommen wurde – auf der Liste der Selig- oder Heiligzusprechenden. Es ist nämlich gar nicht nötig. Gotthard Schettler *ist* bereits eine Art *wissenschaftlicher St. Gotthard.*

Das Symbolhafte liegt darin, daß vom St. Gotthard 4 Ströme entspringen: Rhein, Rhône, Reuß und Ticino. Unser Freund Rolf Gross hat gesagt, Hermeneutik sei für den Arzt nicht unbedingt nötig, aber sie sei doch ganz zweckmäßig. Darum hermeneutisiere und interpretiere ich. Die 4 Gotthard-Schettler-Ströme sind: der Erbstrom aus der Ahnenquelle, der Lipidstrom aus der Forschungsquelle, der Redefluß aus der Lehrquelle und der Musikstrom aus der Harmoniequelle.

Bei meiner oft belächelten Vorliebe für Johann Wolfgang von Goethe möchte ich anmerken, daß Goethe 3mal auf dem St. Gotthard war (1775 mit Passavant, 1779 mit Herzog Karl August, und 1797 von Meyer begleitet). In seinen Briefen – auch an Cotta in Tübingen – kommt zum Ausdruck, was dieses Gotthard-Massiv bedeutet. Alle Urgesteinsarten seien vorhanden, alles strebe zum Gotthard. Der Gotthard sei zwar nicht der höchste Gipfel, aber doch der, wo man alles ablesen könne, was Erdgeschichte zu bieten habe. – Wer empfände hier keine Parallelen? –

Wie groß die Zahl der erfolgreichen Schüler Gotthard Schettlers ist, weiß ich nicht. Mir ist aber bekannt, daß es einen *Gotthard-Paß* gibt. Mit einem „Gotthard-Schettler-Paß" in der Tasche hat schon mancher für ihn sonst unerreichbare Gebirge erstiegen oder unüberwindbare Grenzen überschritten. Dank muß Dir gewiß sein.

Im besonderen Blick auf *Heidelberg* möchte ich Dir noch ein Buch als Geburtstagsgeschenk überreichen. Es stammt aus der Bibliothek des großen Zoologen Harms (erst in Jena, dann in Marburg), der, wie in der Wissenschaft bekannt, ein Hühnerei in seiner Achselhöhle ausgebrütet und sich nach dem Herauspicken des Hühnchens habilitiert hat. Dieser „große Harms" hat mir in einer guten Stunde dieses Buch übereignet. Es ist die Naturgeschichte von Casparus Schottus aus dem Jahre 1662. Er war Jesuitenlehrer und hat in Heidelberg eine ganze Menge bewerkstelligt. Für den Gefäßforscher ist er interessant, weil er von der ersten bekannten intravenösen Injektion berichtet. Am Hofe des Prinzen Rupert (das ist nicht der Gründer Eurer Universität von 1386) herrschten im 17. Jahrhundert ethisch unterentwickelte Zustände. Wie die damaligen Barockfürsten große Wildgehege zur Hatz und zum Abknallen liebten (auch Ihre pathologischen Kollegen, Herr Dörr, sammelten bevorzugt Monstren), so hatten die hohen Herren in ihrer Freizeit Spaß am ungezügelten Experimentieren. So kamen sie darauf, Hunden intravenös spanischen Wein und Abführmittel zu verabfolgen, um sich an ihrer Wirkung zu belustigen.

Mit der historischen Feststellung dieser ersten in die Blutbahn erfolgenden Injektionen sind wir wieder *beim Gefäßsystem* – und nun kann das *Gefäßsymposion* beginnen.

Gotthard Schettler: Der Beginn seiner Cholesterinforschung

U. Westphal

Mein liebes Geburtstagskind,
meine sehr geehrten Damen und Herren!

Wenn ich in den Vereinigten Staaten morgens kurz nach dem Aufwachen den Fernsehapparat einschalte, so dröhnt es mir mit überzeugender Stimme entgegen: "Are you concerned about cholesterol? You should be." Und in sonnigen Farben wird die Margarine angepriesen: Low in fat, No cholesterol.

Das weiß ich ja schon, ich will doch neue Tagesnachrichten hören. So schalte ich auf einen anderen Sender um. Ich sehe Wasser auf dem Bildschirm, und ein großer Fisch schwimmt mir entgegen. „Hier kommt der Feind des Cholesterins" tönt der Ansager. „Mehr von diesen Fischen müßt ihr essen!" „Warum?" fragt eine weibliche Stimme, deren warmer, fast herzlicher Ton verrät, daß sie für das leibliche Wohl der Familie verantwortlich ist. "Polyunsaturated Fatty Acids", schallt die Antwort. Hochungesättigte Fettsäuren, die den Menschen vor hohem Cholesterinspiegel, Arteriosklerose, Herzinfarkt, Schlaganfällen, Bluthochdruck schützen. Verzweifelt gehe ich zu einem anderen Sender, höre gerade noch das Ende der Werbebotschaft: ... „nur pflanzliches Öl, reich an Polyenfettsäuren, keine gesättigten Fettsäuren". Ich gebe auf, an diesem Morgen zu erfahren, was Neues in der Welt passiert ist.

Beim Frühstück (Haferbrei und Früchte, kein Spiegelei!) dachte ich darüber nach: Wie ist es zu all dem gekommen?

Wir feiern in diesen Tagen den 70. Geburtstag eines Wissenschaftlers, der vor mehr als 40 Jahren die Idee hatte, das Schicksal und die Bedeutung des Cholesterins im menschlichen Körper zu untersuchen. Das hatten schon andere vor ihm getan, aber der Unterschied war, daß Gotthard Schettler dieses und sich daraus ergebende weitere Probleme wie kaum ein anderer mit Gründlichkeit, Kritik und Zielstrebigkeit zu seiner Lebensaufgabe machte. Vor fünf Jahren schrieb er: „Ich habe mich seit 40 Jahren mit den Problemen der Arteriosklerose befaßt, zunächst als experimenteller Forscher und als pathologischer Anatom, dann seit dem Ende des Krieges als Kliniker." Es war unausbleiblich für den forschenden Mediziner, daß sich der Problemenkreis erweiterte: eine ganze Anzahl von Risikofaktoren wurden erkannt und damit der Untersuchung zugänglich. Bluthochdruck, Rauchen, Übergewicht, Streß, um nur einige zu nennen. Seine Resultate und die sich daraus ergebenden Folgerungen für die Gesundheit der Bevölkerung wurden allmählich anerkannt – zum Segen unzählbarer Menschen. Sein Einfluß ging weit über die Grenzen seines Heimatlandes hinaus. Reisen nach USA und vielen anderen Ländern führten zu fruchtbarem Gedankenaustausch; die Internationale Arteriosklerosegesellschaft erwählte ihn zu ihrem Präsidenten.

Mörl, Diehm, Heusel (Hrsg.)
45 Jahre Herzinfarkt- und Fettstoffwechselforschung
© Springer-Verlag Berlin Heidelberg 1988

All dies lag in unbekannter Zukunft, als ich Gotthard Schettler vor mehr als 40 Jahren, bald nach Beendigung des zweiten Weltkrieges, in Tübingen traf. Es war an einem schönen Sonntagmorgen im Garten der Universitätsklinik für Innere Medizin, wo sich eine Gruppe Musikbegeisterter für ein Morgenkonzert zusammenfand. Da erschien dies charmante junge Paar, Gotthard und Gina, auffallend für jeden der einen Blick dafür hatte (Abb. 1). Gotthard war gerade 28 Jahre alt, erschien aber viel jünger, wie mir besonders bewußt wurde als mich später jemand fragte, mit wem ich da gerade gesprochen hätte. „Das war Dr. Schettler“, sagte ich. „Nein, das kann nicht sein, ich meine den jungen Studenten, mit dem Du gerade sprachst, oder vielleicht war es ein Laborgehilfe.“ Nun, es war Dr. Schettler, Assistenzarzt an der Bennhold'schen Klinik für Innere Medizin.

Wie kam es, daß unsere Wege sich zum ersten Mal in Tübingen kreuzten? Der größere Teil des von Professor Butenandt geleiteten Kaiser-Wilhelm-Instituts für Biochemie, dem ich angehörte, war von Berlin-Dahlem nach dieser friedlichen Universitätsstadt im Schwabenlande ausgelagert worden, um den 1943 stärker werdenden Luftangriffen auszuweichen. Ich hatte Berlin 1945 auf dem Fahrrad verlassen, als die Russen näher kamen, und war nach einer Odyssee durch Deutschland und Österreich nach Tübingen gelangt, wo ich einen Platz als Leiter des Chemischen Laboratoriums der Inneren Klinik fand. Gotthard Schettlers Interesse am Cholesterin führte alsbald zu einer logischen Zusammenarbeit mit dem Butenandt'schen

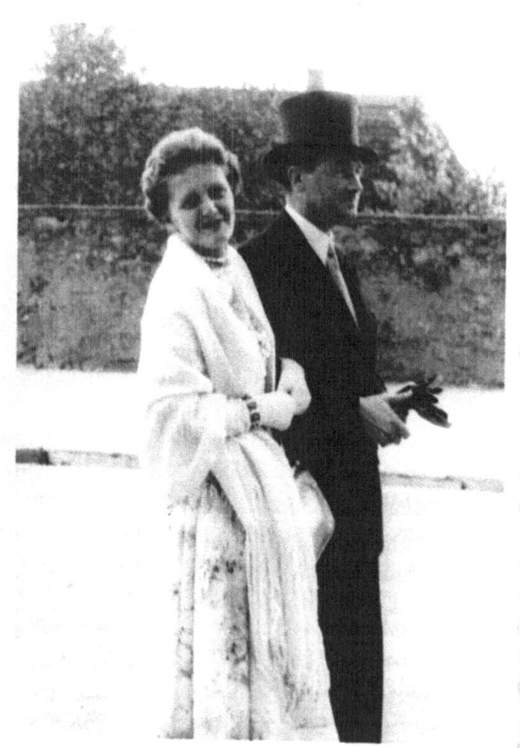

Abb. 1

Institut, in dem wir seit vielen Jahren die Chemie der Sexualhormone untersuchten, die wir als zu der Klasse der Sterine und Gallensäuren gehörend erkannt hatten.

Das Cholesterin, wohl der wichtigste Vertreter dieser Stoffklasse, hat wie ein Leitstern über meinem eigenen Werdegang gestanden. Es war in meinem ersten Studienjahr, an einem klaren Herbstmorgen des Jahre 1928, im großen Hörsaal des Chemischen Instituts der Universität Göttingen, als wir jungen Studenten zur großen Vorlesung von Professor Windaus die engen Holzbänke drückten. Es fiel mir auf, daß der Hörsaal außergewöhnlich überfüllt war; viele ältere Semester, Doktoren und Professoren waren erschienen. Kein Wunder, es war gerade bekannt geworden, daß Professor Windaus für seine Arbeiten am Cholesterin und verwandten Steroiden den Nobelpreis gewonnen hatte. Die Tür öffnete sich, und er kam herein: Ich werde nie den ohrenbetäubenden Lärm vergessen, mit dem er begrüßt wurde. Das Trampeln und Stampfen der Studenten auf dem hölzernen Fußboden, der nach hinten ansteigend einen fantastischen Resonanzboden bildete, dauerte viele Minuten an. Dann kam ein Moment der Stille, und was folgte, beleuchtete schlagartig die Persönlichkeit dieses großen Wissenschaftlers: Windaus dankte, und sagte als erstes, er freue sich, daß auch Professor Wieland in München den Nobelpreis erhalten habe. Alle wußten, daß Heinrich Wieland sein größter wissenschaftlicher Konkurrent war im Ringen um die chemische Erforschung der Sterine und Gallensäuren, solch nobles Verhalten ist selten geworden.

Windaus hatte seine Cholesterinarbeiten zum Anfang des Jahrhunderts begonnen. Mehr als zwei Jahrzehnte intensiver Arbeit vergingen, bevor eine Vorstellung von der chemischen Struktur der Sterine gewonnen wurde. Das Ziel der äußerst schwierigen Untersuchungen war ein rein wissenschaftliches: Erforschung des Unbekannten. Windaus konnte nicht ahnen, daß seine Sterinarbeiten zur Aufklärung und therapeutischen Anwendung des Vitamin D führen würden, und daß das Cholesterin sich eines Tages als der Vater der großen Anzahl der Steroidhormone entpuppen würde. Aber er hatte den Glauben: Ein Stoff, der in allen tierischen Zellen vorkommt, und in Blut und Organen weit verbreitet ist, muß wichtig sein, und seine Erforschung muß daher der Mühe wert sein.

In der Zeit, als ich in Tübingen an derselben Klinik wie Gotthard Schettler arbeitete, und in späteren Jahren, ist mir oftmals diese Parallele zum Bewußtsein gekommen: so wie Windaus sich die rein wissenschaftliche Erforschung der chemischen Natur des Cholesterins zum Ziel gesetzt hatte, so fragte sich dieser junge Mediziner: was passiert mit dem Cholesterin im Organismus? Beide Forscher konnten nicht voraussehen, was für Konsequenzen ihre Arbeit haben würde.

Lassen Sie uns einmal näher beleuchten, wie Dr. Schettler zu Werke ging. Als erstes erkannte er, daß er eine Methodik brauchte, das Cholesterin zuverlässig und in einfacher Weise zu bestimmen. Mit beispielhafter Gründlichkeit prüfte er die vorhandenen Methoden, beginnend mit dem gravimetrischen Verfahren, das auf der von Windaus entdeckten quantitativen Fällung des Cholesterins mit dem Saponin Digitonin beruhte. Eine Reihe kolorimetrischer, nephelometrischer und chromatographischer Arbeitsweisen wurden einbezogen. Die verschiedenen Fehlerquellen wurden untersucht: Trocknung, Extraktion, Esterspaltung, Digitoninfällung, Farbentwicklung. Manche Angaben der Literatur wurden als unzuverlässig erkannt und korrigiert. In einer ersten Publikation, die die Arbeit von mehreren Jahren umfaßt, wurden in systematischer Weise fünf verschiedene Bestimmungsmethoden verglichen. Von besonderem Interesse ist ein titrimetrisches Verfahren, das in Zusammenarbeit mit dem Biochemiker Dr. Schmidt-Thomé vom benachbarten Kaiser-Wilhelm-Institut für Biochemie entwickelt wurde. Es beruht auf der Tatsache, daß das Digitonin die roten Blutkörperchen hämolysiert, und daß diese Hämolysewirkung aufgehoben wird, wenn das Digitonin durch Cholesterin gebunden wird. Der Endpunkt ist erreicht, wenn die bei der Titration zugegebene Blutkörperchenaufschwemmung nicht mehr durch Hämolyse geklärt wird, sondern trübe bleibt.

Ausgerüstet mit dem Handwerkszeug zuverlässiger Methodik und im Besitz experimenteller Erfahrung begann Dr. Schettler nun eine ausgedehnte Untersuchungsreihe „Studien zum Cholesterinstoffwechsel der Maus". Das wichtigste Ergebnis dieser sich über Jahre erstreckenden und vielerlei Probleme berührenden Arbeiten war die Entdeckung, daß Zufütterung pflanzlicher Öle zu einer Erniedrigung des Cholesterins in Blut und verschiedenen Organen führte, während tierische Fette eine Erhöhung bewirkten. Dies Resultat wurde in mehreren Variationen der Versuchsanordnung bestätigt. Sie sehen hier die Originalbilder aus der ersten Publikation, die dokumentieren, daß das Blutcholesterin der Maus durch Zufütterung pflanzlicher Öle gesenkt wird, während unter sonst gleichen Bedingungen die Zugabe tierischer Fette den Cholesterinspiegel erhöht (Abb. 2).

Der wesentliche Unterschied zwischen pflanzlichem und tierischem Fett ist das Überwiegen ungesättigter Fettsäuren in pflanzlichen Ölen, während tierisches Fett im wesentlichen gesättigte Fettsäuren enthält. Die in den Jahren 1943–1947 erstmalig von Schettler gemachte und ausführlich belegte Entdeckung, daß ungesättigte Fettsäuren zu einem niedrigeren Cholesteringehalt in Blut und Organen führen, ist heute in der ganzen Welt anerkannt, aber es vergingen Jahre, bis es hierzu kam. Kriegs- und Nachkriegsjahre verhinderten das Bekanntwerden der Schettler'schen Arbeiten, und es dauerte bis zum Anfang der 50er Jahre als in den USA Publikationen erschienen, die eine Erniedrigung des Blutcholesterins durch die Zugabe langkettiger ungesättigter Fettsäuren zeigten.

Ich wollte, ich hätte die Zeit, Ihnen mehr von Schettlers Arbeiten aus den 40er Jahren zu berichten, z.B., daß die Mangelernährung der Kriegs- und Nachkriegsjahre in der Tübinger Stadtbevölkerung zu niedrigeren, d.h. gesunderen Blutcholesterinwerten führten, im Gegensatz zu den auf dem Lande lebenden, und daher nicht auf die Nahrungsrationen angewiesenen Schwaben, deren Cholesterinwerte mit statistischer Sicherheit höher lagen. Ich dachte dabei an meine eigene Kindheit im ersten Weltkrieg, als unser Hausarzt zu meiner Verwunderung feststellte, daß die deutsche Bevölkerung nie so gesund gewesen sei wie bei der knappen Kriegsernährung.

Aber es war nicht nur alles Arbeit und Wissenschaft, was wir aus den Tübinger Jahren in Erinnerung haben. Es war eine glückliche Zeit, wir alle waren jung, und genossen es jeden Tag vom Druck des Krieges befreit zu sein. Viel wurde gemeinsam unternommen; zum Schwimmen bildete der Neckar den Hintergrund für das Zusammensein der Familien. Niemand wird die Parties vergessen, die wir in unseren Häusern feierten, und die uns neuen Auftrieb zur täglichen Arbeit gaben.

Von Anfang an genügte es dem jungen Assistenzarzt nicht, die Endresultate seiner Cholesterinfütterungsversuche zu gewinnen; er wollte wissen, was im einzelnen im Stoffwechsel der Maus vor sich ging. Gegenüber der Medizinischen Klinik in Tübingen lag das Pathologische Institut, dessen Direktor, Professor Letterer, sich seit langem mit dem Problem der Speicherungskrankheiten und Lipoidosen befaßt hatte.

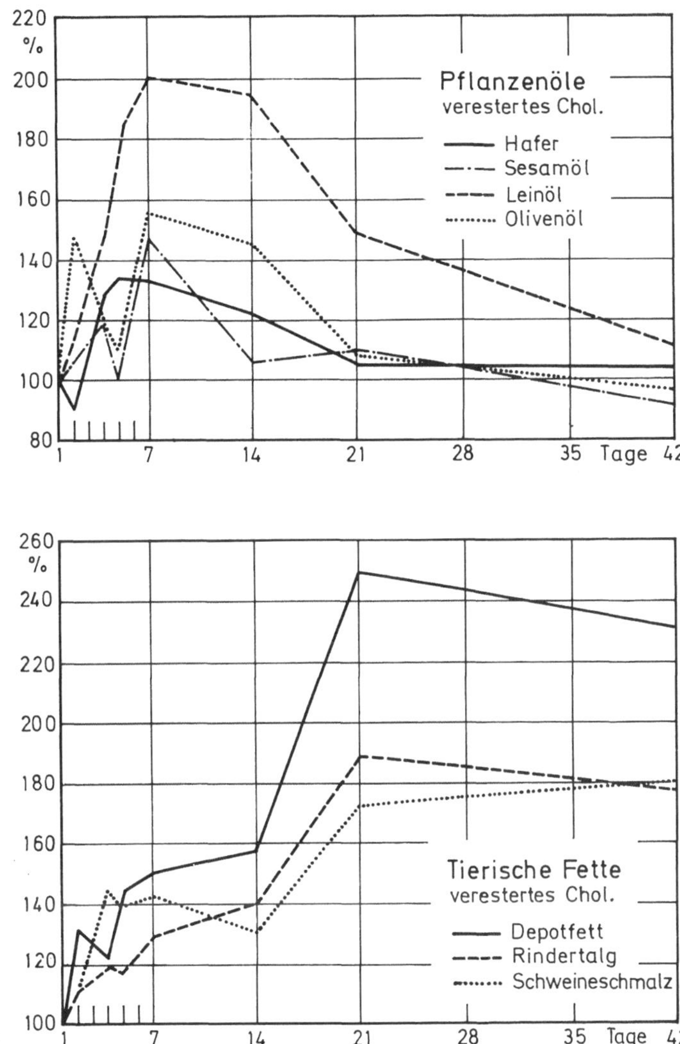

Abb. 2

Dorthin ging Dr. Schettler, und eine Reihe seiner Arbeiten zum Cholesterinstoffwechsel der Maus entstammen dem Pathologischen Institut und bezeugen die intensive Durchdringung der Untersuchungen mit den grundlegenden Ideen und Erkenntnissen der Pathologie.

Schon lange vor dieser Zeit waren Anzeichen gefunden worden, daß das Cholesterin in den verschiedenen Organen an Eiweiß gebunden war, in Verbindungen, die damals Symplexe genannt wurden. Das Cholesterin in diesen Eiweißkomplexen ließ oftmals die typischen histochemischen Nachweisreaktionen vermissen, so daß die chemisch-analytische Bestimmung des Cholesterins höhere Werte ergab als die histochemische. Die Beachtung dieser Tatsache in den Schettler'schen Arbeiten führte zur Richtigstellung weitverbreiteter Ergebnisse anderer Autoren.

Die Bindung vieler endogener und exogener Substanzen an die Proteine des Blutserums war von Bennhold über viele Jahre untersucht worden und hatte zu dem wichtigen Konzept der „Vehikelfunktion der Serumeiweißkörper" geführt. Schettler erkannte die Notwendigkeit, der Eiweißbindung des Cholesterins für sein Verhalten im normalen und pathologischen Stoffwechsel Rechnung zu tragen. Er konzentrierte seine Bemühungen auf die Cholesterin-Proteinkomplexe im Blutserum, die isoliert und charakterisiert werden konnten, im Gegensatz zu den schwer zugänglichen Cholesterin-Eiweiß-Verbindungen in den verschiedenen Organen. Die Cholesterinkomplexe im Serum haben eine komplizierte Zusammensetzung; während die spezifischen Protein-Assoziationskomplexe anderer Steroide, wie z. B. der Steroidhormone, meist im Verhältnis 1 Steroidmolekül pro Eiweißmolekül gebunden sind, ist das Bindungsverhältnis in den Cholesterin-Eiweiß-Komplexen wechselnd und von vielen Faktoren abhängig.

Schettler stellte die Frage: Kann man aus den Eigenschaften der Proteinkomplexe des Blutcholesterins, das bei Arteriosklerose meist erhöht ist, Schlüsse auf das Krankheitsbild ziehen? Er wählte als Methodik die gerade bekannt gewordene Elektrophorese im Stärkemedium, die eine analytisch wertvolle Resolution der Cholesterin-Eiweiß-Komplexe und anderer Lipoproteine ermöglichte, und zugleich die präparative Auftrennung der so erhaltenen Fraktionen für die chemische Analyse erlaubte. Dies ist die zweite Pionierleistung, die die Lipoid- und Atheroskleroseforschung Professor Schettler verdankt. Er fand eine signifikante Verschiebung der Cholesterinanteile von den α_1- zu den β-Globulinen, und konnte typische Lipoproteinspektren festlegen; der Gehalt an Cholesterin, Phospholipiden und erstmalig auch total veresterten Fettsäuren wurde chemisch bestimmt. 6–7 verschiedene Typen der Lipoidstoffwechselstörungen wurden herausgearbeitet.

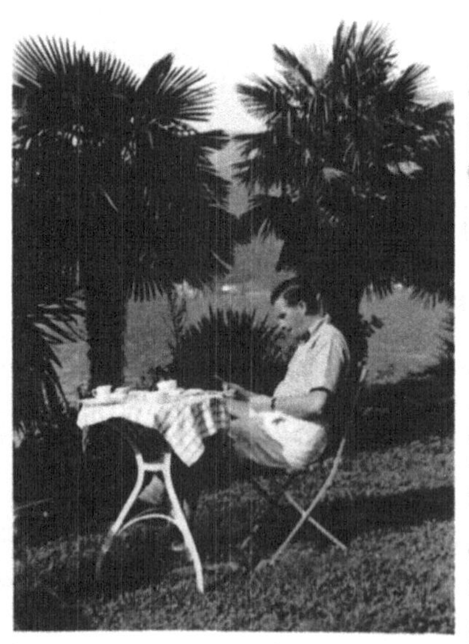

Abb. 3

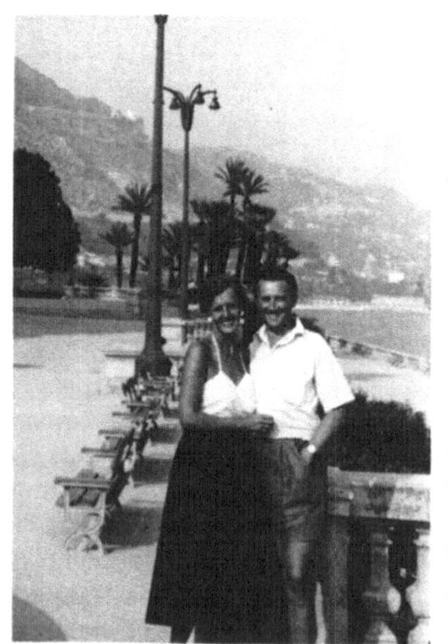

Abb. 4

Es war 1950, als Dr. Schettler Tübingen verließ und seinem Mentor und Freund Professor Bock, dem neuen Direktor der Inneren Klinik der Universität Marburg, folgte. Die Schwierigkeiten des Krieges gerieten nun mehr und mehr in Vergessenheit, und das Leben in Deutschland wurde von Jahr zu Jahr erfreulicher. Wir sehen Gotthard auf Reisen in Lugano (Abb. 3). Das Bild des glücklichen Paares in Monte Carlo (Abb. 4) läßt vermuten, daß sie ihre Reisekasse nicht im Kasino verspielt haben, wenn wir annehmen, daß die Aufnahme vor dem Besuch der Spielhölle gemacht wurde.

In Marburg erweiterte Dr. Schettler die Anwendung der elektrophoretischen Methode; sie öffnete das Tor für Prognose und Therapie atherosklerotischer Erkrankungen auf der Basis von Lipoproteinstoffwechselstörungen. Sie war in ihrer Ausführung der Ultrazentrifugierungstechnik überlegen, mit der Gofman in Californien die verschiedenen Cholesterin-Eiweiß-Verbindungen durch ihre spezifische Dichte charakterisiert hatte. Die Stärkeelektrophorese wurde später durch Fredrickson in USA vereinfacht, der mit einer speziellen Papierelektrophorese eine im Prinzip gleichartige Typisierung der Lipoproteinfraktionen erreichte. Diese einfachere Methodik hat dann weitgehende Anwendung gefunden.

Meine Damen und Herren, was ich Ihnen hier berichtet habe, umfaßt so etwa die ersten 10 Jahre der wissenschaftlichen Entwicklung Gotthard Schettlers: die Zeit in der Inneren Klinik und dem Pathologischen Institut der Universität Tübingen, die Zusammenarbeit mit dem Kaiser-Wilhelm-Institut für Biochemie (heute als Max-Planck-Institut bekannt), und die Marburger Jahre in Professor Bocks Klinik. Wenn

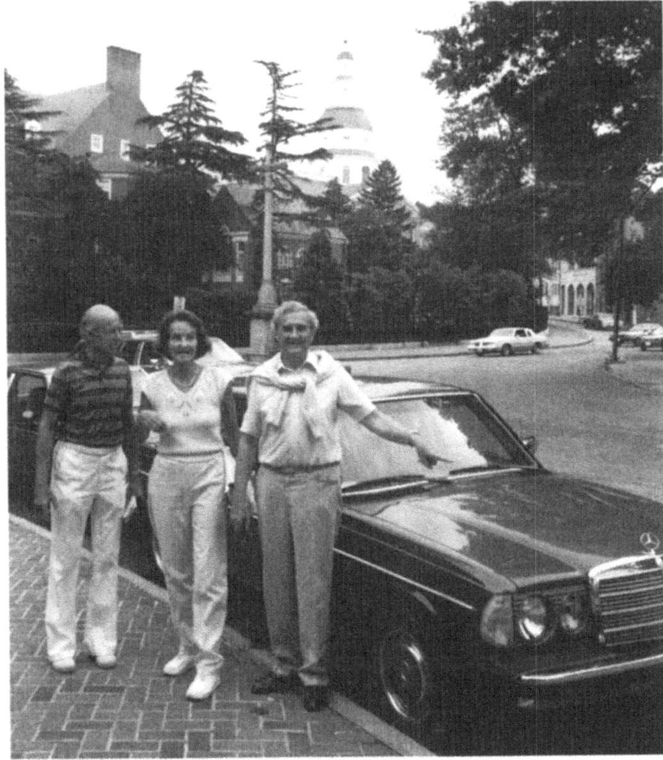

Abb. 5

ich versuche, einen Schlüssel für den so außerordentlichen wissenschaftlichen Erfolg seiner Laufbahn zu finden, so ist es die planmäßige Integration von medizinischem Wissen und Erfahrung mit den grundlegenden Erkenntnissen und Methoden biochemischer Forschung, ein Prinzip, das sich bereits in den ersten Jahren klar abzeichnet. Er hat die jeweils neuesten Verfahren chemischer und physikalischer Natur angewendet und ist damit den Problemen mit Weitsicht und Beharrlichkeit auf den Grund gegangen. Dabei darf man nicht vergessen, daß es in den Kriegs- und Nachkriegsjahren nicht einfach war, sich moderner Arbeitsweisen zu bedienen. Ich denke daran, mit wieviel Schwierigkeiten wir im Bennhold'schen Laboratorium einen Elektrophoreseapparat zusammengebaut haben, und wie die Beschaffung selbst einfacher Chemikalien viel Geduld erforderte.

Aber all dies war nur eine "Preview of Coming Attractions". Es ist nicht meine Aufgabe, Professor Schettlers weiteren Werdegang als Kliniker, seine weltweite Bedeutung als medizinischer Forscher und Wächter der Volksgesundheit, sowie seine vielen Ehrungen zu schildern – das ist Ihnen allen bekannt. Nur eins will ich hinzusetzen, wenn Sie mir dies erlauben: trotz aller Erfolge ist Gotthard Schettler im Wesen derselbe geblieben, den wir vor 40 Jahren in Tübingen kannten – noch immer können wir uns an seinem Klavierspiel erfreuen, und können mit ihm über seine Witze und Anekdoten lachen. Er und seine Frau Gina haben ihre alten Freunde nicht vergessen, wie das letzte Bild (Abb. 5) dokumentiert, auf dem Sie sehen, wie ein Besucher aus Heidelberg in Annapolis, der einstmaligen Hauptstadt der Vereinigten Staaten, zusammen mit seinen Freunden von seiner Frau photographiert wurde.

Congratulations, dear Gotthard, at this celebration of your birthday and many happy returns!

Epidemiologie und pathologische Anatomie der koronaren Herzkrankheit

Vorsitz: R. Gross, P. Schölmerich

Epidemiologie der koronaren Herzkrankheit – Wandel in den letzten 40 Jahren

F. H. Epstein

Der Weg zum Konzept der Risikofaktoren

Historische Überblicke mögen ein Luxus und Zeitvertreib sein, es sei denn, daß sie eine Lehre in sich bergen. Die Lehre aus der Geschichte der Koronarkrankheit in den letzten 40 Jahren, d. h. seit dem Ende des Zweiten Weltkrieges, ist die Botschaft der Verhütbarkeit von vorzeitigem Leiden und Tod. Diese Überzeugung, die sich immer mehr durchsetzt, beruht keineswegs nur auf den Resultaten epidemiologischer Studien, sondern steht im Einklang mit klinischen, pathologischen und experimentellen Befunden. Epidemiologische Studien erschienen fast plötzlich, wie eine Nova, gegen Ende der 40er Jahre und entwickelten sich mit erstaunlicher Vitalität und Geschwindigkeit in die Breite und Tiefe. Natürlich gab es Vorboten. Mit fast erschreckender Hellsichtigkeit erfaßte Lichtenberg das Problem in seinen „Aphorismen": „Es ist eine sehr weisliche Einrichtung unserer Natur, daß wir so viele gefährliche Krankheiten gar nicht fühlen. Könnte man den Schlagfluß von seiner ersten Wurzel an verspüren, er würde mit unter die chronischen Krankheiten gezählt werden" (Lichtenberg 1789). Unter den Medizinern sei vor allem der große Kardiologe Sir James MacKenzie erwähnt, der 1906 in bezug auf Arteriosklerose schrieb: "The case ist generally considered when already the mischief is done ..." (MacKenzie 1906) und dessen St. Andrews Institute for Clinical Research, 1919 gegründet, den Zweck hatte, frühe Zeichen von Krankheit vor der Entwicklung struktureller Veränderungen zu entdekken (MacKenzie 1926). Die Erkenntnis, daß die Atherosklerose keine degenerative Erkrankung ist, sondern zu einem entscheidenden Grad von ungünstigen Lebensumständen bedingt wird, begann sich bereits in den 20er und 30er Jahren durchzusetzen. Es sei die Einführung von Aschoff zu „Cowdry's Arteriosclerosis" erwähnt (Aschoff 1933), das Referat von Anitschkow bei der 2. internationalen Konferenz für pathologische Geographie in Utrecht (Anitschkow 1934), sowie das einflußreiche Buch von Snapper "Chinese Lessons to Western Medicine" aus dem Jahre 1941 (Snapper 1941). Es soll auch besonders an die Arbeiten von Raab über Ernährung in der ersten Hälfte der 30er Jahre erinnert werden (Raab 1932).

In diesem Rahmen ist es nicht möglich, allen Vorkämpfern gerecht zu werden. Die kurzen Andeutungen haben lediglich den Zweck, zu zeigen, daß der Aufstieg der kardiovaskulären Epidemiologie am Horizont nicht vollkommen aus dem Nichts kam. Trotzdem erscheint es noch weitgehend als ein unerklärtes Wunder, daß der traditionelle Ausgangspunkt der Medizin beim bereits Kranken durch die Suche nach Krankheitsvorboten bei noch klinisch Gesunden durchbrochen wurde, obwohl auch

Mörl, Diehm, Heusel (Hrsg.)
45 Jahre Herzinfarkt- und Fettstoffwechselforschung
© Springer-Verlag Berlin Heidelberg 1988

hier das Vorbild der Infektionskrankheiten für den Einsatz der Epidemiologie bei chronischen Krankheiten einen Einfluß hatte. Gewiß bestanden eine Reihe von günstigen Umständen. Nach einem langen Krieg ergriffen jüngere und ältere Forscher die Gelegenheit, sich im wiedergewonnenen Frieden mit viel Hingabe einzusetzen. Es gab nicht nur gute Forscher, sondern auch eine weitsichtige und großzügige Forschungspolitik. Wie rasch zugeschlagen wurde, zeigt das Beispiel der "Cooperative Study of Lipoproteins and Atherosclerosis" (Cooperative Study 1956). Im Jahr 1950 veröffentlichten Gofman und seine Mitarbeiter ihre Studien über die atherogene Wirkung von Lipoproteinen bei Kaninchen (Gofman et al. 1950). Noch im gleichen Jahr ergriff der National Advisory Heart Council in den USA die Initiative zu einer prospektiven Studie bei fast 5000 Männern, um zu prüfen, ob bestimmte Lipoproteine im Blut klinische Koronarkrankheit besser voraussagen als das Gesamtcholesterin. Innerhalb von 2 Jahren war diese schwierige Studie voll im Gang (Cooperative Study 1956). Die erste prospektive epidemiologische Studie begann 1947 bei Geschäftsleuten in Minnesota unter der Leitung von Ancel Keys (Keys et al. 1963).

Die Framingham-Studie nahm ihren Anfang im Jahre 1948 (Dawber et al. 1957). Es folgten einige weitere Studien in den folgenden Jahren, mit einer neuen Welle gegen Ende der 50er Jahre (Studien in Chicago, Tecumseh-Studie u.a.). Unterdessen erregten die Untersuchungen von Morris' Gruppe in England viel Aufsehen, denn es schien aufgrund von retrospektiven pathologischen Studien am Material des London Hospitals, daß zwar der akute Herzinfarkt, aber nicht das Ausmaß der Koronaratherosklerose im Lauf der Jahre zunahm. Der Bericht wurde im Jahr 1951 publiziert (Morris 1951) und stimulierte das Interesse an der Epidemiologie der Koronarkrankheit, weiter gefördert durch Morris' eigene prospektive Studie bei Schaffnern und Fahrern Londoner Busse (Morris et al. 1956). Es wird oft vergessen, daß das heutige epidemiologische Wissen über Koronarkrankheiten auf prospektiven Beobachtungen aus vielen Ländern beruht. Darunter zählen, außer den Vereinigten Staaten und Großbritannien, Schweden, Norwegen, Dänemark, Finnland, die Niederlande, Frankreich, Belgien, neuerdings die Bundesrepublik Deutschland, die Schweiz, Italien, Jugoslawien, Griechenland, Israel, Japan, Hawai und Puerto Rico, um nur die zahlenmäßig größten zu nennen. Dazu gesellen sich unzählige Querschnittstudien, Studien über die Epidemiologie der Risikofaktoren selbst, geographisch-pathologische Studien, Studien über die Ursprünge der Atherosklerose im Jugendalter und Forschungen in den Grenzgebieten zwischen der klinischen Forschung und Erhebungen in der Bevölkerung.

Die wesentlichen Resultate über die Voraussagekraft des Serumcholesterins und Blutdrucks und ihrer gegenseitigen Potenzierung lagen bemerkenswerterweise schon bereits an einem Symposium im Jahr 1956 vor, besonders anhand der Framingham-Studie, während die Daten bezüglich Rauchen damals noch nicht eindeutig waren (Dawber et al. 1957). Die geographischen Zusammenhänge zwischen Koronarkrankheit und Cholesterin wurden zuerst von Keys im Jahre 1953 dargelegt (Keys 1953a). Hand in Hand gingen die kontrollierten Studien über den Einfluß gesättigter und ungesättigter Fettsäuren auf den Cholesterinspiegel von Ahrens, Kinsell und der Arbeitsgruppe von Keys. Von wichtigem Einfluß auf die Epidemiologie war die Lipoproteinforschung, vor allem im Laboratorium von Fredrickson in Bethesda. Im Jahre 1957 gab Fredrickson eine Übersicht, in welcher von den später klassischen 5

Lipoproteintypen noch nicht die Rede war (Fredrickson 1957); innerhalb von 10 Jahren lag die Theorie in allen Einzelheiten vor (Fredrickson et al. 1967). Epidemiologische Studien über die Hypertonie nahmen ihren Anfang mit den von Pickering inspirierten Untersuchungen im Rhonda Fach, Süd-Wales, ebenfalls in den 50er Jahren (Miall u. Oldham 1958). Es bestand auch ein großes Interesse an der Thrombogenese, doch scheiterten diesbezügliche epidemiologische Studien zu dieser früheren Zeit an den Schwierigkeiten, zuverlässige Methoden für den Einsatz bei Feldarbeiten zu finden. Das magische Wort „Risikofaktor" tauchte zuerst in einer Framingham-Publikation im Jahr 1961 auf (Kannel et al. 1961). Die große Zeit der prospektiven epidemiologischen Studien war in den 50er und 60er Jahren, mit der Entwicklung des Konzepts der Risikofaktoren. Solche Studien gingen jedoch weiter und sind weiterhin notwendig, um die individuelle Voraussagekraft klinischer Krankheit durch die Erforschung noch unzureichend belegter und neuer Risikofaktoren zu verbessern.

Der Weg zur Prävention

Wie ein roter Faden läuft durch alles bereits Gesagte die Hoffnung auf die Früherkennung der Krankheitsvorboten und unter der Voraussetzung kausaler Zusammenhänge, die dadurch ermöglichte Prävention. Erstaunlicherweise ist das Wort „Prävention" in der früheren Literatur kaum zu finden. Es ist, als ob man fast unbewußt übereingekommen wäre, die Prävention nicht an die große Glocke zu hängen, bis die Daten über Risikofaktoren gefestigt sind. Keys hielt 1953 einen Vortrag mit dem Titel "Prediction and possible prevention of coronary disease" (Keys 1953b), doch kommt das Wort "prevention" im Text nicht vor. Ein historisches Symposium über Epidemiologie fand anläßlich des Weltkongresses für Kardiologie der International Society of Cardiology im Jahre 1954 unter dem Vorsitz von P.D. White and A. Keys in Washington statt; nur Morris erwähnte kurz das schlußendliche Ziel der Krankheitsprävention (Morris 1956). Diese Autoritäten befinden sich in der guten Gesellschaft eines anderen Gründers, G. Schettler, der in seinem schrittmachenden Buch „Arteriosklerose" aus dem Jahr 1961, ebenfalls das Wort „Prävention" noch nicht aufführte (Schettler 1961). Einen Wendepunkt bildete die Publikation der "Lectures in Preventive Cardiology" von Stamler im Jahre 1967 (Stamler 1967). Trotzdem liefen bereits in den 50er Jahren eine Reihe von Interventionsstudien, welche jedoch den strikten Anforderungen zur Planung von aussagekräftigen Untersuchungen zum Teil nicht entsprachen. Fast im Stillen begann um 1960 die Planung der "National Diet-Heart Study", publiziert 1968 (National Diet-Heart Study 1968). Sie bildete den Auftakt zu den großen Interventionsstudien der 70er Jahre, deren Berechtigung und Notwendigkeit von Fredrickson in einem wichtigen Vortrag, Anfang 1968 gehalten, begründet wurden (Fredrickson 1968). So entstanden die Multiple Risk Factor Intervention Study (MRFIT) und die Lipid Research Clinics-Interventionsstudie. In anderen Ländern liefen eine Reihe weiterer Interventionsstudien an: die Göteborg-Studie, das WHO Collaborative Trial, die Oslo-Studie und eine Anzahl anderer Interventionsstudien, besonders in bezug auf die Hypertonie. Die entsprechenden Studien beziehen sich auf einzelne oder gleichzeitig mehrere Risikofaktoren und sind im wesentlichen randomisiert (Epstein u. Pyörälä 1987).

Im Anschluß an die eben besprochenen Studien nehmen Präventionsprojekte in gesamten Bevölkerungsgruppen oder auf Gemeindeebene immer mehr an Bedeutung zu (Epstein u. Pyörälä 1987). Mit unübertreffbarer Klarheit spricht Rose von „kranken Individuen" und „kranken Bevölkerungen" (Rose 1985); diese Projekte zielen in erster Linie darauf ab, kranke Bevölkerungen gesünder zu machen. Pioniere sind Mitarbeiter der Stanford-Studie (Farquhar et al. 1983), der Nord-Karelien-Studie (North Karelia Study 1981) und der Eberbach-Wiesloch-Studie der Heidelberger Gruppe um Nüssel, die 1970 begann (Buchholz et al. 1983). In mehr und mehr Ländern machen es sich die für die Gesundheit verantwortlichen Behörden und andere Organisationen zur Aufgabe, Projekte zur Prävention kardiovaskulärer Krankheiten auf Bevölkerungsebene zu fördern, wie beispielsweise die Deutsche Herz-Kreislauf-Präventionsstudie in der Bundesrepublik. In den letzten Jahren hat die Weltgesundheitsorganisation zunehmend die Prävention auf Gemeindeebene durch international koordinierte Projekte gefördert. An dieser Stelle soll die Bedeutung und der Einfluß der "Cardiovascular Disease Unit" der Weltgesundheitsorganisation in Genf, 1958 gegründet, betont werden. Während aller Phasen der beschriebenen Entwicklungen hat diese Abteilung auf den verschiedensten Ebenen die epidemiologische Forschung und deren Umsetzung in die Praxis entscheidend unterstützt.

Erreichte Ziele

Die Strömung der Entwicklung von deskriptiven Studien zu Interventionsstudien untermauerte das Konzept der Risikofaktoren in ihrem kausalen Zusammenhang zu den atherosklerosebedingten Krankheiten und bahnte somit den Weg zur Prävention. Es gibt immer weniger Zweifler an der Theorie, daß die vorzeitige Koronarkrankheit weitgehend verhütbar ist (Epstein u. Pyörälä 1987). In einigen Ländern ist die Sterblichkeit an dieser Krankheit bereits rückläufig, was hauptsächlich auf wirksame primäre Prävention, aber auch bessere Behandlung zurückgeführt werden kann (Pyörälä et al. 1985). In diesem Zusammenhang müssen auch die heutigen Möglichkeiten für wirksame sekundäre Prävention hervorgehoben werden (Workshop 1983).

Die Umsetzung dieser Möglichkeiten in die Tat erfordert eine Strategie. Ein erster Schritt am Anfang der 70er Jahre war die Unterscheidung des Angriffspunkts beim Einzelnen auf klinisch-individueller Ebene und auf der Bevölkerungsebene (Epstein 1973). Zehn Jahre später setzten sich die Begriffe einer Risikoträgerstrategie und einer Bevölkerungsstrategie durch (Rose 1981) und wurden von einem Expertenkomitee der Weltgesundheitsorganisation akzeptiert (Prevention of CHD 1982). Die Rolle des praktizierenden Arztes liegt vornehmlich beim Schutz von Personen mit erhöhtem Risiko, sowie natürlich bei der sekundären Prävention, aber er muß, in Zusammenarbeit mit anderen für die Gesundheit verantwortlichen Instanzen, auch die Bevölkerungsstrategie mittragen.

In dieser "tour d'horizon", in welcher das Hauptgewicht bei dem Frühstadium der Entwicklung lag, wurden nur einige Namen der damaligen Hauptfiguren genannt. Damals und zunehmend später spielten viele andere wichtige Rollen. Zu diesem Anlaß muß jedoch G. Schettler ein besonderer Tribut gezollt werden. Die internationale Tagung über Fettstoffwechsel in Heidelberg im Jahre 1965 (Pathophysiologische und klinische Aspekte des Fettstoffwechsels 1966) war ein historisches Ereignis in der

Bundesrepublik und öffnete den Weg für Schettlers stetig wachsenden Einfluß auf die Förderung der Atheroskleroseforschung in aller Welt, mit Einschluß der Prävention. Nur ein Mann mit einem derartigen menschlichen und wissenschaftlichen Format und unerschütterlicher Treue zur Sache wie er, konnte diese bedeutenden Aufgaben mit so großem Erfolg erfüllen.

Neue Wege

Hier und jetzt ist das Gebot, die errungenen Erkenntnisse im Dienste der Prävention in die Tat umzusetzen. Obwohl die bereits zur Verfügung stehenden Mittel genügen, um die vorzeitige Koronarkrankheit zu einem entscheidenden Grad einzudämmen, ist weitere epidemiologische Forschung notwendig, um individuell Gefährdete mit größerer Zielsicherheit zu erkennen und Präventionsmaßnahmen noch wirksamer zu gestalten. Wie anderorts ausführlich dargelegt (Epstein 1987), zeichnen sich dafür die folgenden Gebiete ab:

1. vollständigere Erklärung geographischer Unterschiede, besonders in Europa, und zeitlicher Veränderungen,
2. Verfeinerung des Wissens über alte und die Suche nach neuen Risikofaktoren,
3. die Suche nach einfachen Methoden zur Erkennung subklinischer Krankheitsmanifestationen struktureller und funktioneller Art,
4. neue Interventionsstudien mit ausgewählter Zielsetzung,
5. die Suche nach Risikofaktoren für Reinfarkte und nach spezifischen Risikofaktoren für den plötzlichen Herztod,
6. Forschung über die Determinanten von gesundheitsgerechtem Verhalten und
7. die Entwicklung von Bevölkerungsstrategien, die nicht nur kardiovaskuläre Krankheiten, sondern die Gesamtheit der hauptsächlichen chronischen Erkrankungen im Blickfeld haben.

Auf all diesen Ebenen muß die epidemiologische Forschung mit anderen Forschungsgebieten in enger Beziehung stehen.

Unsere berufliche Mission liegt auf dem Gebiet der Gesundheitserhaltung und der Behandlung und Linderung von Krankheit. Durch verbesserte Gesundheit allein wird der Einzelne nicht glücklicher und die Welt nicht besser. In der heutigen Welt ist vieles andere ebenso wichtig oder wichtiger. Jedoch hilft bessere Gesundheit dem Einzelnen und der Gesellschaft, den eigenen und gemeinschaftlichen Problemen besser zu begegnen. Aus dieser Sicht liegt in der Suche nach Gesundheit eine gesegnete Botschaft, für die sich Gotthard Schettler mit aller Kraft stets einsetzte und die er hochhielt. Möge diese Botschaft auf ihn in die ferne Zukunft zurückstrahlen, so weit und weiter als der eigene Blick reicht.

Zusammenfassung

Die Geschichte der Epidemiologie der koronaren Herzkrankheit seit dem letzten Weltkrieg führt von der Ausarbeitung des Konzepts der Risikofaktoren über Interventionsstudien zu der heutigen Überzeugung, daß das vorzeitige klinische Auftreten dieser Erkrankung in ihrem heutigen Ausmaß weitgehend verhütbar ist. Historische Höhepunkte in dieser Entwicklung, mit besonderer Berücksichtigung der früheren Periode, werden zusammengefaßt.

Der Autor dankt Herrn Dr. med. Georges Schüler für das Zitat von G. C. Lichtenberg.

Literatur

Anitschkow N (1934) Pathologische Anatomie und allgemeine Pathologie der Arteriosklerose. In: Internationale de Pathologie Géographique. Deuxième Conférence Askanazy M (ed), A. Oosthoek, Utrecht, S 44–101

Aschoff L (1933) Introduction. In: Cowdry EV (ed) Arteriosclerosis – a survey of the problem. Macmillan, New York, pp 1–18

Buchholz L, Bergdolt H, Ebschner K-J, Malchow H, Nüssel E (1983) Interventive Erfahrungen im Eberbach-Wiesloch-Projekt. In: Nüssel E, Lamm G (Hrsg) Prävention im Gemeinderahmen. Zuckschwerdt, München, S 77–82

Cooperative Study of Lipoproteins and Atherosclerosis (1956) Evaluation of serum lipoprotein and cholesterol measurements as predictors of clinical complications of atherosclerosis. Circulation 14 (Part II): 691–741

Dawber TR, Moore FE, Mann GV (1957) Coronary heart disease in the Framingham Study. Am J Publ Health 47 (Part II): 4–24

Epstein FH (1973) Coronary heart disease epidemiology revisited: clinical and community aspects. Circulation 48: 185–194

Epstein FH (1987) Coronary heart disease epidemiology – perspectives. In: Schlierf G, Mörl H (eds) Expanding horizons in atherosclerosis research. Springer, Berlin Heidelberg New York Tokyo, pp 89–95

Epstein FH, Pyörälä K (1987) Perspectives for the primary prevention of coronary heart disease. Cardiology 74: 316–331

Farquhar JW, Fortman SP, Wood PD, Haskell WL (1983) Community Studies of Cardiovascular Disease Prevention. In: Kaplan NM, Stamler J (eds) Prevention of coronary heart disease. Saunders, Philadelphia, pp 170–181

Fredrickson DS (1957) Some biochemical aspects of lipid and lipoprotein metabolism. JAMA 164: 1895–1899

Fredrickson DS (1968) The field trial: some thoughts on the indispensable ordeal. Bull NY Acad Med 44: 899–1047

Fredrickson DS, Levy RI, Lees RS (1967) Fat transport in lipoproteins – an integrated approach to mechanisms and disorders. N Engl J Med 276: 32–44, 94–103, 148–156, 215–226, 273–281

Gofman J, Lindgren F, Elliott H, Mantz W, Hewitt J, Strisower B, Herring V (1950) The role of lipids and lipoproteins in atherosclerosis. Science 111: 166–171

Kannel WB, Dawber TR, Kagan A, Revotskie N, Stockes III J (1961) Factors of risk in the development of coronary heart disease – six-year follow-up experience. Ann Intern Med 55: 33–50

Keys A (1953a) Atherosclerosis: a problem in newer public health. J Mt Sinai Hosp 20: 118–139

Keys A (1953b) Prediction and possible prevention of coronary disease. Am J Public Health 43: 1399–1407

Keys A, Taylor HL, Blackburn H, Brozek J, Anderson JT, Simonson E (1963) Coronary heart disease among Minnesota business and professional men followed 15 years, Circulation 28: 381–395

Lichtenberg GC (1789–1793) Heft der Aphorismen, Nr. 581

MacKenzie J (1906) Arteriosclerosis. Br Med J 1: 319

MacKenzie J (1926) The basis of vital activity, being a review of 5 years' work at the St. Andrews Institute for Clinical Research. Faber and Gwyer, London

Miall WE, Oldham PD (1958) Factors influencing arterial pressure in the general population. Clin Sci 17: 409–444

Morris JN (1951) Recent history of coronary disease. Lancet 1: 1, 69
Morris JN (1956) Incidence of coronary disease in population groups in England. In: Keys A, White PD (eds) Cardiovascular epidemiology. Hoeber-Harper, New York, pp 42–49
Morris JN, Kagan A, Pattison DC, Gardner MJ (1966) Incidence and prediction of ischaemic heart disease in London busmen. Lancet 2: 553–559
National Diet-Heart Study. Final Report (1968) Circulation 37: Suppl 1
North Karelia Project (1981) Community Control of Cardiovascular Diseases. Regional Office for Europe, World Health Organization, Copenhagen
Prevention of Coronary Heart Disease (1982) Report of a WHO Expert Committee. Technical Report Series 678. World Health Organization, Geneva
Pyörälä K, Epstein FH, Kornitzer M (1985) Changing trends in coronary heart disease mortality: possible explanations. Cardiology 72: 5–10
Raab W (1932) Alimentäre Faktoren in der Entstehung von Arteriosklerose und Hypertonie, Med Klin 28: 487, 521
Rose G (1981) Strategy of prevention: lessons from cardiovascular disease. Br Med J 1: 1847–1851
Rose G (1985) Sick individuals and sick populations. Int J Epidemiol 14: 32–38
Schettler G (Hrsg) (1961) Arteriosklerose, Aetiologie, Pathologie, Klinik und Therapie. Thieme, Stuttgart
Schettler G, Sanwald R (Hrsg) (1966) Pathophysiologische und klinische Aspekte des Fettstoffwechsels. Thieme, Stuttgart
Stamler J (1967) Lectures on preventive cardiology. Gruner and Stratton, New York
Snapper I (1941) Chinese lessons to Western medicine. A contribution to geographic medicine from the clinics of Peiping Union Medical College. Interscience Publ, New York
Workshop of the International Society and Federation of Cardiology (1983) Secondary prevention of coronary heart disease. Pyörälä K, Rapaport E, König K, Schettler G, Diehm C (eds). Georg Thieme, Stuttgart

Risikofaktoren der koronaren Herzkrankheit – Ansätze zur Korrektur

E. Nüssel, R. Scheidt, W. Morgenstern, W. Scheuermann, H. Bergdolt

Der zivilisatorische Fortschritt bietet große Chancen, gesund ein hohes Alter zu erreichen. Mit ihm wachsen aber auch Versuchungen zu risikoreichen Lebensgewohnheiten. Viele Bürger erliegen diesen Versuchungen. Eine der Folgen ist die koronare Herzkrankheit. Hier korrigierend einzugreifen, ist eine wesentliche Aufgabe der ärztlichen Primärversorgung der Bevölkerung. Von welchen Häufigkeitsverteilungen und Ausprägungsgraden der Risikofaktoren ist auszugehen? Was leistet die Korrektur der Risikofaktoren bisher und wie kann sie verbessert werden?

Häufigkeitsverteilung der Risikofaktoren

In den Kleinstädten Eberbach und Wiesloch fanden sich bei einer 1976/77 durchgeführten Totalerhebung mit einer Beteiligung von 98% eine weite Verbreitung und starke Ausprägung der Risikofaktoren (Tabelle 1–3). Ähnliche Verteilungsmuster und Ausprägungsgrade wurden 1985/86 in 6 nordbadischen Städten (Bruchsal, Karlsruhe, Mosbach, Heidelberg, Eppelheim und Leimen) bei der Untersuchung von repräsentativen Zufallsstichproben festgestellt (Tabelle 4 und 5).

Um realistische Informationen über den Anteil der Raucher und Hypertoniker zu erhalten, sind hohe Beteiligungsraten erforderlich. So war bei der Totalerhebung in Eberbach/Wiesloch der Anteil der Raucher und der Patienten mit erhöhtem Ruheblutdruck bei den letzten 30% – den sogenannten „Spätteilnehmern" – der Grundgesamtheit deutlich höher als bei den sogenannten „Frühteilnehmern" (Abb. 1). Erfahrungsgemäß sind die idealgewichtigen Raucher besonders schwer zur Nutzung derartiger Untersuchungsangebote zu motivieren. Auch Lehrer und Ärzte verhalten sich auffallend resistent. Gemessen an der Zahl wiederholter Einladungen ergaben sich zwischen Männern und Frauen, zwischen den verschiedenen Altersgruppen und zwischen den Kategorien der Berufsstellung (Selbständige, Beamte, Angestellte, Arbeiter) keine nennenswerten Unterschiede.

Werden die von den Consensus-Konferenz der europäischen Atherosklerose-Gesellschaft am 19. 6. 1986 in Neapel vorgeschlagenen Grenzwerte für Cholesterin und Triglyzeride zugrunde gelegt (Study Group, European Atherosclerosis Society, 1987), so weist nach den Daten aus Eberbach und Wiesloch der größte Teil der untersuchten 30- bis 59jährigen Bevölkerung kontrollbedürfte Lipidwerte auf (Abb. 2).

Mörl, Diehm, Heusel (Hrsg.)
45 Jahre Herzinfarkt-
und Fettstoffwechselforschung
© Springer-Verlag Berlin Heidelberg 1988

Tabelle 1. Risikofaktoren bei 30- bis 59jährigen Männern aus Eberbach und Wiesloch

	Altersklasse (in Jahren)							
	30–39		40–49		50–59		Gesamt	
	n	%	n	%	n	%	n	%
Rauchgewohnheiten								
Raucher	712	47	790	46	579	44	2081	45
Exraucher	244	16	331	19	324	24	899	20
Nichtraucher	568	37	612	35	430	32	1610	35
Gesamt	1524	100	1733	100	1333	100	4590	100
Gewicht[a]								
ideal	202	13	153	9	107	8	462	10
normal	893	59	885	51	630	47	2408	52
erhöht	287	19	429	25	370	28	1086	24
stark erhöht	143	9	261	15	225	17	629	14
Gesamt	1525	100	1728	100	1332	100	4585	100
Blutdruck[b]								
normal	930	62	921	54	560	43	2411	53
verdächtig	401	26	473	28	466	35	1340	30
erhöht	175	12	313	18	294	22	782	17
Gesamt	1506	100	1707	100	1320	100	4533	100
Cholesterin[c]								
normal	726	50	701	43	477	38	1904	44
verdächtig	427	30	514	31	423	34	1364	31
erhöht	291	20	428	26	343	28	1062	25
Gesamt	1444	100	1643	100	1243	100	4330	100
Triglyzeride[d]								
normal	874	60	964	58	757	60	2595	59
verdächtig	250	17	286	17	210	16	746	17
erhöht	344	23	420	25	302	24	1066	24
Gesamt	1468	100	1670	100	1269	100	4407	100
Harnsäure[e]								
normal	1054	72	1252	75	990	78	3296	75
verdächtig	251	17	263	16	173	14	687	16
erhöht	162	11	153	9	102	8	417	9
Gesamt	1467	100	1668	100	1265	100	4400	100
Blutzucker[f]								
normal	1103	75	1147	69	801	63	3051	69
verdächtig	342	23	476	28	387	31	1205	28
erhöht	20	2	43	3	78	6	141	3
Gesamt	1465	100	1666	100	1266	100	4397	100

		Ideal	Normal	Erhöht	Stark erhöht
[a] Gewicht (%)	männlich	≤−10	>−10 und <+10	≥+10 und <+20	≥+20
(nach Broca)	weiblich	≤−15	>−15 und <+10	≥+10 und <+20	≥+20

		Normal	Verdächtig	Erhöht
[b] Blutdruck (mmHg)	systolisch	<140 und	≥140 und <160 und/oder	≥160 und/oder
	diastolisch	<90	≥90 und <95	≥95
[c] Cholesterin (mg/dl)		<220	≥220 und <260	≥260
[d] Triglyzeride (mg/dl)		<150	≥150 und <200	≥200
[e] Harnsäure (mg/dl)	männlich	<7,0	≥7,0 und <8,0	≥8,0
	weiblich	<6,5	≥6,5 und <7,5	≥7,5
[f] Blutzucker (mg/dl)		<100	≥100 und <130	≥130

Tabelle 2. Risikofaktoren bei 30- bis 59jährigen Frauen aus Eberbach und Wiesloch

	Altersklasse (in Jahren)							
	30–39		40–49		50–59		Gesamt	
	n	%	n	%	n	%	n	%
Rauchgewohnheiten								
Raucher	418	27	339	19	303	17	1059	21
Exraucher	121	8	133	7	105	6	359	7
Nichtraucher	982	65	1310	74	1374	77	3666	72
Gesamt	1521	100	1781	100	1782	100	5084	100
Gewicht[a]								
ideal	310	20	135	8	90	5	535	11
normal	960	63	1033	58	816	46	2809	55
erhöht	122	8	269	15	381	21	772	15
stark erhöht	130	9	344	19	492	28	966	19
Gesamt	1522	100	1781	100	1779	100	5082	100
Blutdruck[b]								
normal	1207	79	1084	62	753	42	3044	60
verdächtig	207	14	413	23	544	31	1164	23
erhöht	101	7	267	15	472	27	840	17
Gesamt	1515	100	1764	100	1769	100	5048	100
Cholesterin[c]								
normal	915	63	860	51	480	29	2255	47
verdächtig	397	27	548	32	598	36	1543	32
erhöht	141	10	283	17	577	35	1001	21
Gesamt	1453	100	1691	100	1655	100	4799	100
Triglyzeride[d]								
normal	1326	90	1512	88	1279	76	4117	84
verdächtig	101	7	121	7	202	12	424	9
erhöht	52	3	88	5	211	12	351	7
Gesamt	1479	100	1721	100	1692	100	4892	100
Harnsäure[e]								
normal	1432	97	1634	95	1536	91	4602	94
verdächtig	32	2	47	3	103	6	182	4
erhöht	12	1	37	2	49	3	98	2
Gesamt	1476	100	1718	100	1688	100	4882	100
Blutzucker[f]								
normal	1318	89	1402	82	1208	71	3928	81
verdächtig	147	10	290	17	397	24	834	17
erhöht	9	1	26	1	84	5	119	2
Gesamt	1474	100	1718	100	1689	100	4881	100

		Ideal	Normal	Erhöht	Stark erhöht
[a] Gewicht (%)	männlich	≤−10	>−10 und <+10	≥+10 und <+20	≥+20
(nach Broca)	weiblich	≤−15	>−15 und <+10	≥+10 und <+20	≥+20
		Normal	Verdächtig	Erhöht	
[b] Blutdruck (mmHg)	systolisch	<140	≥140 und <160	≥160	
		und	und/oder	und/oder	
	diastolisch	<90	≥90 und <95	≥95	
[c] Cholesterin (mg/dl)		<220	≥220 und <260	≥260	
[d] Triglyzeride (mg/dl)		<150	≥150 und <200	≥200	
[e] Harnsäure (mg/dl)	männlich	<7,0	≥7,0 und <8,0	≥8,0	
	weiblich	<6,5	≥6,5 und <7,5	≥7,5	
[f] Blutzucker (mg/dl)		<100	≥100 und <130	≥130	

Tabelle 3. Anzahl von klinisch-manifesten Risikofaktoren[g] bei 30- bis 59jährigen Einwohnern aus Eberbach und Wiesloch

	Altersklasse (in Jahren)							
	30–39		40–49		50–59		Gesamt	
	n	%	n	%	n	%	n	%
Männer								
0	847	59	865	53	611	50	2323	54
1	383	27	456	28	396	32	1235	29
2	163	11	228	14	151	12	542	13
3	35	3	60	4	54	5	149	3
4	6	0	9	1	11	1	26	1
5	0	0	0	0	1	0	1	0
Gesamt	1434	100	1618	100	1224	100	4276	100
Frauen								
0	1232	86	1232	74	858	52	3322	70
1	175	12	359	21	519	32	1053	22
2	24	2	58	4	198	12	280	6
3	3	0	21	1	52	3	76	2
4	1	0	3	0	9	1	13	0
5	0	0	0	0	1	0	1	0
Gesamt	1435	100	1673	100	1637	100	4745	100

[g] Blutdruck (mmHg)	systolisch	≥160 und/oder
	diastolisch	≥95
Cholesterin (mg/dl)		≥260
Triglyzeride (mg/dl)		≥200
Harnsäure (mg/dl)	männlich	≥8,0
	weiblich	≥7,5
Blutzucker (mg/dl)		≥130

Korrektur in der Sprechstunde

Bei 433 Männern, nicht älter als 65 Jahre, die konsekutiv in das Heidelberger WHO-Herzinfarktregister aufgenommen worden waren und nach ihrem Aufenthalt in einer Akutklinik eine Anschlußheilbehandlung (AHB) in einer Rehabilitationsklinik erfuhren, wurden zunächst in der Akutklinik die Risikofaktoren bestimmt: 69% dieser Infarktpatienten waren bis zum Infarkteintritt Raucher, 41% hatten mindestens 10% Übergewicht (nach Broca), bei 28% war der Blutdruck erhöht und 56% hatten eine Hyperlipidämie. Während der 4- bis 6wöchigen umfassenden Betreuung in den Rehabilitationskliniken gelang es in aller Regel, die Belastung mit Risikofaktoren deutlich zu reduzieren. Nach der Entlassung aus der AHB wurden diese 433 Patienten sowohl vom Hausarzt als auch von einer universitären Spezialambulanz weiterbetreut. Mindestens 2 Jahre nach dem Infarkt wurde eine Wiederholungsuntersuchung des Risikoprofils vorgenommen. Diese zeigte, daß nahezu die Hälfte der vormaligen Raucher diese Angewohnheit wieder aufgenommen hatte und daß mehr als die Hälfte der vordem Übergewichtigen und Hypertoniker erneut mit diesen Risikofaktoren belastet war. Eine Hyperlipidämie hatte sich sogar bei mehr als ⅔ der Patienten erneut ausgebildet (Abb. 3).

Tabelle 4. Risikofaktoren bei 25- bis 64jährigen Männern aus 6 nordbadischen Städten

	Altersklasse (in Jahren) 25–34		35–44		45–54		55–64		25–64	
	n	%	n	%	n	%	n	%	n	%
Rauchgewohnheiten										
Ex-/Nichtraucher	357	48,8	367	54,1	486	62,3	401	65,7	1611	57,6
Raucher	374	51,2	311	45,9	294	37,7	209	34,3	1188	42,4
Gesamt	731	100,0	678	100,0	780	100,0	610	100,0	2799	100,0
Blutdruck										
nicht erhöht	657	90,3	550	81,1	556	73,4	430	71,1	2203	79,2
erhöht	71	9,7	128	18,9	205	26,6	175	28,9	579	20,8
Gesamt	728	100,0	678	100,0	771	100,0	605	100,0	2782	100,0
Cholesterin										
nicht erhöht	649	88,7	525	77,2	552	70,9	414	68,1	2140	76,5
erhöht	83	11,3	155	22,8	227	29,1	194	31,9	659	23,5
Gesamt	732	100,0	680	100,0	779	100,0	608	100,0	2799	100,0

s. Legende Tabelle 1

Tabelle 5. Risikofaktoren bei 25- bis 64jährigen Frauen aus 6 nordbadischen Städten

	Altersklasse (in Jahren) 25–34		35–44		45–54		55–64		25–64	
	n	%	n	%	n	%	n	%	n	%
Rauchgewohnheiten										
Ex-/Nichtraucher	431	57,1	424	64,1	608	79,8	608	86,9	2071	71,9
Raucher	324	42,9	238	35,9	154	20,2	92	13,1	808	28,1
Gesamt	755	100,0	662	100,0	762	100,0	700	100,0	2879	100,0
Blutdruck										
nicht erhöht	735	97,3	600	91,6	643	84,2	506	72,4	2484	86,5
erhöht	20	2,7	55	8,4	121	15,8	193	27,6	389	13,5
Gesamt	755	100,0	655	100,0	764	100,0	699	100,0	2873	100,0
Cholesterin										

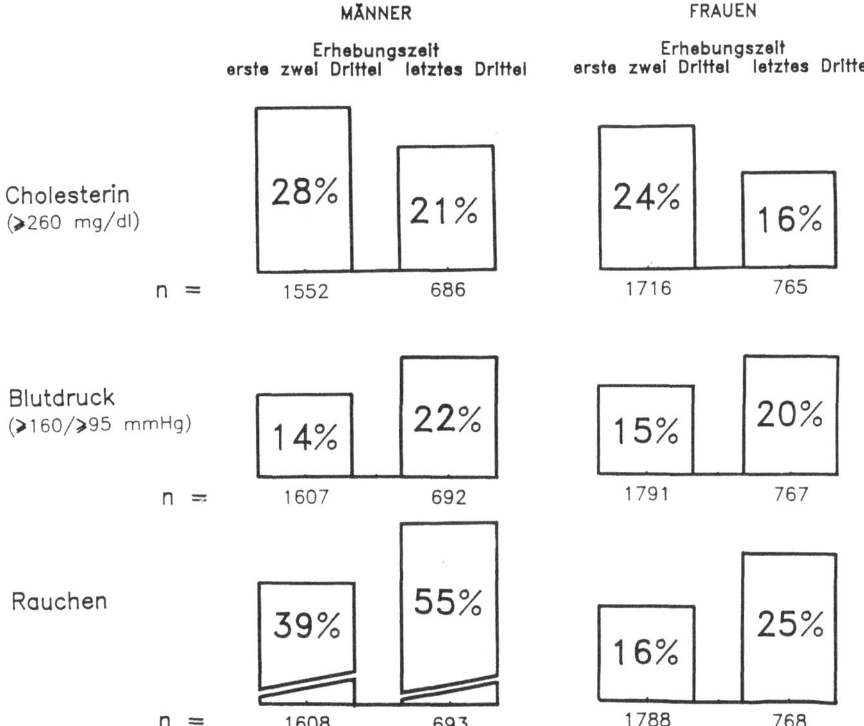

Abb. 1. Risikofaktoren bei 30- bis 59jährigen Einwohnern aus Eberbach und Wiesloch in einer Erhebung mit 98% Beteiligung

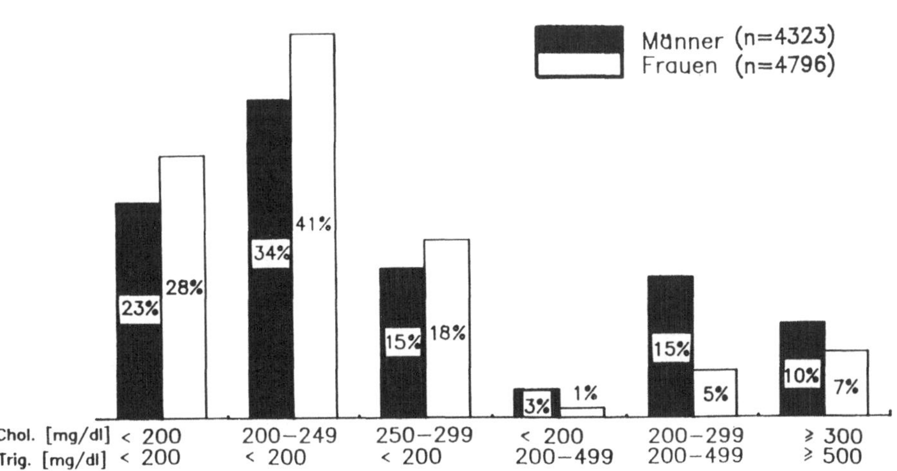

Abb. 2. Lipidwerte nach der Neapel-Klassifikation bei 30- bis 59jährigen Einwohnern aus Eberbach und Wiesloch

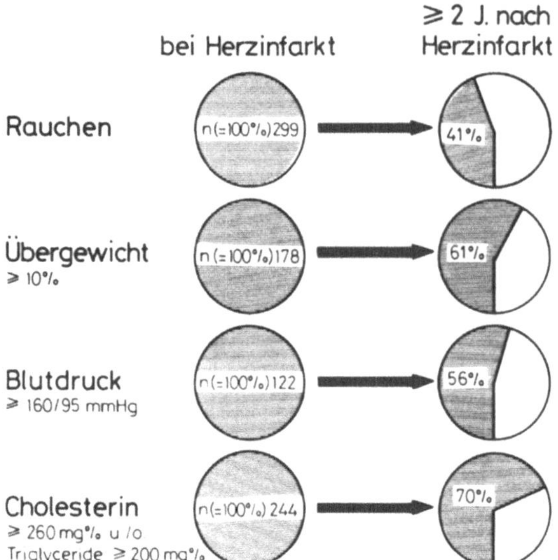

Abb. 3. Risikofaktoren bei unter 65jährigen männlichen Herzinfarktpatienten

Das Ergebnis dieser Untersuchung macht deutlich, daß es selbst bei Patienten, die durch einen besonderen Leidensdruck zumindest vorübergehend geprägt waren und die zusätzlich in einer Rehabilitationsklinik intensiv durch die Betreuung über die Möglichkeiten der Vermeidung von Risikofaktoren informiert worden waren, in der konventionellen Sprechstunde von Klinik und freier Praxis nicht gelang, eine erneut sich verstärkende Ausprägung der Risikofaktoren zu verhindern. Zusammen mit unserer Heidelberger Arbeitsgruppe hat Grünewald in seiner Präventionsklinik eine Studie bei ca. 1000 Männern und ca. 1000 Frauen, die konsekutiv stationär aufgenommen wurden, durchgeführt. Es handelte sich dabei um Patienten, die unter stationären Bedingungen ihre Risikofaktoren abbauen wollten (Grünewald 1987).

Wie aus Abb. 4 und 5 hervorgeht, wurden während des 26tägigen Klinikaufenthalts die Risikofaktoren bei Männern und Frauen deutlich korrigiert. Nach 2 Jahren jedoch waren sie mit Ausnahme der Risikofaktoren Rauchen und Übergewicht wieder deutlich angestiegen. Um herauszufinden, ob nach Klinikentlassung innerhalb der ärztlichen Primärversorgung die Sprechstundenbetreuung einen günstigen Effekt auf die erreichte Risikofaktorenkorrektur ausübt, wurden die jeweils 1000 Männer und Frauen in eine A- und eine B-Gruppe nach Zufallskriterien eingeteilt. Die A-Gruppe wurde in halbjährigen Abständen vom Hausarzt intensiv untersucht und beraten, die B-Gruppe dagegen nicht. Nach 2 Jahren gab es keinen nennenswerten Unterschied zwischen beiden Gruppen, wie dies Abb. 6 ausweist. Hieraus wird ersichtlich, daß die konventionelle Sprechstunde des niedergelassenen Arztes offenbar nicht ausreicht, um Risikofaktoren dauerhaft auszuschalten.

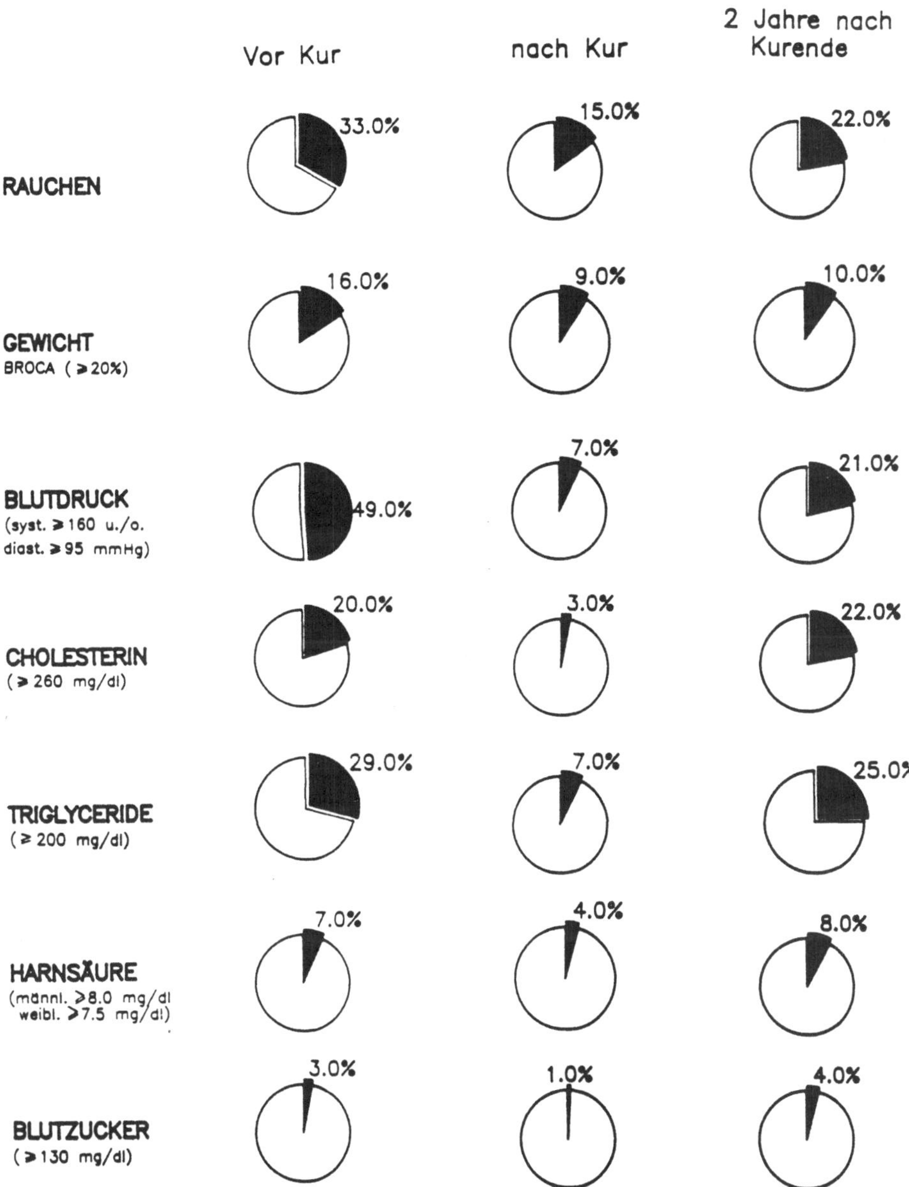

Abb. 4. Risikofaktoren bei Kurpatienten im „Haus Weserland" (Männer)

Korrektur durch Gruppenarbeit

Besonders weit verbreitet sind in der Bundesrepublik Deutschland die sogenannten Herzgruppen (Donat 1975; Halhuber 1982; Krasemann, Donat 1982). Ihre Anzahl beträgt zur Zeit 1700. In einer Fallkontrollstudie fand sich ein Jahr nach Infarkt bei

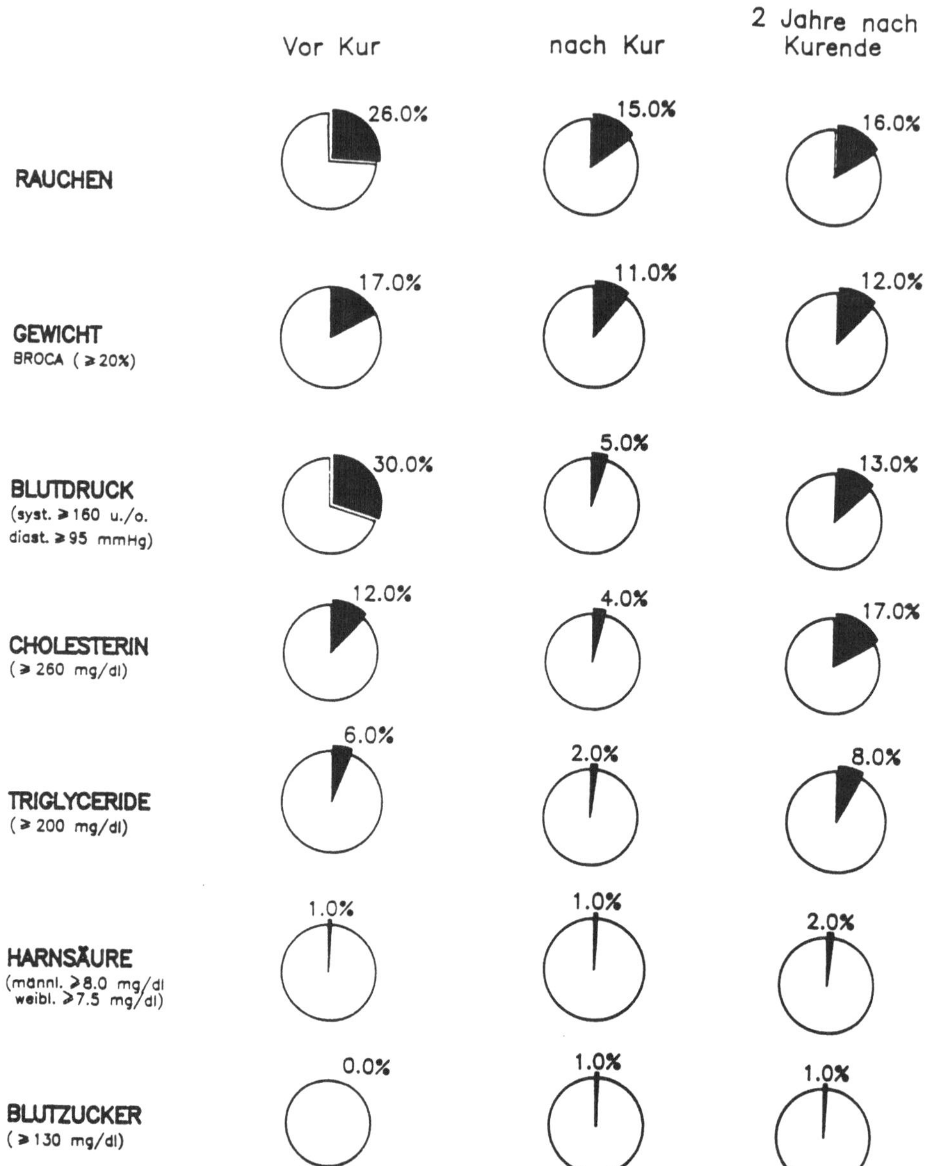

Abb. 5. Risikofaktoren bei Kurpatienten im „Haus Weserland" (Frauen)

den Herzgruppenteilnehmern eine geringere Ausprägung der Risikofaktoren als in der Kontrollgruppe (Abb. 7).

Das von Basler und Haehn entwickelte Modell „Hypertonie im Gespräch" wurde bei übergewichtigen Hypertonikern, die bisher ohne hinreichenden Erfolg in der Sprechstunde behandelt worden waren, in 9 Arztpraxen erprobt (Basler 1987; Haehn

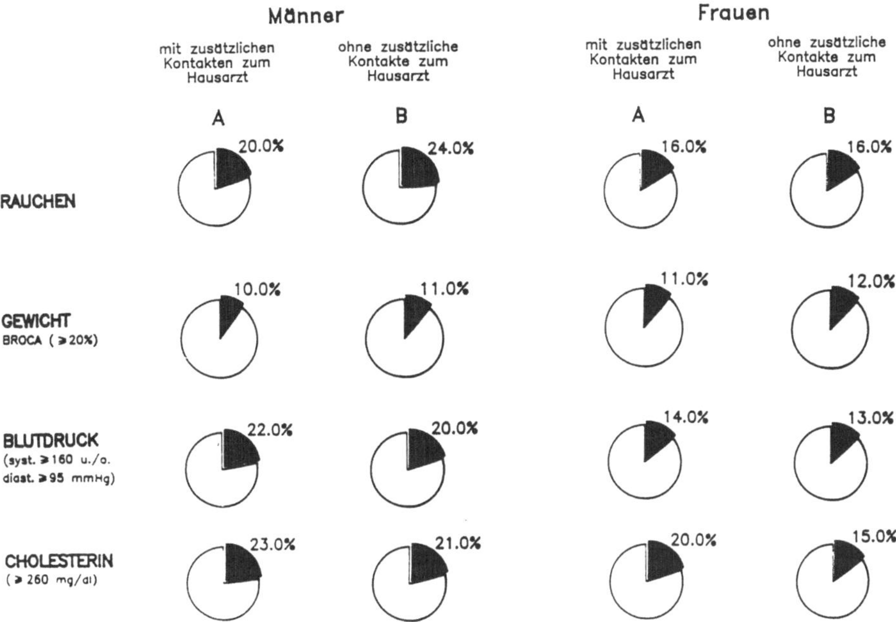

Abb. 6. Risikofaktoren 2 Jahre nach der Kur im „Haus Weserland“

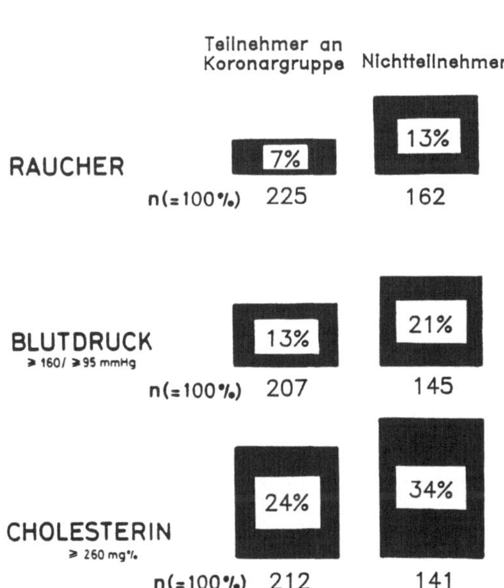

Abb. 7. Risikofaktoren bei unter 60jährigen Männern 1 Jahr nach Herzinfarkt

Tabelle 6. Anzahl klinisch-manifester Risikofaktoren[h] bei adipösen, essentiellen Hypertonikern im Patientenklientel niedergelassener Ärzte (Angaben in Prozent)[i]

	Teilnehmer an Gesprächsgruppe		Nichtteilnehmer an Gesprächsgruppe	
	Beginn	Ende	Beginn	Ende
kein zusätzlicher Risikofaktor	8,6	11,1	10,7	14,3
1 zusätzlicher Risikofaktor	30,9	44,4	33,9	16,1
2 zusätzliche Risikofaktoren	23,5	23,5	32,1	42,9
3 zusätzliche Risikofaktoren	29,6	16,0	19,6	23,2
4 zusätzliche Risikofaktoren	7,4	4,9	3,6	3,6
n	81		56	

[h]

Cholesterin (mg/dl)		≥220
Triglyzeride (mg/dl)		≥150
Harnsäure (mg/dl)	männlich	≥ 7,0
	weiblich	≥ 6,5
Blutzucker (mg/dl)		≥100

[i] Versuchs- und Kontrollgruppe unterscheiden sich hinsichtlich der Anzahl zusätzlicher Risikofaktoren (verdächtige bzw. erhöhte Werte bei Cholesterin, Triglyzeriden, Blutzucker und Harnsäure) zum Zeitpunkt vor Programmbeginn statistisch nicht signifikant. Nach Programmende ist nur in der Versuchsgruppe eine signifikante ($p < 0,01$) Veränderung in Richtung einer Verringerung des Anteils der Patienten mit mehreren zusätzlichen Risikofaktoren zu erkennen

Tabelle 7. Veränderungen in der antihypertensiven Medikation bei adipösen, essentiellen Hypertonikern im Patientenklientel niedergelassener Ärzte. (Angaben in Prozent)[j]

	Teilnehmer an Gesprächsgruppe	Nichtteilnehmer an Gesprächsgruppe
Medikation unverändert	52,7	71,7
Wechsel des Medikaments	11,5	10,7
Dosissteigerung	3,8	6,6
Reduktion der Dosis	19,2	4,4
Medikament abgesetzt	12,8	6,6
n	78	46

[j] Bei 32% der Patienten der Versuchsgruppe konnte die Dosis des antihypertensiven Präparats verringert oder die Medikation ganz abgesetzt werden. In der Kontrollgruppe war dies bei 11% der Fall. Dieser Unterschied ist statistisch signifikant ($p < 0,01$)

1983). Die Korrektur in der Versuchsgruppe gelang besser als in der Kontrollgruppe (Tabelle 6). Auch der Medikamentenkonsum konnte günstig beeinflußt werden (Tabelle 7).

Korrektur durch ärztliche Gemeindearbeit

Die im Rahmen des Comprehensive Cardiovascular Community Control Programms der WHO (Lamm 1983) durchgeführte Eberbach/Wiesloch-Studie (Nüssel 1980) hat klar gezeigt, daß die Korrektur der Risikofaktoren in der Sprechstunde wesentlich früher gelingt, wenn die niedergelassenen Ärzte zusätzlich auf Gemeindeebene als sachkundige Bürger aktiv werden (Nüssel 1982). Den organisatorischen Kern derarti-

Tabelle 8. Cholesterinmittelwerte bei 30- bis 59jährigen Einwohnern aus Eberbach und Wiesloch, die 1976 und 1979 jeweils nach der ersten Aufforderung an der Untersuchung teilnahmen

	Status 1976	Status 1979	Abnahme 1979–1976	
Männer				
Eberbach n = 660	233,8 mg/dl	216,6 mg/dl	– 17,2 mg/dl	p <0,01
Wiesloch n = 418	228,8 mg/dl	228,0 mg/dl	– 0,8 mg/dl	
Frauen				
Eberbach n = 913	231,3 mg/dl	213,9 mg/dl	– 17,4 mg/dl	p <0,01
Wiesloch n = 602	230,4 mg/dl	225,2 mg/dl	– 5,1 mg/dl	

ger Aktivitäten bildet eine Arbeitsgemeinschaft, deren ehrenamtliche Mitglieder aus möglichst vielen sozialen Gruppierungen der Bevölkerung stammen. Zielgruppe der Aktivitäten sind Kindergärten, Schulen, Betriebe und Vereine sowie im Rahmen öffentlicher Veranstaltungen die Gesamtbevölkerung. Was die Ergänzung der Sprechstundenarbeit durch ärztliche Aktivitäten auf Gemeindeebene leisten kann, soll am Beispiel der Beeinflussung des durchschnittlichen Cholesterinspiegels in der Bevölkerung anhand der Daten aus der Eberbach-Wiesloch-Studie gezeigt werden.

1976 und 1979 hatten in Eberbach und Wiesloch alle 30- bis 59jährigen Männer und Frauen die Möglichkeit zur Teilnahme an einer Untersuchung der Risikofaktoren, u.a. auch des Cholesterinspiegels. Bei den Bürgern, die 1976 und 1979 der ersten Einladung zur Untersuchung gefolgt waren, wurden die Mittelwertsdifferenzen zwischen den beiden Untersuchungsterminen einerseits und Eberbach/Wiesloch andererseits ermittelt (Tabelle 8). In Wiesloch, wo alle Patienten ebenso wie in Eberbach über die Befunde genauestens unterrichtet worden waren, konnte bei den Männern praktisch keine und bei den Frauen nur eine relativ geringe Senkung der Mittelwerte erzielt werden. Vergleichsweise deutlich war dagegen die Beeinflussung der Mittelwerte in Eberbach. Dort erfolgte im Gegensatz zu Wiesloch eine Unterstützung der Sprechstundentätigkeit durch ärztliche Gemeindearbeit.

Um zu prüfen, ob die Aktivitäten auf der Gemeindeebene die Sprechstundenarbeit nur einiger weniger Arztpraxen gefördert haben, wurde bei den Patienten der einzelnen Praxen eine Analyse durchgeführt. Sie ergab tendenziell in Eberbach positive und in Wiesloch negative Antworten auf die gestellte Frage. Die in Eberbach und Wiesloch jeweils in den 3 Praxen mit den größten Patientenzahlen gefundenen Ergebnisse sind der Abb. 8 zu entnehmen. In Eberbach konnte in allen 3 Praxen der Anteil mit Normalwerten vermehrt und der mit erhöhten Werten vermindert werden. In Wiesloch gelang dies in 2 Praxen nicht, in einer Praxis lediglich tendenziell.

Konsequenzen für die ärztliche Primärversorgung

Zunächst sollte die ärztliche Primärversorgung vom modernen Verständnis des Begriffs „Patient“ ausgehen. Patienten sind demnach Gesunde und Kranke, die mit

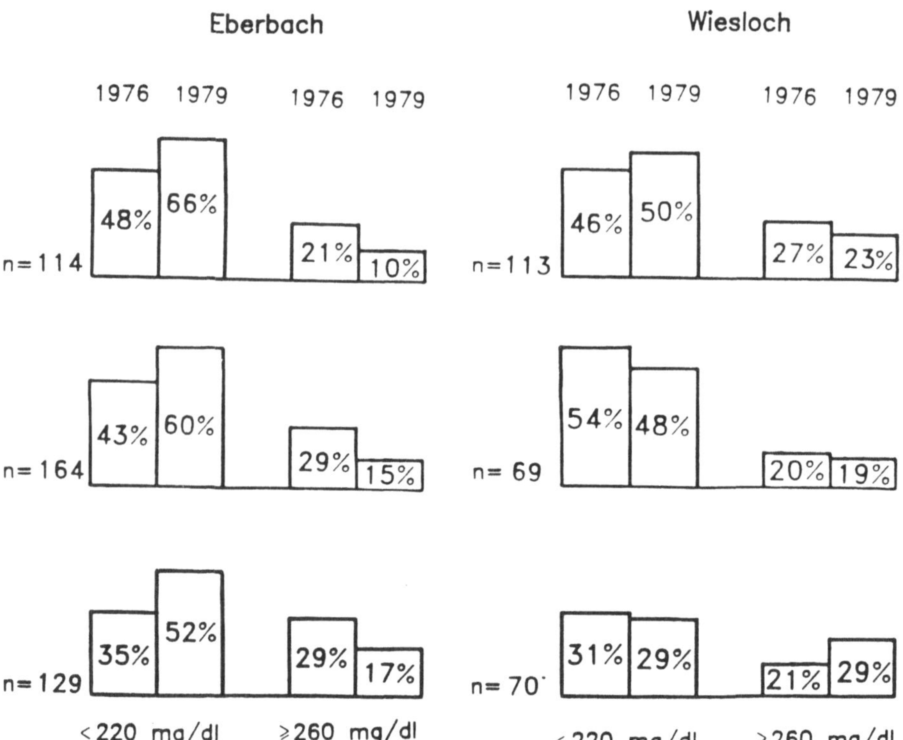

Abb. 8. Cholesterinwerte bei 30- bis 59jährigen Männern, die in den 3 größten Arztpraxen von Eberbach und Wiesloch 1976 und 1979 jeweils nach der ersten Aufforderung an der Untersuchung teilnahmen

ärztlicher bzw. ärztlich verordneter Hilfe für ihr gesundheitliches Wohl eintreten. Diese Definition berücksichtigt die funktionale Einheit der 4 klassischen Zielvorstellungen klinischer (patientenunmittelbarer) Medizin: Gesundheitsförderung, Prävention, Kuration und Rehabilitation. Die etymologische Bedeutung des Wortes „Patient" bleibt bei dieser Definition unberücksichtigt.

Des weiteren ist der Begriff „ärztliche Behandlung" konsequent anzuwenden. Er umfaßt stets die funktionale Einheit von diagnostischen und therapeutischen Maßnahmen. Die einen gibt es nicht ohne die anderen. Der Gebrauch des Begriffs „Behandlung" als Synonym für „Therapie" ist irreführend. Hier muß daran erinnert werden, daß bei jeder Arzt-Patienten-Begegnung die allerersten diagnostischen und therapeutischen Maßnahmen aus der zwischenmenschlichen Kommunikation erwachsen. Sie bilden die Grundlage für alle weiteren Schritte der Diagnostik und Therapie, seien sie chemischer oder instrumenteller Art.

Innerhalb der ärztlichen Primärversorgung der Bevölkerung erfährt die ärztliche Behandlung eine wesentliche Erweiterung (Bergdolt 1983). Die Korrektur der Risikofaktoren hat insofern zu dieser Entwicklung wesentlich beigetragen, als sie eine

Ergänzung der individuellen Betreuung des Patienten in der Sprechstunde oder am Krankenbett durch Gruppenarbeit mit Praxispatienten und durch ärztliche Gemeindearbeit erforderlich machte. Aus diesen Erfahrungen ergab sich die Einteilung der ärztlichen Primärversorgung in 3 Ebenen:

1. Ebene: individuelle Sprechstundenbetreuung (mit dem Arzt-Patienten-Gespräch);
2. Ebene: Betreuung von Patientengruppen (praxisübergreifend oder praxisintern gebildet);
3. Ebene: Aktivitäten der niedergelassenen Ärzte im Gemeinderahmen (von niedergelassenen Ärzten geleitete oder verantwortete ehrenamtliche Nächstenhilfe der Bürger).

Die Maßnahmen aller 3 Ebenen werden wechselseitig miteinander zu einer funktionalen Einheit verbunden. So soll z.B. im Rahmen der Sprechstundenbetreuung geprüft werden, ob und welche Angebote auf der zweiten und dritten Ebene der ärztlichen Primärversorgung vom Patienten wahrgenommen werden könnten bzw. sollten und gegebenenfalls, wie sich derartige Angebote auf den Patienten ausgewirkt haben. Dies setzt voraus, daß die Ärzte, welche in einem bestimmten Bevölkerungsareal für die ärztliche Primärversorgung zuständig sind, auf allen 3 Ebenen ein bedarfsdeckendes Angebot miteinander absprechen und durchführen.

Daß alle Maßnahmen, die in der Praxis auf der ersten und zweiten Ebene erfolgen, ärztlich verantwortet werden müssen, gilt als selbstverständlich. Mit der Einführung der ärztlichen Gemeindearbeit betreten die Ärzte ein neues Tätigkeitsfeld. Dort setzen sich die Ärzte, losgelöst von ihrer Praxis, als sachkundige Bürger in partnerschaftlicher Zusammenarbeit mit Vertretern verschiedener bürgerschaftlicher Gruppierungen unter ärztlichen Zielvorstellungen für das Wohl ihrer Mitbürger ein. Die Einbeziehung dieser Tätigkeit in die ärztliche Primärversorgung gewährleistet gegenüber der Bevölkerung, daß jede Maßnahme auch auf der dritten Ebene der ärztlichen Primärversorgung von den hierfür zuständigen Ärzten verantwortet bzw. mitverantwortet wird.

Im konventionellen Verständnis werden die Begriffe „ärztliche Behandlung", „Diagnose" und „Therapie" nur auf den einzelnen Patienten (sei er gesund oder krank) bezogen. Die zweite und dritte Ebene der ärztlichen Primärversorgung setzt voraus, daß diese Begriffe auf die Gesamtheit einer Gruppe von Patienten bezogen werden. Es sind also nicht einzelne Patienten (bzw. einzelne Gesunde oder Kranke), die mit ärztlicher oder ärztlich verantworteter Hilfe für ihre eigene Gesundheit eintreten wollen, sondern es sind mehrere Patienten, die in ihrer Gesamtheit quasi als funktionale Einheit, ja als Organismus, vom Arzt zu verstehen bzw. zu behandeln, d.h. zu diagnostizieren und zu therapieren sind. Auf der zweiten Ebene sind es Gruppen von Praxispatienten (Ebschner 1986), auf der dritten Ebene sind es natürliche Gruppen, wie z.B. Kindergartenkinder, Schulklassen, Betriebsabteilungen, Vereine, die Gesamtbevölkerung von Wohngebieten, oder es handelt sich um künstliche Gruppen, wie z.B. Patienten mit chronischen Leiden oder bestimmten Lebensgewohnheiten (wie z.B. Rauchen, Alkoholkonsum).

Auf der zweiten und dritten Ebene der ärztlichen Primärversorgung der Bevölkerung führen die Ärzte also eine Gruppenbehandlung, Gruppendiagnostik und Gruppentherapie durch. Wir sprechen von Gruppen- oder von Populationsmedizin.

Ebenso wie auf Sprechstundenebene beim einzelnen Patienten die Wirkung ärztlicher Maßnahmen systematisch beobachtet und bewertet werden muß, so ist auch auf der zweiten und dritten Ebene eine systematische Beobachtung und Bewertung der Wirkung ärztlicher bzw. ärztlich verantworteter Maßnahmen auf die Gruppe unverzichtbar. Die Wirkungen der ärztlichen Behandlung erfahren in der üblichen Routine nur eine individuelle Überprüfung. Da ohnehin die zweite und dritte Ebene der ärztlichen Primärversorgung zur gruppenbezogenen Erfolgsbeurteilung zwingt und somit hierfür praktikable Techniken von der Ärzteschaft entwickelt und angewendet werden müssen, ist damit zu rechnen, daß auch die Gesamtheit des Patientenguts – bzw. Untergruppen desselben – als Gruppe verstanden und einer gruppenbezogenen Erfolgsbeurteilung unterzogen wird. Für die Gesamtheit der Patienten in der Praxis niedergelassener Ärzte werden bereits entsprechende Techniken entwickelt. Als praktisch durchführbar erwiesen sich entsprechende Analysen des gesamten Patientenguts einer Rehabilitationsklinik.

Derartige Entwicklungen einer gruppenbezogenen Erfolgskontrolle eröffnen weiterreichende Perspektiven. Bereits 1976/77 gaben bei der in Eberbach/Wiesloch durchgeführten Totalerhebung ca. 75% der Teilnehmer an, daß bei ihnen im Laufe der letzten 2 Jahre mindestens einmal der Blutdruck kontrolliert worden sei (Tabelle 9). Ähnliche Resultate fanden sich 1985/86 bei Erhebungen in Bruchsal, Karlsruhe und Mosbach. Aus diesen Befunden darf geschlossen werden, daß der weitaus größte Teil der Bevölkerung etwa in 3- bis 5jährigen Abständen eine ärztliche Untersuchung erfährt. Der Zwang zur Kostendämpfung im Gesundheitswesen wird auch zu einer kritischeren Beurteilung der Effektivität und Effizienz ärztlicher Behandlungsmaßnahmen führen. Gelingt es erst einmal, das Patientengut einer Praxis in seiner Gesamtheit einer Erfolgskontrolle zu unterziehen, dann ist der Schritt zu einer Zusammenfassung der in den einzelnen Arztpraxen gefundenen Resultate nicht weit. Eine Anonymisierung der Daten in bezug auf die Person und auf die Praxiszugehörigkeit ist durchaus möglich und würde nicht in einen Konflikt mit den Datenschutzbestimmungen geraten. Eine solche Zusammenfassung rückt die Idee einer Populationsmedizin in den Bereich einer realistischen Vorstellung.

Die Risikofaktoren der koronaren Herzkrankheit werden in 2 Kategorien eingeteilt:

1. Die verschiedenen Formen risikoreicher Verhaltensweisen gehören zur Kategorie „Risikoverhalten".

Tabelle 9. Beantwortung der Frage, ob in den letzten 2 Jahren eine Blutdruckmessung durchgeführt wurde[k]

	Altersklasse (in Jahren)					
	30–39		40–49		50–59	
	n	%	n	%	n	%
Männer						
ja	1060	69,7	1294	75,1	1137	85,7
nein	438	28,8	407	23,6	178	13,4
weiß nicht	22	1,4	22	1,3	12	0,9
Frauen						
ja	1297	85,5	1512	85,1	1582	89,2
nein	202	13,3	248	14,0	170	9,6
weiß nicht	18	1,2	16	0,9	21	1,2

[k] Männer und Frauen aus Eberbach und Wiesloch

2. Die verschiedenen, konstant mehr oder weniger erhöhten, im menschlichen Organismus manifesten Befunde, die ein erhöhtes Risiko, eine Koronarkrankheit zu entwickeln, anzeigen, werden der Kategorie „Risikokrankheiten" zugeordnet.

Ob die Korrektur risikoreicher Verhaltensweisen einer präventiven oder kurativen Zielvorstellung dient, hängt davon ab, ob befürchtete Krankheiten verhütet oder bestehende Krankheiten behandelt werden sollen. Zur Korrektur eines Risikoverhaltens kann ein und dieselbe Maßnahme durchaus zugleich präventiven und kurativen Zielvorstellungen dienen. So verfolgt beispielsweise eine Maßnahme zur Korrektur des Risikofaktors Rauchens bei bestehender Koronarsklerose eine kurative und im Blick auf einen befürchteten Herzinfarkt eine präventive Zielvorstellung. Im Gegensatz zur Korrektur von Risikoverhalten ist die Korrektur von Risikokrankheiten immer a priori von einer kurativen Zielvorstellung geleitet. So ist die Korrektur einer Hypertonie oder einer Hypercholesterinämie zunächst ein Anliegen der kurativen Medizin. Da durch diese Korrektur befürchteten Krankheiten vorgebeugt werden soll, erfüllt die Korrektur zugleich ein Anliegen der Prävention.

In aller Regel dienen Maßnahmen zur Korrektur der Risikofaktoren nicht nur präventiven und kurativen Zielvorstellungen, sondern zugleich auch der Gesundheitsförderung, wobei jedoch der zu fördernde Gesundheitszustand nicht näher definiert wird. Schließlich kann die Korrektur von Risikofaktoren auch unter Zielvorstellungen der Rehabilitation erfolgen, indem die Wiedererlangung von Fähigkeiten, die durch Krankheit verlorengegangen sind, angestrebt wird.

Auf der ersten Ebene der ärztlichen Primärversorgung (individuelle Sprechstundenbetreuung) handelt es sich um die Betreuung von einzelnen Patienten. Welche der 4 Kernziele der klinischen Medizin mit einer Maßnahme zur Korrektur der Risikofaktoren der koronaren Herzkrankheit verfolgt werden, kann nur im Einzelfall präzisiert werden. Dies deshalb, weil nur im Einzelfall bekannt ist, welche Krankheiten bereits bestehen und welche zu befürchten sind und welche der durch Krankheit verlorengegangenen Fähigkeiten wiedererlangt werden sollen.

Die meisten zur Korrektur von Risikofaktoren eingesetzten Maßnahmen dienen gleichzeitig mehreren der 4 Kernziele der klinischen Medizin. Der behandelnde Arzt wird im Einzelfall für jede Maßnahme die mit ihr verbundenen Zielvorstellungen präzisieren. Dabei gelangt er häufig zu so vielen Zielvorstellungen, daß deren Vielzahl und Vielfalt für den Patienten unübersichtlich ist. Um für den Patienten verständlich zu bleiben, betont der behandelnde Arzt auf den einzelnen Patienten abgestimmt nur einige wenige dieser Ziele. Beim Hypertoniker mit Schlaganfall in der Familienanmnese wird sich der behandelnde Arzt beispielsweise überlegen, ob er die ohnehin kurativ indizierte Salzrestriktion zusätzlich als ein präventives Anliegen besonders betont. Bei konstant den Grenzwert mehr oder weniger deutlich überschreitenden Cholesterinwerten ist die diätetische Senkung zwar eine kurative Maßnahme, für die Patienten ist dies aber noch nicht so selbstverständlich wie bei konstant erhöhten Blutdruckwerten. Daher betonen viele Ärzte bei ihren Patienten mit mehr oder weniger stark erhöhten Cholesterinwerten nur das präventive Anliegen. Da auf der ersten Ebene der ärztlichen Primärversorgung nur einzelne Patienten behandelt werden, ist eine Zuordnung der Korrekturmaßnahmen zu den 4 Kernzielen der klinischen Medizin möglich. Außerdem kann eine besondere Betonung der Zielvorstellungen individuell auf den Patienten abgestimmt werden.

Wird nun, wie dies auf der zweiten und dritten Ebene der ärztlichen Primärversorgung geschieht, die Korrektur von Risikofaktoren bei künstlichen oder gewachsenen (nur dritte Ebene) Gruppen durchgeführt, so ist eine gruppenbezogene Zuordnung der Maßnahmen zu den 4 Kernzielen der klinischen Medizin nötig. Mit hoher Wahrscheinlichkeit dient jede Korrekturmaßnahme bei mindestens einem Mitglied einer Gruppe allen 4 Kernzielen. Unter dieser Annahme ist jede Korrektur der Risikofaktoren in einer Gruppe mit allen 4 Kernzielen der klinischen Medizin verbunden. Somit lassen sich – ähnlich wie auf der ersten Ebene der ärztlichen Primärversorgung – nur bestimmte Kernziele, die mit den Maßnahmen verbunden sind, besonders betonen. So wird z.B. die Korrektur der Risikofaktoren auf der dritten Ebene besonders unter präventiven Zielvorstellungen angeboten, wenngleich gerade die ärztliche Gemeindearbeit (dritte Ebene) in hohem Maß konkreter und äußerst effizienter Kuration entspricht.

Die Korrektur der Risikofaktoren ist zwar auch noch im Endstadium einer koronaren Herzkrankheit angezeigt, sie sollte aber vor allem innerhalb der Vor- und Frühstadien erfolgen. Die hierzu nötige klinische (patientenunmittelbare) Forschung verlagert sich zunehmend aus der Klinik in die Praxis des niedergelassenen Arztes (Ebschner 1986; Basler 1987), um dort in Zusammenarbeit mit entsprechenden wissenschaftlichen Institutionen vom niedergelassenen Arzt durchgeführt zu werden. Der wesentliche Grund hierfür ist die Art der für die Forschung nötigen Zielgruppen. Nicht bereits erkrankte, sondern noch gesunde, für die Normalbevölkerung repräsentative Zielgruppen sind erforderlich. Diese befinden sich in aller Regel nicht in Betreuung von Ärzten in der Klinik, sondern in der freien Praxis. Die Arztpraxis muß sich auf diese Aufgaben Schritt für Schritt vorbereiten.

Das klassische Risikofaktorenkonzept umfaßt risikoreiche Lebensweisen, die vom übermäßigen Genußmittelkonsum über schädliche Ernährungsweisen und Bewegungsmangel bis hin zu psychologischen Einflußgrößen reichen. So wichtig diese Faktoren sein mögen, ihre Korrektur gelingt wahrscheinlich dauerhaft und breitenwirksam nur dann, wenn Dimensionen des humanitären Horizonts mit einbezogen werden. Vergangenheit, Zukunft, Solidarität, Unterbewußtsein und Transzendenz sind beispielsweise Dimensionen, die einzeln und in ihrer Komplexität angesprochen werden sollten. Die Sensibilisierung hierfür scheint in der Bevölkerung zuzunehmen.

Ausblick

Im Laufe der letzten 15 Jahre haben die niedergelassenen Ärzte auf der zweiten und dritten Ebene der ärztlichen Primärversorgung zahlreiche Modelle und Module zur Korrektur der Risikofaktoren der koronaren Herzkrankheit entwickelt. Auf der zweiten Ebene sind es Gruppenangebote für Patienten mit Übergewicht, Zigarettenkonsum, Hypertonie, Diabetes mellitus und Streß. Auf der dritten Ebene hat sich das Modell „Kommunale Prävention" bewährt. Das WHO-Programm CINDI (*C*ountrywide *I*ntegrated *N*oncommunicable *D*iseases *I*ntervention Programme) wird in Baden-Württemberg unter dem Titel „Landesweites Programm mit 7 Aktionen gegen 7 Krankheiten" durchgeführt (Große-Ruyken, Nüssel 1987; Leparski, Nüssel 1987). Bundesweit ist die Korrektur der Risikofaktoren innerhalb der ärztlichen Primärversorgung in Bewegung gekommen. Es waren niedergelassene Ärzte, die relativ frühzeitig praktische Konsequenzen aus dem Risikofaktorenkonzept gezogen haben.

Literatur

Basler HD (1987) Hypertonie im Gespräch. Münch Med Wschr 40: 703–705

Bergdolt H, Ebschner KJ, Große-Ruyken FJ, Maiwald D, Nüssel E, Rotzler A, Schettler G (1983) Perspektiven für die Tätigkeit des niedergelassenen Arztes. Dtsch Ärztebl 10: 607–613

Donat K (1975) Kardiologische Prävention und Rehabilitation, Perimed, Erlangen

Ebschner KJ (1986) Erfahrungen mit der Schulung von Diabetikern in der Praxis eines niedergelassenen Arztes, 85–91 in: Köhle M: Qualitätssicherung und Patientenführung bei kardiovaskulären Risikofaktoren. Springer Berlin Heidelberg New York

Große-Ruyken FJ, Nüssel E (1986) 7 gegen 7 – Was ist gemeint? Chronomed, Emsdetten

Grünewald B (1987) Erfahrungen mit einem Kurmodell zur Behandlung kardiovaskulärer Risikofaktoren, 879–884 in: Rieckert H: Sportmedizin — Kursbestimmung. Springer, Berlin Heidelberg New York

Haehn KD (1983) Compliance bei der Hypertoniebehandlung – Probleme der Zusammenarbeit zwischen Arzt und Patient in der Allgemeinpraxis. Der informierte Arzt, Separatum 8

Halhuber MJ (1982) Rehabilitation des Koronarkranken. Perimed, Erlangen

Krasemann EO, Donat K (1982) 10 Jahre Herzinfarkt-Rehabilitation. Hamburger Modell, 13–26 Boehringer Mannheim, Mannheim

Lamm G (1983) Das „Tetra-C-Programm" der WHO Europa, 23–26 in: Nüssel E, Lamm G: Prävention im Gemeinderahmen. Zuckschwerdt, München Bern Wien

Leparski E, Nüssel E (1987) Protocol and Guidelines for Monitoring and Evaluation Procedures. Springer Berlin Heidelberg New York

Nüssel E, Buchholz L, Ebschner KJ, Bergdolt H, Morgenstern W (1980) Die Gemeinde als Ansatzstelle für eine Prävention. Internist 21: 437–445

Nüssel E, Buchholz L, Bergdolt H, Ebschner K-J, Scheidt R (1982) Das Modell „Kommunale Prävention" als empirische Basis für die Entwicklung der „Populationsmedizin", 134–138 in: Kommerell B, Hahn P, Kübler W, Mörl H, Weber E: Fortschritte in der Inneren Medizin; Springer Berlin Heidelberg New York

Study Group, European Atherosclerosis Society (1987) Strategy for the prevention of coronary heart disease: A policy statement of the European Atherosclerosis Society. Eur Heart J 8, 77–88

Atherosklerose – Entstehung, Rückbildung, Problemgeschichte

W. DOERR

Der Kreislauf dient dem Stoffwechsel [46]. Diese Dienstleistung wird realisiert durch die Organe des Stoffverkehrs. Allen eignet ein gemeinsames Konstruktionsmerkmal, sie bestehen aus Endothel und Accessoria. Form, Begrenzung, Befestigung des Endothels, Zellulation des subendothelialen Mesenchymlagers, Dicke und Porositäten der Membranen, Qualität und Quantität der Mediastrukturen, Ursprungswinkel und Dichte der Seitenzweige, schließlich die Organisation der Vasa vasorum garantieren die Variationsbreite gestaltlicher Möglichkeiten.

Die *allgemeine Pathologie* des Gefäßapparates kennt folgende *systemimmanente Möglichkeiten:*

I. Störung der geweblichen Ausreifung,
II. Störung des Erhaltungs- und Funktionsstoffwechsels der Gefäßwände,
III. abnorme physikalisch-chemische „Belastungen" und deren Folgen,
IV. blastomatöse Dysplasien.

Die eminente Bedeutung der Erkrankungen des Gefäßsystemes liegt in den Folgezuständen für den Kreislauf, ergo für den Stoffwechsel des Versorgungsgebietes, also etwa für Gehirn, Herzmuskel, Nieren, Extremitäten. Hier liegt das klassische Beispiel eines Circulus vitiosus vor. Denn zu den Erkrankungen der Gruppe III gehören degenerative und entzündliche, in aller Regel also Prozesse, welche die Antwort der Schlagaderwände darstellen auf eine *vor* ihnen ablaufende Allgemeinerkrankung. Hierher gehört besonders das Phänomen sogenannter Arteriosklerose.

Wir verstehen unter Arteriosklerose alle Veränderungen der Schlagaderwände, die mit Verhärtung und Leistungsminderung einhergehen. Die Kenntnis dieser Veränderungen ist so alt, so lange es einen anatomischen Gedanken gibt.

Ich halte William Harvey, den Entdecker des Blutkreislaufes (1628), für den ersten eigentlichen Pathologen. Er hatte als „gelernter Anatom" mit Maß und Zahl gearbeitet, die Synthese von Anatomie und Physiologie vollzogen und auf diese Weise das thematische Specificum der naturwissenschaftlichen Pathologie herausgestellt: "The happy union of anatomy and physiology opened the gateway for the development of pathology" (Klemperer 1962).

Die alten Anatomopathologen wußten, daß die Schlagaderwände älterer Menschen Einlagerungen

melliceris (Honig), atherae (Getreidebrei), steatomata (Talg)

enthalten konnten. Von John Hunter war der Gedanke ausgegangen, durchgehende Gesetzlichkeiten mit Hilfe der Pathologischen Anatomie zu finden. Andral [1] sprach

Mörl, Diehm, Heusel (Hrsg.)
45 Jahre Herzinfarkt- und Fettstoffwechselforschung
© Springer-Verlag Berlin Heidelberg 1988

von Gänsegurgelarterie, wenn er die Mediaverkalkungen charakterisierte. Johann Friedrich Martin Lobstein der Jüngere in Straßburg erfand das Kunstwort „arteriosclerosis“. Bizot in Genf scheint den Ausdruck „Atheroma“ wenn nicht erfunden, so doch couleurfähig gemacht, freilich mit dem einer «plaque» promiscue gebraucht zu haben. Der große Jean Cruveilhier in Paris (1791–1874) hielt Gefäßerkrankungen mit Blutpfropfbildung, – wie man dies vor 150 Jahren bei allen Verletzungen, nach Entbindungen, nach fieberhaftem Abort sehen konnte –, grundsätzlich für den Ausdruck einer Entzündung! Carl v. Rokitansky (1804–1878) in Wien hielt die Arteriosklerose für die Folge einer Hyperinose, also einer Dyskrasie, nämlich das Resultat einer Proteinkörperinkrustation.

Virchow (1821–1902), Foerster (1822–1865) und Rindfleisch (1836–1909) versuchten, die Entstehung der Gefäßsklerose an den zellularen Apparat der Intima zu binden. Dabei erhoben sie Befunde, die uns noch heute beschäftigen.

Man hat mich beauftragt, *Entstehung und Heilung der Arteriosklerose* aus der Sicht meines Faches darzustellen und dabei der *Problemgeschichte* zu gedenken.

Ich möchte so vorgehen:
1. *Anknüpfung an Rudolf Virchow und Skizzierung seiner Lehre in deren Bedeutung für die aktuelle Debatte.*
2. *Charakterisierung der pathogenetischen Vorstellungen der letzten 50 Jahre.*
3. *Bemerkungen zur Frage der etwaigen Heilung angiosklerotischer Veränderungen.*

Zu 1:
Virchows *Zellularpathologie* reifte in seinen Würzburger Jahren (1849–1856) und wurde in Form einer Sammlung von Vorlesungen – nach Berlin zurückberufen – vor praktischen Ärzten 1858 als *„magna charta“* veröffentlicht. Ihr Kernsatz lautete:

Die Zelle ist ein Lebensherd, sie kann auch ein Krankheitsherd sein! – Die Zellularpathologie ist nicht (nur) Pathologie der Zelle, sie ist *mehr*. Sie stellt den Versuch dar, die Gesetzlichkeiten von Krankwerden und Kranksein unter *einem* Gesichtspunkt zusammenzufassen.

Der Schichtbau der Arterienwände war 1858 im Grundsatz bekannt. Jakob Henle hatte glatte Muskelfasern schon 1840 nachgewiesen. Für Virchow war die Frage interessant, ob die Intima permeabel sei. Er sprach schon 1856 von „gefensterten Membranen“. Der besondere Feuchtigkeitsgehalt der Intima-Media-Grenze war ihm aufgefallen.

Das Mikrotom wurde erst 1854 erfunden. Die alten Autoren waren auf Zupf- und Quetschpräparate angewiesen. Rokitansky, Virchow, v. Recklinghausen und Theodor Langhans hatten in den Jahren 1846 bis 1866 die Zellulation der Intima analysiert: Es handelte sich um sternförmige, gelegentlich spindelige, immer wieder einmal feinstwabig-vakuolär umgewandelte, also verfettete Zellen, die gelegentlich eine feine Längsstreifung erkennen ließen.

Eine besondere Rolle spielte die *Endothelfrage*. Man hielt die Endothelien zunächst für Epithelien, man diskutierte, ob es sich um auf dem Blutweg herangetragene, hämatogene Elemente handeln könnte. Der Endothelbegriff wurde durch den Anatomen Wilhelm His sen. in Basel (später in Leipzig) 1863 geklärt: Das mittlere Keimblatt (Mesoderm) habe die Fähigkeit, Spalten und Höhlen, vor allem auch Kanäle zu bilden, welche – gleich ob es sich um eigentliche Körperhöhlen oder um

Blut- und Lymphgefäße handele – eine innere Zellauskleidung erwürben. Endothelien tapezierten Höhlen, welche nicht mit der Außenwelt in Verbindung stünden! His betonte weiter, und das scheint mir interessant, daß die Endothelien zwischen dem Inhalt jener Höhlen, die sie begrenzten, und der Interzellularsubstanz keinen wirklichen Abschluß bildeten. Das sollte heißen, daß die Endothelien zwar zwischen dem Inhalt der Blutbahn und der Gefäßwand eine territoriale, aber ungehindert passierbare Grenze markieren. Die Darstellung der Endothelgrenzen durch Silbersalze hat ihre eigene Geschichte [40, 12]. Die Frage der interendothelialen Stomata, der Stigmata, der myoendothelialen „Hernien", also des transendothelialen Materialabschubs, „schwelt" bis zur Stunde [34].

In den „Gesammelten Abhandlungen zur wissenschaftlichen Medizin" (1856) beklagt Virchow, daß es wenige Punkte in der speziellen Pathologie gäbe, welche „allmählig zu einem solchen Grad der Verwirrung gekommen wären, wie die Krankheiten des Gefäßsystems". Wenn man sich die Mühe macht, Virchows Vorstellungen von der Phänomenologie und Pathogenese der Gefäßerkrankungen zusammenzustellen, sieht man ohne Schwierigkeit, daß er es vorwiegend mit Alterationen zu tun hatte, die er „entzündliche" nannte. Zwei Befunde hatten es ihm angetan:

- *die fettige Vakuolisierung der Sternzellen der Intima, es sind dies diejenigen zelligen Elemente, die wir heute Langhans-Wissler-Hofmann-Zellen nennen, die als fakultative und pluripotente smooth muscle-cells aufgefaßt werden, und*
- *der* Atherombegriff. *Virchow tadelte, daß die Zeitgenossen sogenannte Atherome der inneren Oberfläche der Arterienwände kennen, während aus einer Reihe von Gründen „richtige" Atherome doch in der Tiefe, nach seiner Meinung an der Intima-Media-Grenze zu liegen hätten!*

Virchow faßte die Verfettung der Intimazellen als Folge einer *nutritiven Reizung* auf. Körnige Trübung und feinstvakuoläre Verfettung seien der Ausdruck einer *parenchymatösen Entzündung*.

Im Sinne Virchows ist jede Entzündung eine „Stoffwechselstörung", die sich von anderen unterscheidet durch „Schnelligkeit", „Gewalt" und den „Charakter der Gefahr". Das morphologische Kennzeichen einer Entzündung sei das Exsudat. Dieses bestehe im Aufscheinen von stofflichen Substanzen

1. im Inneren der Zellen,
2. in den Interzellularräumen und
3. in der unmittelbaren Umgebung von Kapillaren (falls letztere an Ort und Stelle vorhanden sind!).

Parenchym ist jedes Gewebe, das para, also neben dem Chymus, d.h. der Saftbahn, liegt. Virchow nannte auch das Bindegewebe „Parenchym", – ein „Mesenchym" in unserem Sinne ließ er im gegebenen Zusammenhang nicht gelten.

Sehr bemerkenswert ist eine *experimentelle Beobachtung* des Meisters (1856). Er umhüllte die Carotis des Hundes durch angesteptes Gewebe. Die Arterienwand entwickelte eine Verdickung durch Saftaufstau, aber ein „freies" Exsudat auf der inneren Oberfläche trat nicht auf. Er fand eine Vergrößerung (Anschwellung) der Intimazellen durch „körnige Trübung". Danach schien es klar, er hatte die Vorstufe einer Sklerose durch parenchymatöse Entzündung erzeugt, und er durfte die Lobsteinsche Sklerose als „Endarteriitis chronica deformans" bezeichnen.

Zur Feier des 100. Geburtstages von Virchow (1921) wurden diese Befunde in Virchows Archiv Band 235 besprochen. Ludwig Aschoff stellte zwei Vorgänge klar:

1. Die intrazellulare Umwandlung von Kohlenhydraten und Eiweiß zu Fettstoffen sei eine Realität („Fettphanerose"),
2. die Pathologie fasse den Entzündungsbegriff morphologisch, als *„Merkmalsbegriff"* auf, die Klinik sähe ihn biologisch und von den Ursachen her.

„An der reparativen Natur der Virchowschen Endarteriitis deformans sollte eigentlich kein Zweifel bestehen". – Lubarsch interpretierte die „parenchymatöse Entzündung" als eine „entzündliche Degeneration". Und Leonhard Jores erklärte mit Bestimmtheit, daß die „Gefäßsklerose als Begriff" nicht einheitlich wäre!

In der *Sprache der internationalen Pathologie* sind derlei Betrachtungen zur Gedankenwelt Virchows vergessen. Die Entzündung ist in die Hände der Immunpathologen geraten, sie wird nach Ursache und Wirkung analysiert, sie ist einer organismischen Betrachtung nicht zugänglich. Georg Benno Gruber hatte den subendothelialen Raum als „Wiege der bioplastischen Möglichkeiten" bezeichnet. Es ist, als ob er prophetisch gesehen hätte, daß zellulare Kommunikationssysteme existieren, daß „Ionenkanäle" Signaltransfer und „Internalisation" ermöglichen und ein Spektrum heterologer Sekundärwirkungen freisetzen.

Zu 2:

Im Jahre 1925 hatte der um die Gefäßpathologie hervorragend verdiente russische Pathologe Anitschkow als *Haupteigenschaften* der Arterien
Kontraktilität,
Elastizität,
Permeabilität
bezeichnet. Wenn es richtig ist, wie uns Virchow (1854) lehrte, daß die Pathologie nur aus der Physiologie verstanden werden kann, bedeutet Arteriosklerose *Störung der drei Kardinalfunktionen*, nämlich Störung der
Stoffleitung, der
Stoffverteilung und des
Stoffaustausches.

Auf der *Tagung der Deutschen Gesellschaft für Physiologie* 1934 (Göttingen 20. bis 23. September 1934) fand eine erregende Debatte zwischen Philipp Broemser und Hermann Rein über die zentrale Frage statt, gibt es eine definierbare Abstimmung zwischen Herzaktion und physiologischen Konstanten des Blutgefäßsystems. Am Ende fand man die Gleichung:

Das Produkt aus Systolendauer und Pulswellengeschwindigkeit steht bei allen Tierklassen zur Länge der Arterien im gleichen Verhältnis!

Diese Aussage ist imponierend, enthält sie doch die ganze Pathologie (Kritik bei Giordano und dal Borgo 1957; Th. Kenner 1967). Denn welches Glied dieser Relation verändert wird, *immer* muß eine Störung resultieren, die im Fortgang der Zeit pathologisch-anatomisch definiert werden kann.

Wer als Pathologe sein Leben lang im Sektionssaal gearbeitet hat, macht sich leicht *sein* Bild von *seiner* Arteriosklerose. Der eine denkt ätiologisch, der andere phänomenologisch, der dritte sieht vorwiegend die Folgen des Leidens. Sehr oft werden Ursache und Wirkung verwechselt, und es wird der *Erkenntnisgrund* des Prozesses für den *Realgrund* gehalten. Morphogenese und Pathogenese sind nicht dasselbe. Denn ob eine Veränderung an *der* Stelle, an der man sie als Obduzent zuerst wahrnimmt, auch wirklich entstanden ist, weiß man gar nicht. Hier berühren einander die zellulare und organismische Betrachtungsweise. Tatsachenforschung und Wesensforschung schließen sich „gestaltkreisartig" zu einem Erkenntnisprozeß zusammen. Denn Theorie und Erfahrung leben in einem beständigen Konflikt.

Wie entsteht nun die Arteriosklerose wirklich?

Bekanntlich haben nur drei Theorien dauerhaften Bestand gehabt: die *Inkrustationstheorie* von C. v. Rokitansky, die Theorie der *entzündlich-degenerativen Veränderungen* der Gefäßwand im Sinne von Virchow,

- *Entzündung wird hier verstanden als Ausgleichsreaktion mit dem Ziele der Wiederherstellung des verlorengegangenen geweblichen Gleichgewichtes,*

und die *Infiltrationstheorie* der älteren russischen Schule. – Wer modern sein will, spricht außerdem von

- *der response to injury-Hypothese oder der injury and repair-Hypothese von Russell Ross,*
- *der mutagenen Theorie oder der Theorie der monoklonalen Proliferation glatter Muskelzellen von Benditt und Benditt,*
- *der klonalen Alterungstheorie von Martin und Sprague,*
- *von der Bedeutung des Verlustes sogenannter Membranrezeptoren der Langhans-Wissler-Hofmann-Zellen,*
- *schließlich der lysosomalen Insuffizienz bestimmter Zellgruppen.*

Die Acteure auf der zellularen Szene der Gefäßwand sind die

- *Thrombozyten und Endothelzellen, Makrophagen und lipid-laden smooth muscle-cells [47].*

Alles dies gehört *historisch* gesehen in die Virchowsche These. Frau Professor Haust hat kürzlich eine ganze Reihe neuer ultrastruktureller Befunde am zellularen Apparat der Intima junger Menschen veröffentlicht. Sie hat die Biotechnik des Lipidtransportes erläutert.

Merkwürdigerweise wird aber nie genügend betont, daß die Arteriosklerose keine Entité morbide ist. Wer methodisch aufgeschlossen ist, merkt sehr schnell, daß es *bestimmte Hauptmanifestationsformen* gibt. Unter dem Eindruck der Veränderung des notorischen Bildes der Aortensklerose in den Jahren der Wiederauffütterung der deutschen Bevölkerung nach dem Kriege fing ich, damals in Berlin, 1953 an, die Gefäße nach der von Schulz und Klinge [45] angegebenen Methode zu untersuchen.

Sie besteht darin, daß die Aorta in ganzer Länge auf der Ventralseite aufgeschnitten, das so gewonnene *Band* fixiert und wie ein Gürtel zusammengerollt wird. Dabei sollte man so vorgehen, daß die Intima nach innen, die Adventitia nach außen zeigt, die Semilunarklappen am Anfang der Rolle, also im Zentrum, die Aortengabel am Ende, also in der Peripherie liegen. Das Objekt, – ist es gut ‚paketiert' –, hat eine Größe von 7:5:5 cm. Es wird eingebettet (in Celloidin oder Paraffin oder Kunststoff) und auf dem Tetrandermikrotom geschnitten. Verkalkte Aorten bedürfen der milden „Säuerung", am besten *vor* Einbettung. Der eminente Vorteil der Methode liegt darin, daß man pathologische Veränderungen der ganzen Länge ihrer Ausdehnung nach mit einem Blick übersehen kann! Einzelheiten bei Doerr (1963; 1970) und Bleyl (1969).

Dabei zeigte sich, daß Blutplasma oder auch Plasmabestandteile an Prädilektionsorten im Sinne der Infiltrationstheorie einsickerten, aber auch „durch und durch" permeierten. Ich sprach von *Perfusion*, und ich meinte „perfundere", das transmurale Hindurchgießen.

– *Mir war dies damals neu. Heute weiß ich, daß Langhans schon 1866 Ähnliches geäußert hatte!*

Sind die Transportwege frei, entsteht keine Störung. Sind die Poren des Molekularsiebs der Grundsubstanz eng, resultiert ein Aufstau. Tatsächlich kann man dann bis 30 cm lange Ödemstraßen finden, die an der Intima-Media-Grenze liegen. Selbstverständlich ist die stoffliche Zusammensetzung der Einsickerungen verschieden. Sie bringt auf jeden Fall Fibrinogen, aber natürlich auch Lipidgemische. Diese besitzen eine unterschiedliche morphologische Leistung. Es entstehen entweder zellreiche knorpelähnliche harte oder aber weiche Plaques.

Es gibt also Formen der Arteriosklerose, die sich aus den Folgen der gestörten blutplasmatischen Perfusion verständlich machen lassen. Das sind

I einfache seneszente Wandumbauten, die man als Physiosklerose bezeichnen kann;

II das sind auch diejenigen Sklerosen, die Rokitansky als Folge sogenannter Proteinkörperinkrustation gedeutet hatte. Duguid in England hatte sie wiederentdeckt, mein Schüler Bleyl mit moderner Technik (Immunfluoreszenz) überzeugend dargestellt;

III endlich gehören hierher auch diejenigen Skleratheromatosen, bei denen die Lipide als Gestaltungsfaktoren entscheidend sind („Atherosklerose" [35, 36]).

Das ist alles sogenannte Perfusionstheorie; ich habe den Begriff nicht erfunden, nur den Versuch einer Ordnung. Meessen und seine Schule hat die Perfusionstheorie experimentell bestätigt [26, 39].

Es gibt noch eine *andere Hauptmanifestationsform* der Sklerose, die man mehr bei jüngeren als alten Menschen, mehr in den kleineren muskulären als in den großen elastischen Schlagadern finden kann.

IV Es handelt sich um vielörtliche zellreiche Intimaproliferate, welche in Schüben auftreten und die Lumina exzentrisch stenosieren. Die Zellulation der Plaques („Noppen") wird durch die Langhans-Zellen repräsentiert.

Es sind das diejenigen Formen, bei denen Benditt und Benditt eine fehlerhafte Klonierung der smooth muscle-cells und damit eine gewisse Eigenständigkeit im proliferativen Verhalten zur Diskussion gestellt haben. Schoenmackers (1969) sprach von „maligner Arteriosklerose" (besonders Koronarsklerose).

Baumgartner (1963), sowie Baumgartner und Studer (1977, 1978) haben schon vor Jahren gezeigt, daß dort, wo das schützende Endothel beschädigt ist, Thrombozytenrasen abgelagert werden. Sie kennen das Kapitel „Plättchenfaktoren" und wissen, daß der hormonähnliche hitzestabile Glykoproteinkörper mit einem Molekulargewicht von 13000 die benachbarten Myozyten zum Wachstum anregt. Könnten die Endothelzellen vor Schädigung durch Hypertension, Hyperlipidämie, Homozystinämie bewahrt werden, brauchte kein pathologischer Effekt zu entstehen. Umgekehrt muß bei erhöhter Plättchenaggregation z. B. durch Zigarettenrauchen, erhöhten CO-Spiegel im Blut, durch Katecholamineffekte mit Intimaverdickung und Ausbildung einer stenosierenden, ja obliterativen Angiopathie gerechnet werden.

Für mich erscheint es sicher, daß die Arteriosklerose durch drei Ursachenkomplexe entsteht:

1. Weil der Transportweg de corde in peripheriam et ab intima in adventitiam nicht stimmt.
2. Weil über die innere Oberfläche Stoffe angeboten werden, die nicht indifferent sind.
3. Weil die Gefäßwand auf physikalische, chemische und immunologische Reize durch strukturelle Veränderungen reagiert, die durch zellulare Proliferate mit enzymatischen Aktivitäten, durch Nekrobiosen mit Entleimung, durch Fällung und Narbenbildung ausgezeichnet sind.

Zu 3:

Ist Arteriosklerose heilbar?

Die Antwort wird verschieden gegeben, je nachdem wen man fragt. Es gibt ältere pathologisch-anatomische Untersuchungen von W. W. Meyer (1950), einem Rössle-Schüler, und es gibt eine Reihe klinischer und epidemiologischer Studien, deren Ergebnisse von G. Schettler zusammengefaßt wurden (1984). Es entspricht einer alten Erfahrung, daß Sklerosen unter bestimmten Bedingungen stationär bleiben. Die Oberfläche der Arterien wird geglättet, es entstehen hyalin-fibröse Deckplatten, die Muskulatur der Media wird kollagenisiert. Am Ende entsteht ein „Lederschlauch", der in der Lichtung zu weit und im Ganzen zu lang ist. Diese von mir so bezeichnete „ektatische Sklerose" ist ein hämodynamisches Ärgernis. Sie kann die Ursache für einen Elastizitätshochdruck abgeben. Derlei bedeutet aber den Anfang vom Ende.

Höhergradige Difformitäten, – wir nennen sie „Amputationsstümpfe" –, können nicht heilen. Es bleiben, falls nicht Dissektionen entstehen, Narben, gelegentlich von groteskem Aussehen.

Krug und Massmann (1978) haben die Grundphänomene der *Progression und Regression* einander gegenübergestellt. Als „Tertia comparationis" wurden Endothelfunktion, Zellproliferation, Zelluntergang, Lipidmetabolismus der Schlagaderwand und Lysosomenaktivität gewählt. In dem Buche von Schettler, Stange und Wissler sind die Vorgänge differenzierter abgehandelt (1978). Danach darf man mit aller Vorsicht formulieren, daß, um höhere Grade einer *Athero*sklerose zu verhindern, neben strengen diätetischen Kautelen *zwei* Conditiones essentiell sind

1. die Normalisierung des arteriellen Blutdruckes,
2. die Kontrolle der Agglutininabilität der Thrombozyten.

Nun ist seit einigen Jahren ein besonderes Prinzip in die Diskussion um die Steuerung der Arteriosklerose gekommen, die Wirkung der *Kalziumantagonisten* [17]. Die Ergebnisse werden weltweit diskutiert. Der Pathomorphologe frägt sich, ob denn Atherosklerose wirklich „Arterienverkalkung“ sei, und wie man sich die Zusammenhänge vorstellen könnte. Es ist eine glückliche Fügung, daß mein Doktorand Jürgen Zorn 120 Aorten von Menschen jeden Alters in der bei uns üblich gewesenen Art und Weise aufgerollt und an vergleichbaren Stellen *spodographisch* untersucht hatte. Ich wollte – ganz unabhängig von Fleckensteins Bemühungen – wissen, wie man sich das Verteilungsmuster der mineralischen Ablagerungen in der Aorta vorzustellen hätte. Jedes Spodogramm wurde im Dunkelfeld photographisch vermessen.

Die Paraffinblöcke wurden verascht, die Aschenmengen gewogen, durch Ultraschall homogenisiert, das Kalzium wurde im entionisierten Wasser aufgenommen, und die Konzentrationen wurden im Absorptionsspektrophotometer gemessen. Schließlich wurde eine halblogarithmische Darstellung der Aschekonzentration im Aortentrockengewicht gegen die Altersschichten I bis IV, d.h. von 40 bis 79 Jahren, versucht. Wie man sieht, kommt es nicht nur zu einer progressiven Mineralisation im Fortgang des Lebens, vielmehr sieht man auch, daß die Hydroxylapatitkristalle ab intima in adventitiam abgeschoben werden. Atherosklerose ist daher wirklich *auch* Arterienverkalkung.

Als mich Herr Fleckenstein um histopathologische Kontrolle seiner Experimente über den Effekt verschiedener Kalziumantagonisten bat, empfahl ich ihm, Herrn J. Zorn als Mitarbeiter einzustellen. Das geschah auch. So bin ich Herrn Professor Fleckenstein zu Dank verpflichtet, daß er es gestattete, seine Präparate nach meiner Technik zu untersuchen und mir ein eigenes Urteil zu bilden.

Die Arbeiten Fleckensteins wurden vorwiegend an der Ratte (Wistar-Ratten) durchgeführt und in vielen Variationen geprüft: spontan hypertensive Tiere, Ratten unter Vigantol und atherogener Diät (*und* Kontrollen) zeigten nach Langzeit-Behandlung erstaunliche Effekte: Die auffällige Verkalkung verschwindet sozusagen vollständig, der Blutdruck wird normal und eine Atherosklerose ist nicht zu sehen. Die Kalksalze liegen im Inneren der Muskelfasern und in den Mukopolysaccharidscheiden der elastischen Platten.

Die Vorstellung Fleckensteins, vor 20 Jahren am Herzmuskel erarbeitet, geht dahin, daß der Einstrom des ionisierten Kalzium eine Stimulierung der myosinabhängigen Adenosintriphosphatase, diese aber eine Erschöpfung der energiereichen Phosphate hervorruft. Dadurch werde, auch bei der glatten Muskulatur, sowohl die Funktion gesteuert, schlußendlich sogar die Struktur zerstört.

Das würde bedeuten, daß, wenn die Verhältnisse auf den Menschen übertragbar sind, ein Übermaß an Kalzium eine Entparenchymisierung hervorruft. Sollte nun eine energische Dauermedikation mit Kalziumantagonisten nach Jahr und Tag eine Depletierung der Gefäßwände von Kalksalzen erzwingen, dann würde ganz sicher eine Mesenchymatisation, d.h. eine kollagene Metaplasie der elastisch-muskulären Strukturen erfolgen. Mit anderen Worten: Um den Preis der Normalisierung des

Blutdruckes und den der Demineralisation der Gefäßwände würden wiederum „Lederstrümpfe“ entstehen. Noch kennt niemand derlei mit Sicherheit!

Die *zellulare Betrachtung* löst die komplexen Vorgänge bei Progression und Regression der Arteriosklerose in zahlreiche Einzelaspekte auf. Sie versucht, durch Klärung der Biotechnik des winzigen Details zu einem gezielten therapeutischen Ansatz zu gelangen. Wer die Forschung so betreibt, ist ein Optimist.

Die *organismische Betrachtung* sucht die *Gestalt* der Arteriosklerose als *Krankheit*, also das Geschehen im Fortgang der Zeit. Wer so arbeitet, kann nicht immer optimistisch sein. Denn Homo sapiens hat es nicht gelernt, eine den heute möglichen Formen der Daseinsgestaltung wirklich *angemessene* Lebensführung zu verwirklichen: Denn „Zwischen Sinnenlust und Seelenfrieden bleibt dem Menschen nur die bange Wahl“ (Friedrich Schiller 1795).

Literatur

1. Andral GG (1829) Traité d'anatomie pathologique (3 Bände). Paris
2. Anitschkow N (1925b) Zur Histophysiologie der Arterienwand. Klin Wschr 4: 2233
3. Aschoff L (1921) Virchows Lehre von den Degenerationen (passiven Vorgängen) und ihre Weiterentwicklung. Virchows Archiv 235: 152
4. Baumgartner H-R (1963) Eine neue Methode zur Erzeugung von Thromben durch gezielte Überdehnung der Gefäßwand. Inaugural-Dissertation med. Basel
5. Baumgartner H-R (1977) Zur Pathogenese der Atherosklerose. Schweiz med Wschr 107: 717
6. Baumgartner H-R and Studer A (1978) Smooth muscle-cell proliferation and migration after removal of arterial endothelium in rabbits. In: Schettler G, Stange G and Wissler WR: Atherosclerosis – is it reversible? Springer Berlin Heidelberg New York
7. Benditt EP und Benditt JM (1973) Evidence for a monoclonal origin of human atherosclerosis-plaques. Proc nat Acad Sci (Wash) 70: 1753
8. Bizot J (1837) Recherches sur le cœur et le système artériel chez l'homme. Mém de la soc méd d'obs Tome I S 262–411 (Paris)
9. Bleyl U (1969) Arteriosklerose und Fibrininkorporation. Springer Berlin Heidelberg New York
10. Bredt H (1962) Begriffsbestimmung und Fortschritte in der Morphologie von Hypertonie und Atherosklerose. Regensbg Jb ärztl Fortbildg X, 6: 355
11. Broemser Ph (1934) Über die Abstimmung zwischen physikalischen Konstanten des Gefäßsystems und der Herztätigkeit. Ber üb d ges Physiol 81: 373
12. Cohnheim J (1867) Über Entzündung und Eiterung. Virchows Archiv 40: 1
13. Cohnheim J (1873) Neue Untersuchungen über die Entzündung. Berlin: A. Hirschwald
14. Cruveilhier J (1978) zitiert nach W Doerr
15. Doerr W (1978) Jean Cruveilhier, Carl v. Rokitansky, Rudolf Virchow, Fundamente der Pathologie. Virchows Archiv, Abt A, 378: 1–16
16. Duguid JB (1946) Thrombosis as a factor in the pathogenesis of coronary atherosclerosis. J Path Bact 58: 207
17. Fleckenstein A (1983) History of calcium antagonists. Circulation Research Suppl I Vol 52 No 2, February
18. Giordano A und dal Borgo V (1957) Physikalische Untersuchungen uber die Arterien bei der arteriosklerotischen Krankheit. Zbl Path 97: 284
19. Gruber GB (1962) zitiert nach Hr Bredt
20. Haust MD (1987) Endothelial cilia in human aortic atherosclerotic lesions. Virchows Archiv, Abt A 410: 317–326
21. Henle J (1846) Handbuch der rationellen Pathologie. Bd. I, Braunschweig: Franz Vieweg und Sohn

22. His W (1965) Die Häute und Höhlen des mittleren Keimblattes. In: Wilhelm His der Ältere. Bern und Stuttgart: Bern
23. Holle G (1943) Über Lipoidose, Atheromatose und Sklerose der Aorta und deren Beziehungen zur Endaortitis. Virchows Archiv 310: 160
24. Hueck W (1937) Morphologische Pathologie. Thieme, Leipzig
25. Hunter J (1856) zitiert nach R. Virchow
26. Huth F, Kojimahara M, Franken T, Rhedin P and Rosenbauer KA (1975) Aortic alterations in rabbits following sheathing with silastic and polyethylene tubes. Current Topics in Pathology 60: 1
27. Jores L (1921) Die Entwicklung der Lehre von der Arteriosklerose seit Virchow. Virchows Archiv 235: 262
28. Kenner Th (1967) Neue Gesichtspunkte und Experimente zur Beschreibung und Messung der Arterienelastizität. Arch Kreislauff 54: 68
29. Klemperer P (1962) Pathology from Morgagni to Bichat. Year Book of Pathology 1961–1962 S 13. Chicago: Year Book Med Publishers
30. Krug H und Maßmann J: Arteriosklerose – reversibel? Medizin aktuell 10/78 S 443
31. Langhans Th (1866) Beiträge zur normalen und pathologischen Anatomie der Arterien. Virchows Archiv 36: 187
32. Lobstein JF (1833) Traité d'anatomie pathologique, Tome II. Paris: Levrault S. 550
33. Lubarsch O (1921) Virchows Entzündungslehre und ihre Weiterentwicklung bis zur Gegenwart. Virchows Archiv 235. 186
34. Majno G, Underwood JM, Zand Th and Joris I (1985) The significance of endothelial stomata and stigmata in the rat aorta. Virchows Archiv A 408: 75
35. Marchand F (1904) Über Arteriosklerose (Athero-Sklerose). Verh d Kongresses f Innere Medizin 21: 23
36. Marchand, F (1907) Arterien. In: Eulenburgs Realenzyklopädie d. ges. Heilkunde. Band I S 768ff. Urban und Schwarzenberg Berlin Wien
37. Meyer WW (1950) Beobachtungen über Abheilung arteriosklerotischer Geschwüre der Aorta. Virchows Archiv 319: 44
38. Meessen H, Kojimahara M, Franken T, Rhedin R and Huth F (1975) Alteration of the rabitt aorta following feeding of cholesterol diet in combination with sheathing of aortic segments by polyethylen tubes. Beitr Path 152: 218
39. Morpurgo B (1934) Die Lehre von Krase und Blastem. Hundert Jahre nach der Antrittsvorlesung Rokitanskys in Wien. Wien Med Wschr 84: 403
40. Recklinghausen F v (1883) Handbuch der Allgemeinen Pathologie des Kreislaufes und der Ernährung. Stuttgart: F Enke
41 Rokitansky C v (1856) Lehrbuch der pathologischen Anatomie. Bd II Wien: Wilhelm Braumüller S 306ff
42. Schettler G (1984) Prävention und Regression der Arteriosklerose. Inn Med 11: 87
43. Schettler G, Stange E and Wissler RW (1978) Atherosclerosis – is it reversible? Springer Berlin Heidelberg New York
44. Schiller Fr v (1795) am 9. August 1795 an Wilhelm v. Humboldt
45. Schulz M und Klinge F (1933) Aortitis rheumatica und Arteriosklerose. Virchows Archiv 288:717
46. Siebeck R (1947) Die Bedeutung und Behandlung Herzkranker. Urban und Schwarzenberg Berlin München
47. Stary HC (1983) Macrophages in coronary artery and aortic intima and in atherosclerosis lesions of children and young adults up to age 29. In: G Schettler et al.: Atherosclerosis VI. Springer Berlin Heidelberg New York
48. Virchow R (1852) Über parenchymatöse Entzündung. Virchows Archiv 4: 261
49. Virchow R (1854) Handbuch der speziellen Pathologie und Therapie. Bd I Erlangen: F Enke
50. Virchow R (1856) Gesammelte Abhandlungen zur wissenschaftlichen Medizin. Meidinger Frankfurt
51. Virchow R (1859) Die Cellularpathologie in ihrer Begründung auf physiologische und pathologische Gewebelehre. 2. Auflage. A Hirschwald Berlin
52. Zorn J (1982) Progressive Schnittveraschung. Inaugural-Disseration med Heidelberg (promoviert 1984)

Arteriosklerose, die Entwicklung und Pathogenese vom Gesichtspunkt des Morphologen aus

H. Jellinek, É. Takács

Die morphologische Arterioskleroseforschung hat schon im vergangenen Jahrhundert begonnen. Die Morphologie hat sehr genau die Veränderungen und die verschiedenen Formen der Arteriosklerose beschrieben. Diese morphologischen Befunde hatten aber die initiale Phase der Atherosklerose nicht beschrieben, da diese als Resultat erst nach einer langen Lebenszeit erscheint. In den ersten Befunden wurden schon ätiologische Vorschläge gemacht. So hat Virchow (1856) zum ersten Mal die Entzündung der Arterien und ihre Degeneration beschrieben, die dann dem Morphologen als arteriosklerotische Veränderung erscheinen. Rokitansky (1852) hat die Thrombentheorie in den Vordergrund gestellt und hatte die Vorstellung, daß sich Thromben an der Oberfläche der Arterien bilden und die Organisation dieser führt dann zu sklerotischen Läsionen. Marchand (1904) hat darüber berichtet, daß die Gefäße in der Adventitia für die arteriosklerotischen Läsionen verantwortlich sind, da sich die ersten Veränderungen in den kleinen Vasa vasorum abspielen und deren Verschluß zu sekundären Veränderungen in der Wand der Arterien führt, welche in einer Degeneration und Proliferation zum Ausdruck kommen. Der Plasmadurchfluß durch die Wand der Arterien wurde schon früher diskutiert (Schürmann u. MacMahon 1933; Doerr 1963). Auch die Endothelschädigung wurde mehrfach untersucht (Clowes et al. 1986; Harlan et al. 1985; Reidy 1983; Reidy u. Schwartz 1985).

Anitschkov und Chalatov haben 1913 als erste ein Experiment mitgeteilt, bei dem sie mit cholesterinreichem Futter atheromatöse Läsionen in Kaninchen hervorriefen. Mit diesem Versuch kann tatsächlich eine atheromatöse Läsion produziert werden, doch diese Läsionen ähneln nicht ganz denen beim Menschen. Diese Methode hat aber der Biochemie eine neue Richtung gegeben, die sich mit ihren lipidbiochemischen Versuchungen von dem Problem der echten arteriosklerotischen Läsionen entfernt hat. Die Lipidbiochemie hat in den letzten Jahrzehnten eine rasante Entwicklung genommen, doch auch nach dem Nobelpreis für Goldstein und Brown (1984) sind die Fragen der Entstehung der Arteriosklerose weiterhin ungeklärt. Hierbei spielt es eine große Rolle, daß in den letzten Jahren die Arterioskleroseforschung sich von der Untersuchung der Arterien entfernt hat und die Versuche mehr in vitro als in vivo durchgeführt wurden (Weber et al. 1974, 1975, 1976, 1977).

Daß es sich aber hier nicht nur um *einen* Faktor handelt, unterstützen auch die klinischen Befunde und die Risikofaktoren, die man als weitere ätiologische Faktoren inzwischen miteinbezogen hat. Schon vor einigen Jahrzehnten wußte man, daß die Hypertonie auch ein ätiologischer Faktor für arteriosklerotische Veränderungen ist (Detre u. Jellinek 1986; de Chastonay et al. 1983; Chatelain et al. 1980; Daniel et al.

Mörl, Diehm, Heusel (Hrsg.)
45 Jahre Herzinfarkt- und Fettstoffwechselforschung
© Springer-Verlag Berlin Heidelberg 1988

1983; Esterly u. Glagow 1963; Gabbiani et al. 1975, 1979; Haudenschild et al. 1981; Hüttner et al. 1970, 1972, 1973, 1978, 1982; Jellinek 1974; Jellinek et al. 1969, 1983; Limas et al. 1980, 1983; Wiener et al. 1965; Wolinsky 1970). Nach einem hypertonischen Experiment können in den Arterien Proliferationen beobachtet werden, welche den elastomuskulären Veränderungen beim Menschen ähnlich sind. Außerdem stellt man auch hyalinische Veränderungen dort fest, wo an der Eintrittsstelle des Plasmas sich Hyalin gebildet hat. Diabetes wurde ebenfalls als ein wichtiger Risikofaktor erkannt (Dénes et al. 1978). Später wurde über den Zusammenhang mit Rauchen berichtet (Schettler 1982), wobei es sich bestätigte, daß Raucher eine viel höhere Koinzidenz mit Koronarsklerose haben als Nichtraucher.

Die Risikofaktoren Lipide spielen eine polyätiologische Rolle in der Entwicklung der Arteriosklerose; daß diese Faktoren bedeutend sind, bestätigt eine amerikanische Untersuchung, in deren Rahmen man in den letzten Jahren die Hypertonie und das Rauchen günstig beeinflußt hat, und damit die koronarsklerotischen Läsionen und den "sudden death" in den Vereinigten Staaten auf 13–15% senken konnte.

Eigene Befunde

Wir haben mit Schettler et al. (1982) Serum von Rauchern untersucht. Aus Befunden von Augustin et al. (1982) ist bekannt, daß 20 min nach einer Zigarette das Plasma Komponenten enthält, die bei normalen Patienten nicht nachweisbar sind. Mit solchen Seren haben wir Endothelzellkulturen untersucht. Schon nach 24 h stellt man fest, daß sich die Mitoserate auf 1:3 erhöht (Abb. 1). Vom 2. bis 3. Tag an haben sich

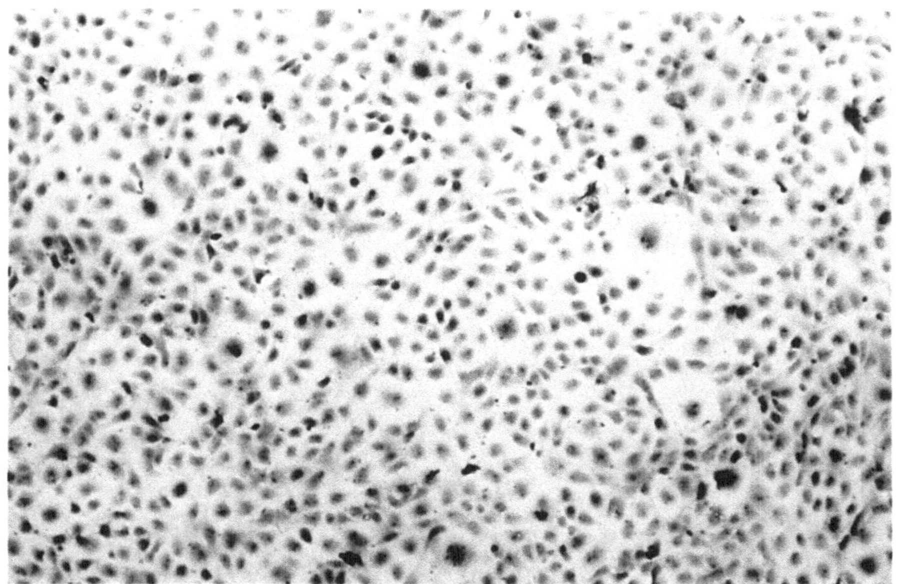

Abb. 1. Nach Zugabe von Raucherserum zu Endothelzellkulturen kann man nach 2 Tagen Veränderungen beobachten, wobei Mitosen in höherer Zahl erfolgen und einige Zellen vergrößerte Kerne zeigen (Giemsa-Färbung)

die Zellen verändert und ihre Charakteristik als Endothelzellen verloren. Aus ihnen entstehen mehrkernige Riesenzellen. Die Einwirkung des Plasmas bis zum 6. Tag verfolgend haben wir die ganze Endothelzellkultur als verändert vorgefunden (diese Versuche wurden zusammen mit Prof. Hofman und Frau Goger durchgeführt).

Mit Csonka et al. (1985) haben wir dann die Auswirkung von Nikotin untersucht. Wir konnten zeigen, daß nach dem Rauchen einer Zigarette im Blut 50 μg/ml Nikotin zu finden sind. Aus diesem Material wurden Verdünnungen von $1:10^{-4}$ bis $1:10^{-9}$ hergestellt.

Wir konnten feststellen, daß Nikotin in höheren Konzentrationen direkt toxisch ist. In einer Verdünnung von $1:10^{-7}$ erhöht sich die Zahl der Filamente in der Endothelzellkultur mit einem Maximum am 2. Tag. Wir vermuten, daß der direkte Effekt vom Nikotin stammt. Diese Versuche haben wir auch an Glattmuskelzellkulturen wiederholt und konnten feststellen, daß ihre Mitoserate ähnlich den der Endothelzellen ist. Auf Fibroblasten hat Nikotin jedoch keine Wirkung (Abb. 2).

Andere Faktoren können ebenfalls als atherosklerotische Noxen wirken. Wir haben Lipofundin S 20% (Fa. Braun, Melsungen) (Jellinek et al. 1982) Ratten 3mal tgl. 1 ml/100 g/kg verabreicht und die Tiere nach 8 Tagen (in einigen Fällen nach 16 Tagen) untersucht. Schon in halbdünnen Schnitten war zu sehen, daß sich an einigen Stellen der subendotheliale Raum erweitert hat (Abb. 3), und schon lichtmikroskopisch waren in diesen Erweiterungen Zellen zu erkennen. Elektronenmikroskopisch

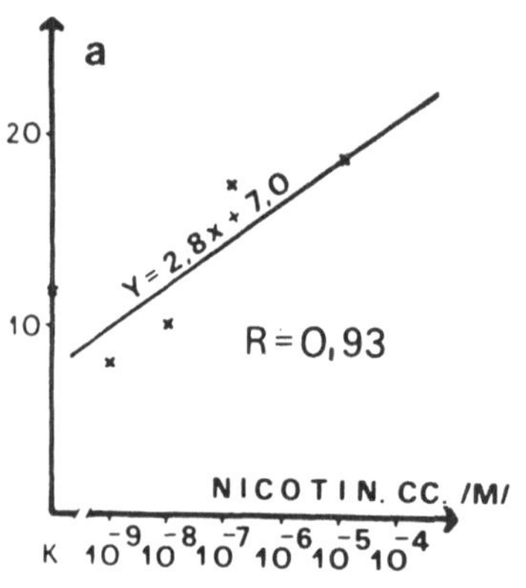

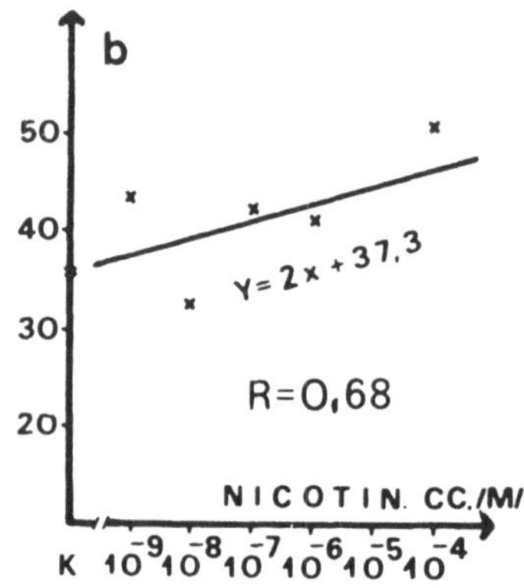

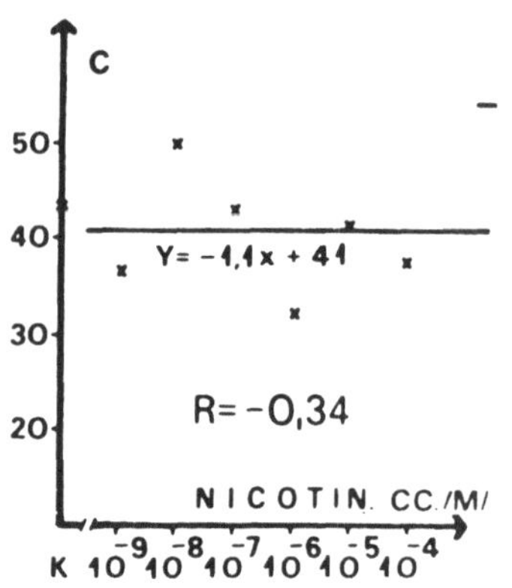

Abb. 2. Wirkung von Nikotin auf die Quantität der Filamente in Glattmuskelzellkultur *a*, in Endothel- *b* und Fibroblastenkultur *c*

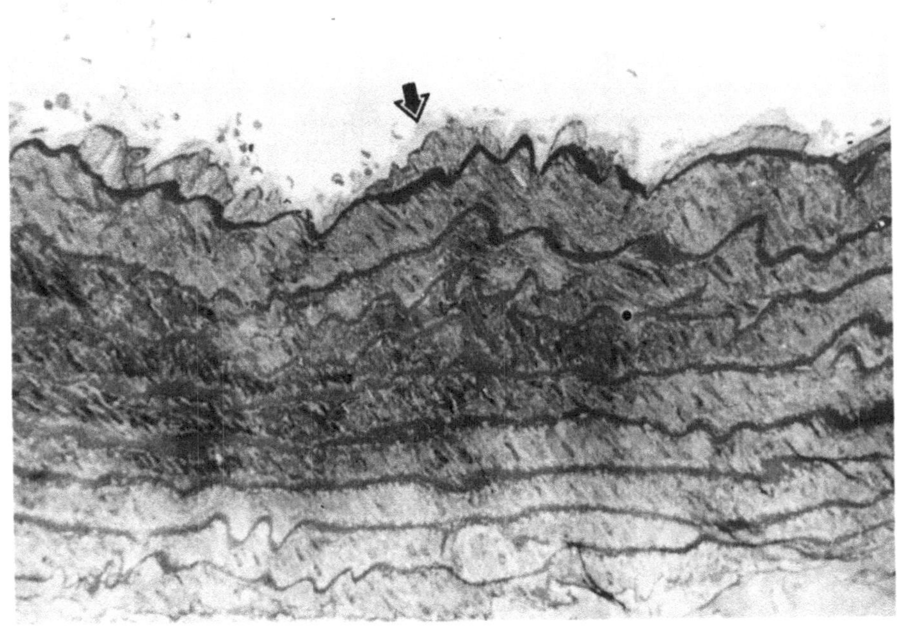

Abb. 3. Nach Lipofundintherapie (8 Tage) sieht man in halbdünnen Schnitten an der Oberfläche sklerotische Läsionen, in denen man Zellen und neugebildete elastische Fasern erkennt *(Pfeil)*. (Toluidinblau-Färbung)

haben wir die Erweiterung des subendothelialen Raumes untersucht. Zwischen der Endothelzelle und Membrana elastica interna hat sich Basalmembranmaterial angehäuft (Abb. 4). Wir haben am Anfang nur Muskelzellprozesse (Abb. 5), später dann Muskelzellen in dem subendothelialen Raum gefunden (Abb. 6). Diese Muskelzellen produzierten große Mengen Basalmembranmaterial, welches sich rund um die Muskelzelle anhäuft. Von dieser Basalmembran aus haben sich dann elastische Granula und elastische Fasern sowie auch Kollagenfasern neugebildet (Abb. 7). Das ganze zeigt das morphologische Bild einer sklerotischen Läsion, die typisch für elastomuskuläre Proliferationen ist. Lipidtröpfchen haben wir nur sehr selten gefunden (Abb. 4).

Bei Versuchen mit Schrecker et al. (1986) haben wir den Lipidgehalt und Lipoproteingehalt dieser Tiere untersucht. Wie man in Abb. 8 sieht, verändert sich der Cholesteringehalt nicht und der Triglyzerid- und Phospholipidgehalt sinkt. Interessant ist, daß sich bei den Versuchstieren das LDL erhöht und der HDL-Spiegel sinkt. Der HDL-LDL-Quotient sinkt von 1 bis 1,2 auf 0,4 bis 0,5; das ist eine mögliche Erklärung für die Ausbildung der sklerotischen Läsionen (Abb. 8–10).

Wir verfolgten nach Verabreichung von Lipofundin die Veränderungen in der Wand der Arterien vom 1.–8. Tag. Nach dem 1. Tag haben wir die Tiere so vorbehandelt, daß wir ihnen kolloidales Eisen verabreichten. Nach 1 h haben wir die Tiere getötet und die Präparate mittels einer Berliner-Blau-Reaktion angefärbt (Jellinek et

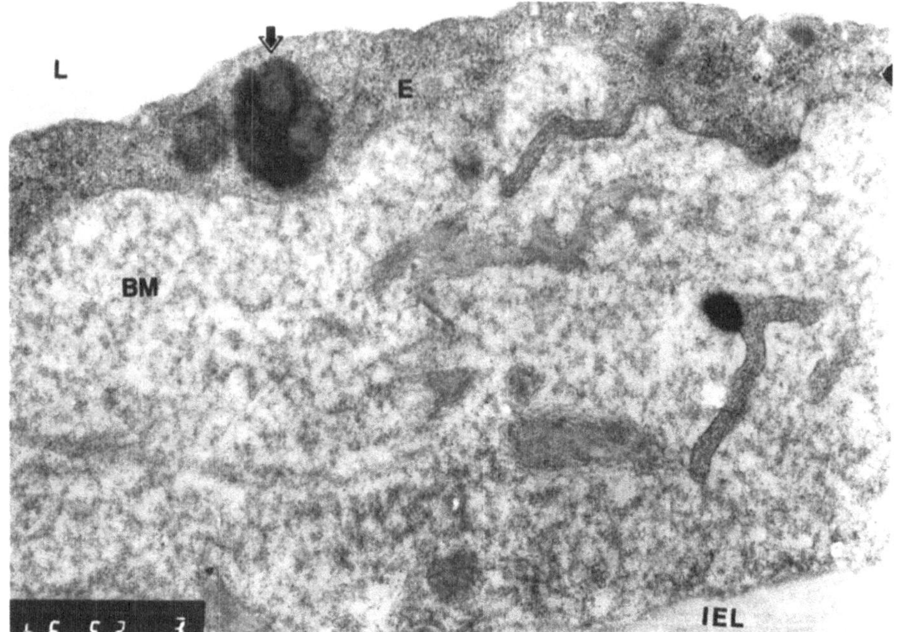

Abb. 4. Elektronenmikroskopisch findet man nach Lipofundinverabreichung bei Ratten zwischen der Endothelzelle *E* und Membrana elastica interna *IEL* eine Anhäufung von basalmembranähnlichem Material *BM*. Ein Lipidtröpfchen ist in der Endothelzelle sichtbar *(Pfeil)*. Lumen *L*

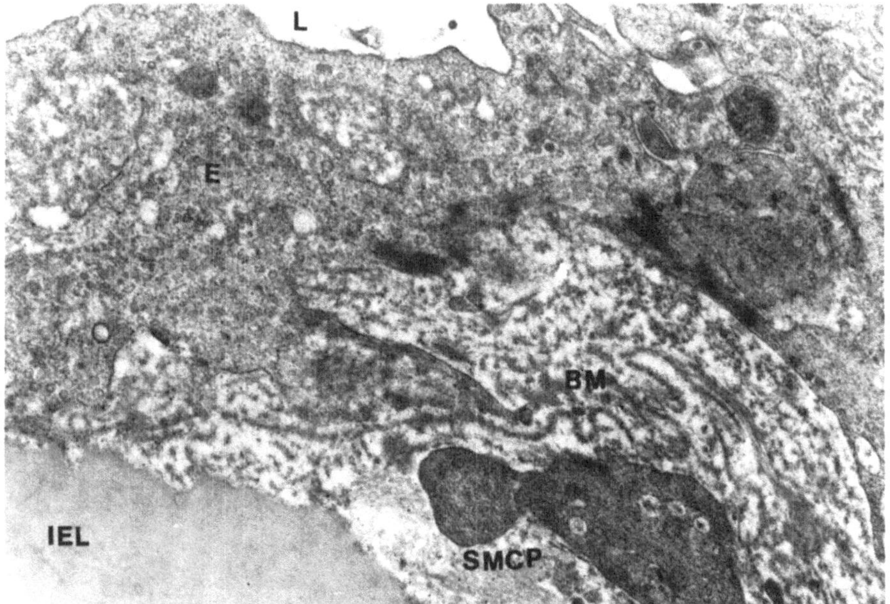

Abb. 5. Nach Verabreichung von Lipofundin an Ratten sieht man zwischen der Endothelzelle *E* und der Membrana elastica interna *IEL* eine Anhäufung von basalmembranähnlichem Material *BM*, das von Glattmuskelzellen *SMCP* produziert wird. Lumen *L*

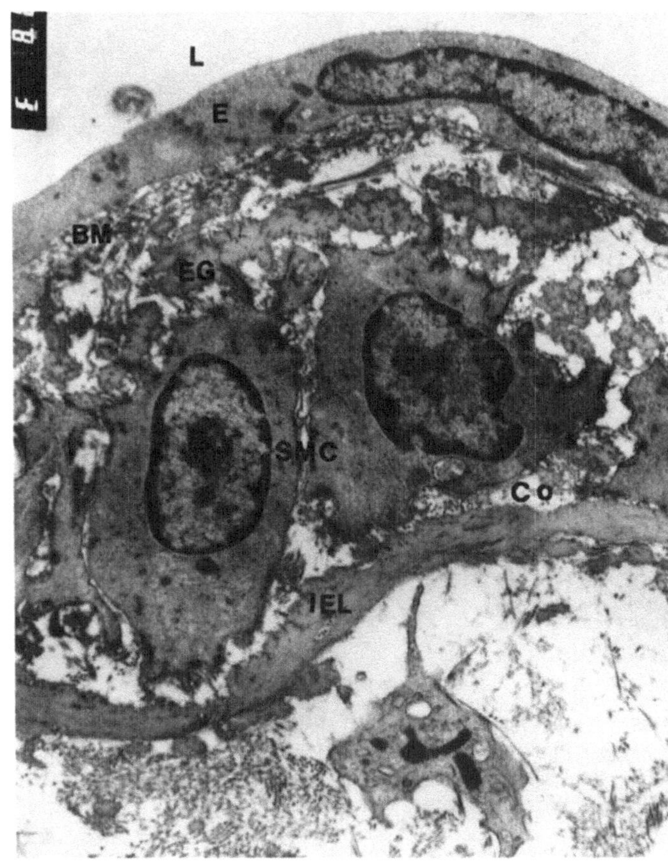

Abb. 6. Mit dem Elektronenmikroskop findet man beim Kaninchen nach Lipofundintherapie zwischen der Endothelzelle *E* und der Membrana elastica interna *IEL* eingewanderte Glattmuskelzellen *SMC*, umgeben von basalmembranähnlichem Material *BM* und neugebildeten elastischen Granula *EG* und Kollagenfasern *Co*

al. 1969). Wir stellten fest, daß sich die Permeabilität schon nach einem Tag erhöht. Man sieht in der Wand der Arterien das kolloidale Eisen als Berliner-Blau-Komplex. Mit der Fettfärbung sieht man jedoch keine Lipidtropfen in der Wand der Arterien. Nach 2 Tagen, wenn sich der Eintritt des kolloidalen Eisens noch verstärkt und auch in der Media (Abb. 11) die kolloidalen Eisenpartikel sichtbar sind, kann man mittels Fettfärbung einige kleine Fetttröpfchen in der Intima als Wirkung des Lipofundins nachweisen (Abb. 12). Am 3.–4. Tag erhöht sich die Permeabilität weiter, das kolloidale Eisen ist in der ganzen Wandschicht nachweisbar und zu diesem Zeitpunkt sieht man Fetttröpfchen in der Media der Muskelzellen. Man muß aber erwähnen, daß Schaumzellen, wie man sie nach Cholesterinfütterung sieht, in diesen Fällen nie vorkommen.

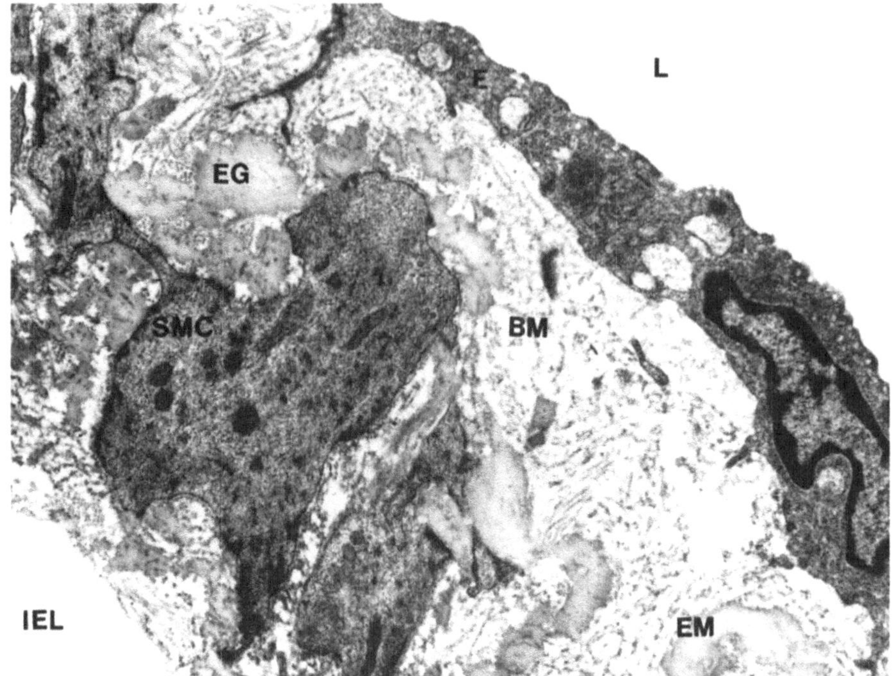

Abb. 7. Nach 16tägiger Lipofundinbehandlung bei Ratten sieht man elektronenmikroskopisch zwischen der Endothelzelle *E* und der Membrana elastica interna *IEL* eingewanderte Muskelzellen *SMC*, viel Basalmembranmaterial *BM* und neugebildete elastische Granula *EG* und sich entwickelnde elastische Membranen *EM*. Lumen *L*

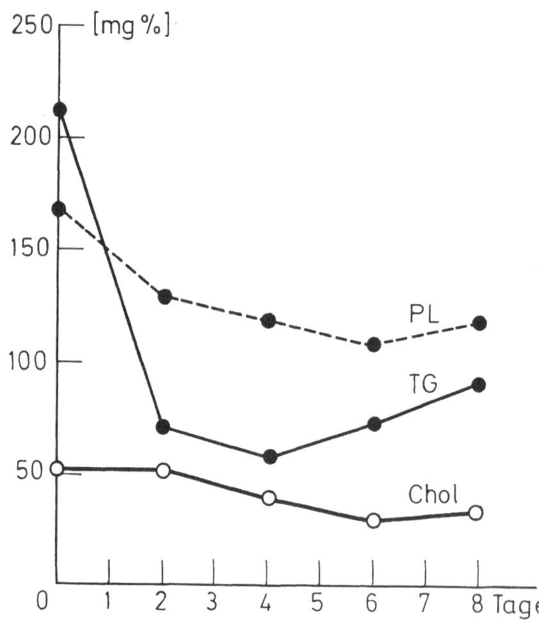

Abb. 8. Phospholipid *PL*, Triglycerid *TG*- und Cholesterinkonzentration *Chol* nach 2-, 4-, 6- und 8tägigcr Lipofundininjektion. Dem Wert 0 auf der Abszisse entspricht die Phospholipid-, Triglycerid- und Cholesterinkonzentration im Plasma der Kontrolltiere. Deutliche Abnahme der Triglycerid- und Phospholipidkonzentration; die Schwankungen des Cholesterinspiegels sind weitaus geringer

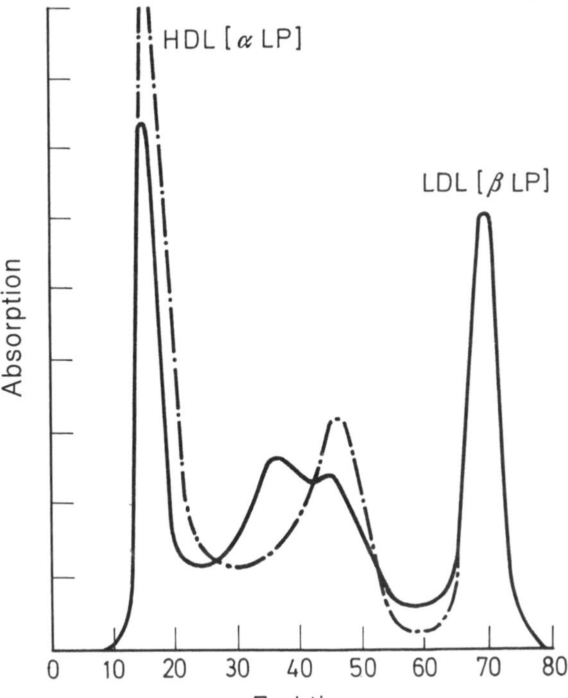

Abb. 9. Säulenchromatographische Auftrennung der Lipoproteine. Die säulenchromatographische Auftrennung erfolgte, nachdem den Tieren Lipofundin S 20% (—) bzw. physiologische NaCl-Lösung (-.-.-.-) in einer Dosis von 1 ml/100 g Körpergewicht 2mal tgl. über einen Zeitraum von 7 Tagen intravenös verabreicht worden war. Man erkennt eine Zunahme der LDL- und eine Abnahme der HDL-Fraktion gegenüber den NaCl-Tieren.
LP Lipoprotein
HDL high density lipoprotein
LDL low density lipoprotein

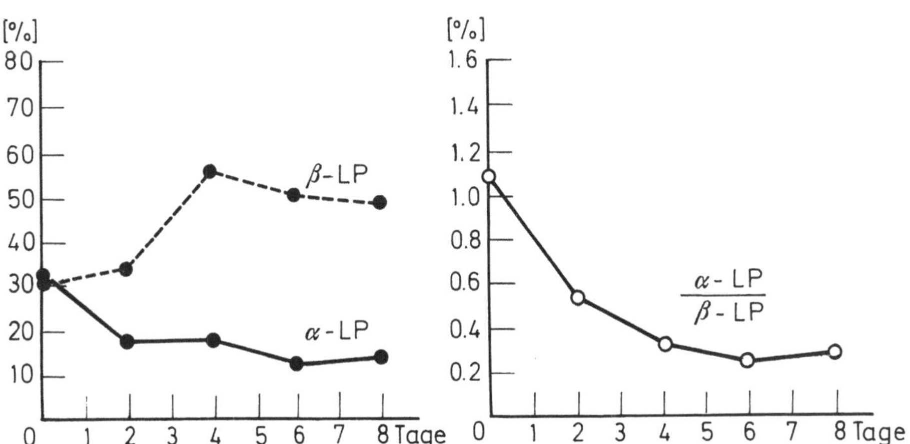

Abb. 10. Graphische Darstellung der α- und β-Lipoproteine (links) und des Verhältnisses α-Lipoprotein/β-Lipoprotein (rechts) in Abhängigkeit von der Dauer der Lipofundininjektion. Aus der Zunahme der β-Lipoproteine und der Abnahme der α-Lipoproteine resultiert eine Abnahme des α-Lipoprotein/β-Lipoprotein-Quotienten.
LP Lipoprotein

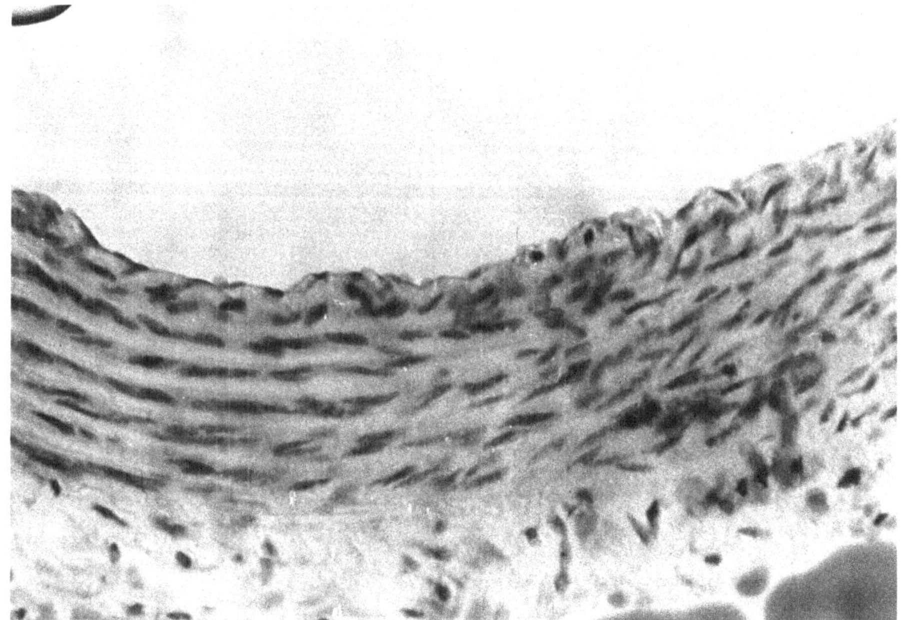

Abb. 11. Nach Lipofundingabe sieht man vom 2. Tag an in den Endothelzellen und im subendothelialen Raum Lipidtröpfchen, die mit Sudan-Färbung rotgelb erscheinen. (Sudan-Hämatoxylin-Färbung, Ratte)

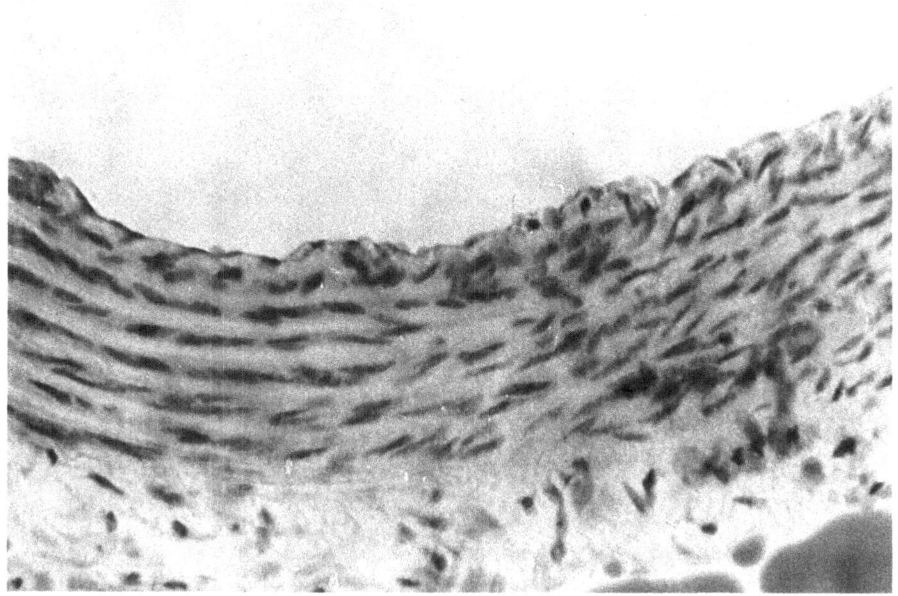

Abb. 12. Nach Lipofundintherapie erscheint das kolloidale Eisen schon am 2. Tag in der Media, da die erhöhte Permeabilität auch die Media erreicht hat. Das kolloidale Eisen ist als Berliner Blau komplexiert und in der Media gut sichtbar. (Ratte)

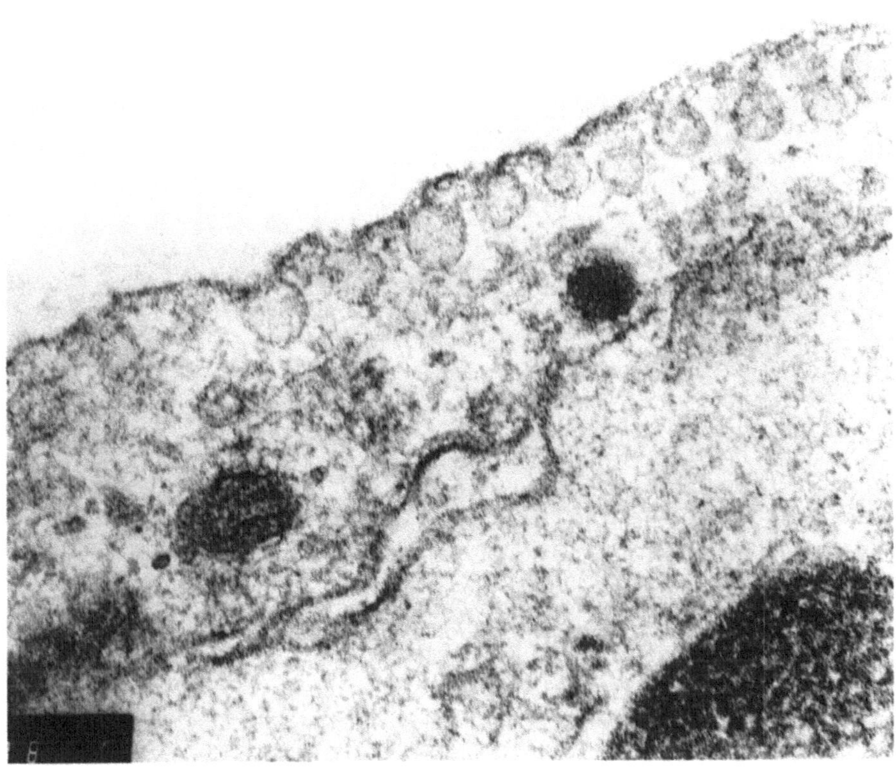

Abb. 13. Das kolloidale Eisen ist auch elektronenmikroskopisch gut verfolgbar. Ein Tag nach Verabreichung von Lipofundin sieht man in den Endothelzellen die Eisenpartikel als schwarze Granula. (Ratte)

Elektronenmikroskopisch können diese Versuche ebenfalls gut kontrolliert werden. Nach einem Tag sind Eisenpartikel (Abb. 13) in den Endothelzellen und im subendothelialen Raum. Fetttröpfchen sind nicht sichtbar. Am 2. bis 3. Tag erhöht sich die Permeabilität, das Eisen ist gut sichtbar und einige Fetttröpfchen erscheinen jetzt auch in den Muskelzellen der Media.

Gleichzeitig haben wir festgestellt, daß am Ende des Versuchs sich an der Oberfläche der Endothelzellen Makrophagen festsetzen (Abb. 14). Zwar zeigen die Endothelzellen morphologisch keine Veränderungen, jedoch ist die erhöhte Permeabilität, die man funktionell-morphologisch mit kolloidalen Eisen nachweisen kann, für diese Endothelschädigung verantwortlich. Diese Endothelschädigung ist dann der aktivierende Faktor für die Monozytenadhäsion. Die Monozyten sitzen meist an Verbindungen zwischen den Endothelzellen und bilden Prozesse in die Junktionen. Später findet man diese Makrophagen unter den Endothelzellen im subendothelialen Raum (Abb. 14 und 15). Die Makrophagen enthalten ebenfalls sehr wenig Lipidtröpfchen, wenn sie im subendothelialen Raum sind. Die erhöhte Permeabilität der Makrophagen kann dann die Proliferation der Muskelzellen beeinflussen, die wir als sklerotische Läsionen beschrieben haben (Gerrity 1981a, b).

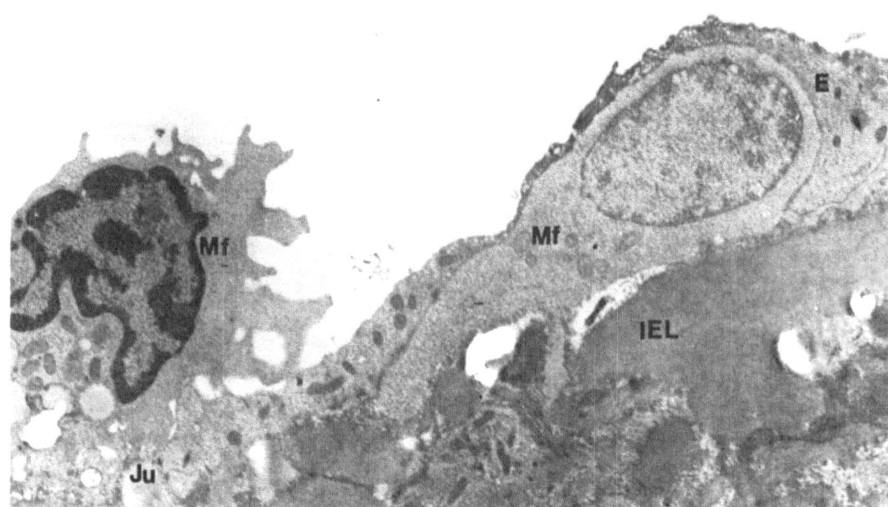

Abb. 14. Nach 8tägiger Lipofundinbehandlung bei Ratten findet man im elektronenmikroskopischen Bild eine Makrophagenzelle *Mf*, die bei einer Junktion *Ju* an der Oberfläche der Endothelzelle liegt. Daneben liegt eine andere Makrophagenzelle *Mf* unter der Endothelzelle *E* im subendothelialen Raum über der Membrana elastica interna *IEL*

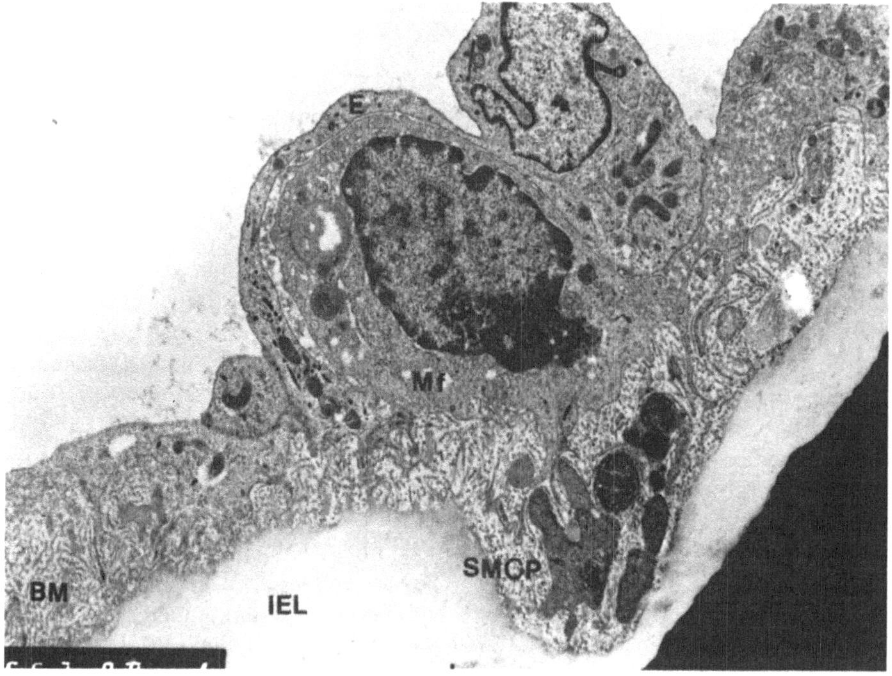

Abb. 15. Nach Lipofundinbehandlung bei Ratten sieht man elektronenmikroskopisch eine Makrophagenzelle *Mf* unter der Endothelzelle *E* im subendothelialen Raum, wo sich auch Prozesse einer Glattmuskelzelle *SMCP* befinden. Im erweiterten subendothelialen Raum oberhalb der Membrana elastica interna *IEL* ist auch angehäuftes Basalmembranmaterial *BM* zu sehen

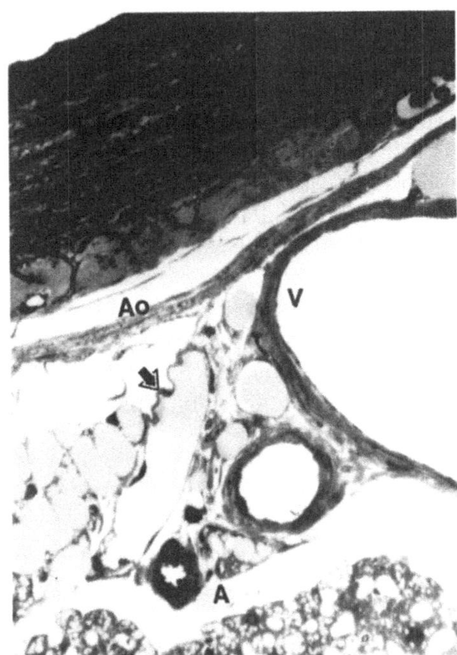

Abb. 16. Nach 8tägiger Lipofundintherapie ist ein dilatiertes Lymphgefäß *Pfeil* in der Adventitia der Aorta *Ao* erkennbar. *A* Arterie, *V* Vene in der Adventitia. (Aus experimentellen Serien, die wir mit Dr. Stock zusammen ausführten) (Toluidinblaugefärbtes, halbdünnes Präparat)

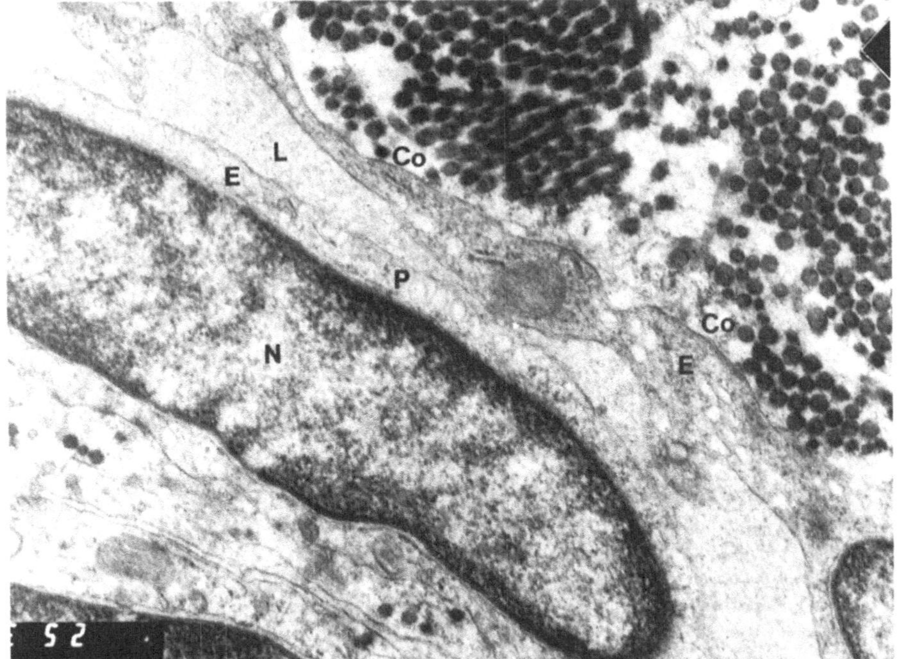

Abb. 17. Ein Lymphgefäß elektronenmikroskopisch aus einem lipofundinbehandeltem Tier. Man sieht die Endothelzellen *E* mit pinozytotischen Vesikeln *P* und den Kern *N*. Die Kollagenfasern *Co* liegen direkt an der Oberfläche der Endothelzelle. (Aus experimentellen Serien, die wir mit Dr. Stock zusammen ausführten) (Ratte)

Es finden sich außerdem dilatierte Lymphgefäße in der Adventitia (Abb. 16 und 17). Normalerweise findet man dort sehr selten Lymphgefäße. Mit Veress, Bálint und Nagy (1970) haben wir als erste beschrieben, daß nach Cholesterinfütterung dilatierte Lymphgefäße in der Adventitia sichtbar sind. Bei hoher Cholesterinfütterung besteht also die Möglichkeit, daß sich eine erhöhte Lymphzirkulation ausbildet. In unserem Fall besteht also dieselbe Möglichkeit.

Wenn man bei der Lipofundinsklerose Prostazyklin oder Prostazyklinanaloga wie z. B. Iloprost (Fa. Schering) benützt, bilden sich sklerotische Läsionen in viel geringerem Maß aus. Man sieht nur sehr selten sklerotische Plaques, Basalmembrananhäufung, Muskelzellproliferation, Makrophagenwanderung in den subendothelialen Raum und dilatierte Lymphgefäße. Das bedeutet, daß Iloprost die Permeabilität beeinflußt und damit auch die Endothelschädigung, die Makrophagenadhäsion und die Muskelzellproliferation (Jellinek et al. 1987).

Schlußfolgerung

Diese Resultate und unsere publizierten Arbeiten über hypertonische-hypoxische-nekrotisierende Arterienveränderungen, sowie auch über Cholesterinfütterung haben gezeigt, daß in allen Versuchsserien die erste morphologisch nachweisbare Veränderung, die erhöhte Permeabilität war; diese erhöhte Permeabilität ist der initiale Faktor, der die sklerotischen Läsionen dann verursacht. Die erhöhte Permeabilität ist als Dyshorie von Schürmann und McMahon (1933) und als Perfusionstheorie von Doerr (1963) beschrieben worden. Der wichtigste Faktor ist die Permeabilitätsstörung, welche in der Entwicklung sklerotischer Läsionen eine entscheidende Rolle spielt. Bei erhöhter Permeabilität, die nur funktionell-morphologisch nachweisbar ist, findet man eine Schädigung der Endothelzellen. Die Muskelzellen werden aktiviert, oder nekrotisieren, was auch zu einer Proliferation führt (Betz u. Schlote 1979; Haust 1971; Haust u. More 1963; Haust et al. 1960, 1967; Limas et al. 1980; Ross et al. 1974, 1978; Ross u. Glomset 1976). Diese Proliferationen sind dann für die sklerotische Läsionen verantwortlich, die wir morphologisch schon mehr als 150 Jahre kennen.

Literatur

Augustin J, Beedgen B, Spohr U, Winkel F (1982) Der Einfluß des Rauchens auf die Plasmalipoproteine. Inn Med 9: 104–108

Betz E, Schlote W (1979) Responses of vessel walls to chronically applied electrical stimuli. Basic Res Cardiol 74: 10–20

De Chastonay C, Gabbiani G, Elemér G, Hüttner I (1983) Remodelling of thc rat aortic endothelial layer during experimental hypertension. Lab Invest 48: 45–52

Chatelain RE, Di Bello PM, Ferrario CM (1980) Experimental benign and malignant hypertension with malignant nephrosclerosis. Br J Exp Pathol 61: 401–416

Clowes AW, Clowes MM, Reidy MA (1986) Kinetics of cellular proliferation after arterial injury III. Endothelial and smooth muscle growth in chronically denuded vessels. Lab Invest 54: 295–303

Daniel RE, Boitnott JK, Brown GD, Heptinstall RH (1983) Endothelial cell activity in experimental hypertension. Effects of hemodynamic factors. Lab Invest 48: 690–697

Detre Z, Jellinek H (1986) Relationship Between the Early Arterial Reaction to Hypertension and the Development of Intimal Proliferation. Pathol Res Pract 181: 60–70

Dénes R, Kerényi T, Lehmann R, Hauss WH, Jellinek H (1978) Permeability changes of the aortic wall in shortterm streptozotocin diabetes. In: Auerswald W, Sinzinger H, Leithner Ch, Feigl W (eds) Atherogenese 3. Maudrich, Wien, pp 53–58

Doerr W (1963) Perfusionstheorie der Arteriosklerose. Thieme, Stuttgart

Csonka É, Somogyi A, Augustin J, Haberbosch W, Schettler G, Jellinek H (1985) The effect of nicotine on cultured cells of vascular origin. Virchows Archiv [1] 407: 441–447

Esterly JA, Glagov S (1963) Altered permeability of the renal artery of hypertensive rats. Am J Pathol 43: 619–638

Gabbiani G, Badonnel MC, Rona G (1975) Cytoplasmic contractile apparatus in aortic endothelial cells of hypertensive rats. Lab Invest 32: 227–235

Gabbiani G, Elemér G, Guelpa Ch, Vallotton MB, Badonnel MC, Hüttner I (1979) Morphologic and functional changes of the aortic intima during experimental hypertension. Am J Pathol 96: 399–422

Gerrity RG (1981a) The role of monocyte in atherogenesis. I. Transition of blood-borne monocytes into foam cells in fatty lesions. Am J Pathol 103: 181–190

Gerrity RG (1981b) The role of the monocyte in atherogenesis. II. Migration of foam cells from atherosclerotic lesions. Am J Pathol 103: 191–202

Goldstein JL, Brown MS (1984) Receptor regulation: new approach to the therapy of hypercholesterolemia. In: Carlson LA, Olsson AG (eds) Treatment of hyperlipoproteinemia. Raven, New York, pp 103–108

Harlan JM, Schwartz BR, Reidy MA, Schwartz SM, Ochs HD, Harker LA (1985) Activated neutrophils disrupt endothelial monolayer integrity by an oxygen radical-independent mechanism. Lab Invest 52: 141–150

Haudenschild CC, Prescott MF, Chobanian AV (1981) Aortic endothelial and subendothelial cells in experimental hypertension and aging. Hypertension 3 [Suppl I]: 148–152

Haust MD (1971) The morphogenesis and fate of potential and early atherosclerotic lesions in man. Hum Pathol 2: 1–29

Haust MD, More RH (1963) Significance of the smooth muscle cell in atherogenesis. In: Jones RJ (ed) Evolution of the atherosclerotic plaque. University of Chicago Press, Chicago, pp 51–57

Haust MD, More RH, Movat HZ (1960) The role of smooth muscle cells in the fibrogenesis of arteriosclerosis. Am J Pathol 37: 377–389

Haust MD, More RH, Bencosme SA (1967) Electron microscopic studies in human atherosclerosis. Exp Mol Pathol 6: 300–313

Hüttner I, Peters H (1978) Heterogenity of cell junctions in rat aortic endothelium: a freeze-fracture study. J Ultrastructure Res 64 (3): 303–309

Hüttner I, More R, Róna Gy (1970) Fine structural evidence of specific mechanism for increased endothelial permeability in experimental hypertension. Am J Pathol 61: 395–405

Hüttner I, Boutet M, More RH (1972) Passage of fine-structural protein tracers through arterial endothelium during period of catecholamine and mechanically induced high and low blood pressure. Am J Pathol 66: 46a

Hüttner I, Boutet M, More RH (1973) Studies on protein passage through arterial endothelium. II. Lab Invest 28: 678–686

Hüttner I, Costabella P, de Chastonay C, Gabbiani G (1982) Volume, surface and junctions of rat aortic endothelium during experimental hypertension: a morphometric and freeze fracture study. Lab Invest 46: 489–504

Jellinek H, Nagy Z, Hüttner I, Bálint A, Kóczé A, Kerényi T (1969) Investigations of the permeability changes of the vascular wall in experimental malignant hypertension by means of a colloidal iron preparation. Br J Exp Pathol 50: 13–16

Jellinek H, Veress B, Bálint A, Nagy Z (1970) Lymph vessels of rat aorta and their changes in experimental atherosclerosis. An electron microscopic study. Exp Mol Pathol 13: 370–379

Jellinek H (1974) Arterial lesions and arteriosclerosis. Plenum, Akadémiai Kiadó, Budapest London

Jellinek H, Hársing J, Füzesi Sz (1982) A new model for arteriosclerosis. Atherosclerosis 43: 7–18

Jellinek H, Detre Z, Veress B (1983) Transmural plasma flow in atherogenesis. Akadémiai Kiadó, Budapest

Kerényi T, Jellinek H, Hüttner I, Gorácz Gy, Konyár E (1966) Fibrinoid necrosis of the vascular wall in experimental malignant hypertension. Acta Morphol Acad Sci Hung 14: 175–182

Limas C, Westrum B, Limas CJ (1980) The evolution of vascular changes in the spontaneously hypertensive rat. Am J Pathol 98: 357–370

Limas C, Westrum B, Limas CJ (1983) Effect of antihypertensive therapy on the vascular changes of spontaneously hypertensive rats. Am J Pathol 111: 380–393
Marchand F (1904) Über Arteriosklerose (Atherosklerose). Wochenschr Dtsch Ges Inn Med 21: 21
Reidy MA (1985) Biology of disease. A reassessment of endothelial injury and arterial lesion formation. Lab Invest 53: 513–520
Reidy MA, Schwartz SM (1983) Endothelial injury and regeneration. IV. Endotoxin: a non-denuding injury to aortic endothelium. Lab Invest 48: 25–34
Rokitansky K (1852) Handbuch der Pathologischen Anatomia. Braunmutter, Wien
Ross R, Glomset JA (1976) The pathogenesis of atherosclerosis. New Engl J Med 295: 420–425
Ross R, Glomset J, Kariya B, Harker L (1974) A platelet dependent serum factor that stimulates the proliferation of arterial smooth muscle cells in vitro. Proc Natl Acad Sci USA 71: 1207–1210
Ross R, Glomset J, Harker L (1978) The response to injury and atherogenesis. The role of endothelium and smooth muscle. In: Paoletti R, Gotto AMJr (eds). Atherosclerosis reviews, vol 3. Raven, New York, pp 69–78
Schettler G (1982) Atherosclerosis. The major problem in man. Proceedings of VIth International Symposium on Atherosclerosis. In: Schettler FG, Gotte AM, Middelhoff G, Habenicht AJR (eds) Springer, Berlin Heidelberg New York, pp 3–11
Schrecker O, Weckermann D, Weckermann J, Jellinek H (1987) Lipoprotein changes induced by i. v. administered lipid-emulsion leading to arteriosclerotic lesions in rat. Appl Pathol
Schürmann P, MacMahon HE (1933) Die maligne Nephrosklerose, zugleich ein Beitrag zur Frage der Bedeutung der Blutgewebsschranke. Virchows Archiv [A] 291: 47–77
Virchow R (1856) Phlogose und Thrombose im Gefäß-System. In: Gesammelte Abhandlung zur Wissenschaftlichen Medizin. Meidinger, Frankfurt am Main
Weber G, Fabrini P, Resi L (1974) Scanning and transmission electron microscopic observations on the surface lining of aortic intimal plaques in rabbit on a hypercholesterolic diet. Virchows Archiv [A] 364: 325–331
Weber G, Fabrini P, Resi L (1975) Repair of early cholesterol-induced aortic lesions in rabbits after withdrawal from short-term atherogenic diet; SEM and TEM observations. Atherosclerosis 22: 565–572
Weber G, Fabrini P, Resi L, Pierly C, Tanganelli P (1976) Aortic endothelial and subendothelial lesions in early stages of experimental atherogenesis and in survey. Pathol Eur 11: 251–256
Weber G, Fabrini P, Resi L, Jones R, Vesselinovitch D, Wissler RW (1977) Regression of arteriosclerotic lesions in Rhesus monkey aorta after regression diet; SEM and TEM observations of the endothelium. Atherosclerosis 26: 535–547
Wiener J, Spiro D, Lattes RG (1965) The cellular pathology of experimental hypertension and fibrinoid change. Am J Pathol 47: 457–467
Wolinsky H (1970) Response of the rat aortic media to hypertension: morphological and chemical studies. Circ Res 26: 507–519

The Fate of Early Atherosclerotic Lesions of Childhood

M. DARIA HAUST

Introduction

It has been known since the last century that the atherosclerotic fatty dots and streaks occur in the arterial intima, particularly in the aorta, of very young children. It was uncertain, however, at that time whether in fact these represented precursors of atherosclerotic plaques. The early publications on this subject and the problems relevant to this question were discussed in detail by Jores [13]. Fat was observed by Klotz and Manning [14] in the superficial yellow streaks in children in the first decade of life who died of scarlet fever. Schmidtmann, who studied with Antischkow, reported subsequently the results of her important morphological observations made at post mortem of 44 patients, ranging in age from 14 days to 16 years [23]. On that occasion she reviewed thoroughly the literature pertaining to fatty dots and streaks in young children. Similar studies were undertaken and reported by Zinserling [28] and Zeek [27] around the same time, and later by Holman and associates [11, 12] and Schwartz et al. [24]. Holman et al. found [11, 12] that many children under the age of 3 years had fatty streaks in the aorta and that some degree of fatty streaking was present in every person older than that age. Other data indicate that by the age of 1 year, all children exhibit some degree of fatty streaking at one or more areas of the aortic intima [1, 6, 7, 9, 10, 15, 16, 25]. A study involving 19 different geographical and racial groups of populations from different areas of the world [15, 16] showed that the initial appearance of the fatty streaks were similar with respect to the extent of intimal involvement. This feature did not differ in various geographic areas or races, and was not related to socio-economic strata, nutrition and dietary habits [16]. The percentage of the surface involvement with the fatty streaks reportedly increased with age, amounting to approximately 5% in the first decade. In the second decade the reported average percentage varied from 20% to almost 100% [1].

The fatty dots and streaks are present in the aorta through life, but the pattern of distribution changes with age. In the early neonatal period the lesions are localized to an area just above the aortic valve-ring and in the region of ductus scar. They subsequently occupy larger areas of the arch and ascending aorta [2, 6, 8, 9] and later make their appearance in the descending thoracic aorta at the distal "lip" of the orifices of the intercostal arteries. Similar lesions appear in the abdominal aorta later in the first decade, and the extent of involvement here increases steadily in the second decade. In fact, by that age, the abdominal aortic segment is markedly affcctcd, and often the fatty streaking appears to "cover" large surface areas. It was this phenome-

Mörl, Diehm, Heusel (Hrsg.)
45 Jahre Herzinfarkt- und Fettstoffwechselforschung
© Springer-Verlag Berlin Heidelberg 1988

non (shifting pattern of involvement from the thoracic to abdominal aorta) as well as the knowledge that prominent atherosclerotic lesions (plaques) affect the abdominal aorta much more severely in adult life than the proximal segments, that raised questions with respect to considering the fatty streaks as precursor lesions of the plaques [6]. If they were precursors, argued some investigators, why do they not all proceed to develop into the clinically important prominent lesions? Is it because in fact, there are two distinct *forms* of fatty streaks, and only one represents an early lesion of inception [5]? Or, alternatively, do some fatty streaks "disappear" because they reach only a stage in their development that was reversible [5, 8]?

To date, qualitative morphological differences of fatty streaks in normal individuals (with no known genetic disease) have not been identified, and thus, there is no basis for believing that two distinct types of these lesions exist.

The purpose of this presentation is to summarize the present thinking on the potential regression of early atherosclerotic lesions occurring in childhood and adolescence [18]; present preliminary results of a study concerned with the morphological evidence that not all of the existing fatty streaks persist or progress to prominent atherosclerotic plaques [10], and to discuss briefly the latter observation in the context of the role of the paediatrician in prevention of adult atherosclerosis [3, 17–22].

The Lesions of Early Life

In normal individuals who are not afflicted with a (known) genetic disease, the atherosclerotic lesions observed in the first two decades of life are those considered to represent early forms (or lesions of inception). In the aorta definite atherosclerotic fibrous plaques may be present only on occasion towards the very end of the second decade.

There are three forms of early lesions [5, 6]:

1. Fatty dots and streaks;
2. gelatinous elevations; and
3. microthrombi.

The most commonly present are the fatty dots and streaks and they are ubiquitous (see Introduction).

The morphological features of all three forms of early lesions were described in detail previously [2, 5–7, 9], and will not be reviewed here. However, of relevance to this report is the discussion on the possible fate of these early lesions. Thus, it is believed on morphological grounds that fatty dots and streaks *may* regress when the only change in evidence is the accumulation of a moderate number of fat droplets in the smooth muscle cells (SMCs) in a focal, well defined area of the intima. As in other tissues, these fat droplets may be metabolized and "disappear" from the cells returning the intima to a structurally (and metabolically?) normale state [5–7, 9]. That this

Fig. 1. An electron micrograph of experimentally produced, early fatty streak in a rabbit. Endothelium (*top*) is unremarkable. The two intimal smooth muscle cells contain characteristic fat droplets. These features resemble closely those observed in a tiny fatty dot or streak of infants. Tissues processed routinely for electron microscopy. Magnification = X 9,100

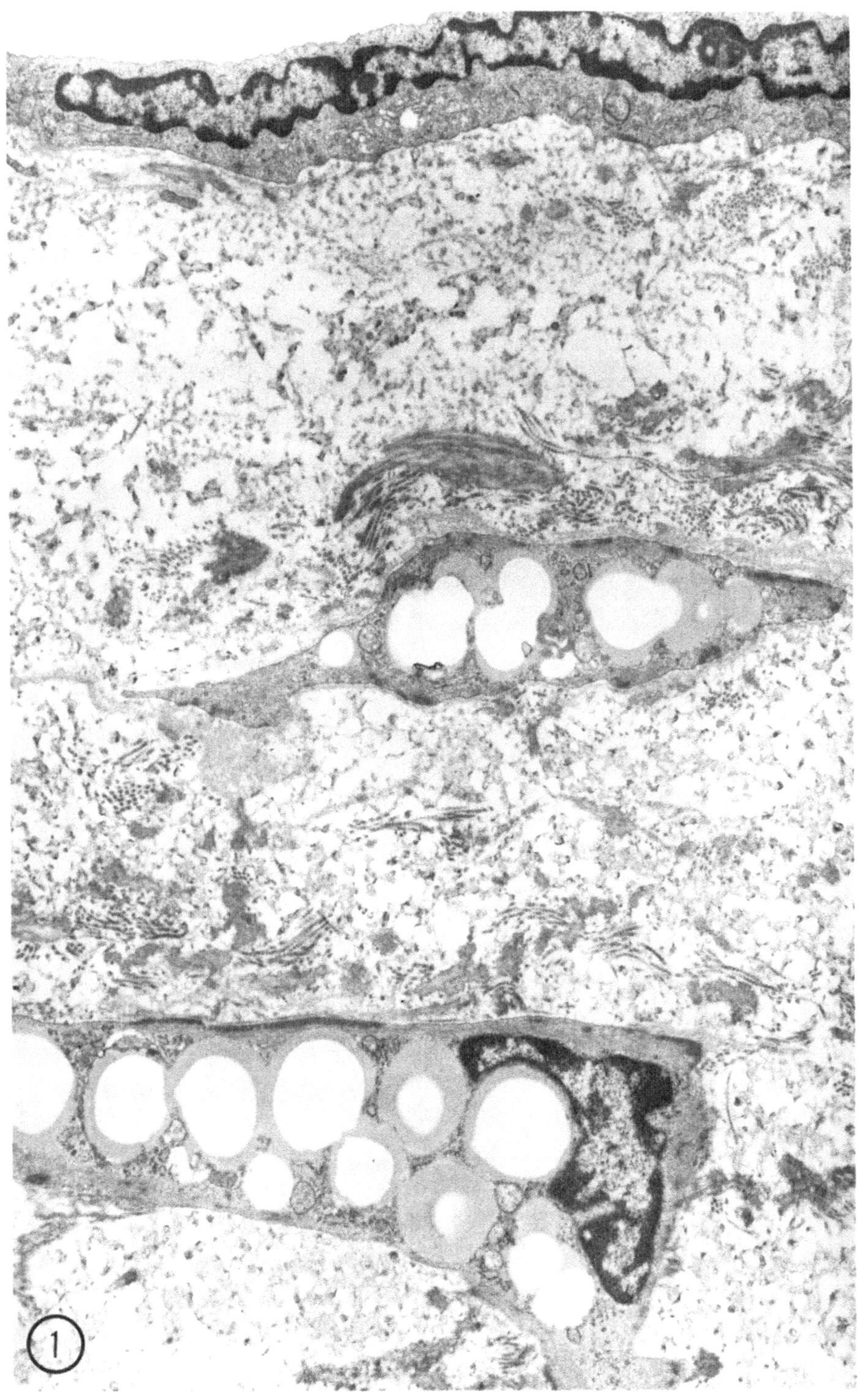
1

may happen has been supported by animal experimentation [26]. The produced early fatty streaks (Fig. 1), may no longer be found upon returning the animals to normal conditions following the induction of lesions.

The regression or return to the "status quo" is not likely, when an ever increasing number of fat droplets accumulate in the SMCs and ultimately cause cellular necrosis with release of the droplets into the extracellular space, as a whole set of reactions that ensue, would preclude a return to intimal (structural) integrity [5–7, 9].

Similarly, the second early lesion, i.e., the gelatinous elevation, may also regress. Since it represents a focal intimal edema, it may be reversible when the edema is reabsorbed. The return to normal may take place when the edema is largely serious in nature and present only in small amounts (without mechanically disrupting or metabolically impairing the various intimal components). When the lesion consists of a fibrinous edema, there is little chance of "restitutio ad integrum", because the fibrin precipitated in the intima cannot be reabsorbed easily and its presence induced other changes [5–7, 9].

The third early lesion, the microthrombus, may be lysed by properties inherent in the endothelial lining and/or those of circulating blood, and thus is believed to be also reversible [5–7, 9]. When, however, the lytic process fails (for whatever the reason), the thrombus becomes organized and is incorporated into the intimal layer. The latter process precludes the return to normal intimal conditions and can no longer be considered to represent a regression.

The "Fate" of Some Fatty Streaks

In view of the fact that fibrous atherosclerotic plaques are not most prominent nor most numerous in the human aortic arch and ascending aorta, i.e. the sites at which the fatty streaks make their appearance early in life, a study was designed to examine those sites up to the end of the second decade, regardless of the external appearance. The results of these preliminary studies [10] may be summarized as follows. Areas that

---

Fig. 2. Aortic arch in a 17-year-old boy. Normal appearance on gross inspection. Morphologically normal intima. In this aortic segment the internal elastic lamina is seldom continuous, and instead "condensed" larger lamellae (*arrow*), separate the media from the intima. Plastic embedded tissues; toluidine blue stain. Magnification = X 250

Fig. 3. Tissue as in Fig. 2, also seen as normal intimal surface, but microscopically different. Note cholesterol crystals in the deepest layers of the intima and a superficial layer of loose connective tissue (*top*) that add to the thickness of intima (see text). Magnification = X 350

Fig. 4. The lesion in the aortic arch appeared as a fatty streak. Microscopic examination shows that it consists largely of SMCs containing a variable number of fat droplets. Tissues and staining as in Figure 2. Magnification = X 320

Fig. 5. This represents an area in the arch that was sudanophilic but not raised. A collection of cholesterol crystals is seen above a segment of internal elastic lamina (arrow). Quite a few fat droplets-containing smooth muscle cells are scattered throughout the intima and the entire superficial layer appears "foamy". Tissues as in Figure 2. Magnification = X 320

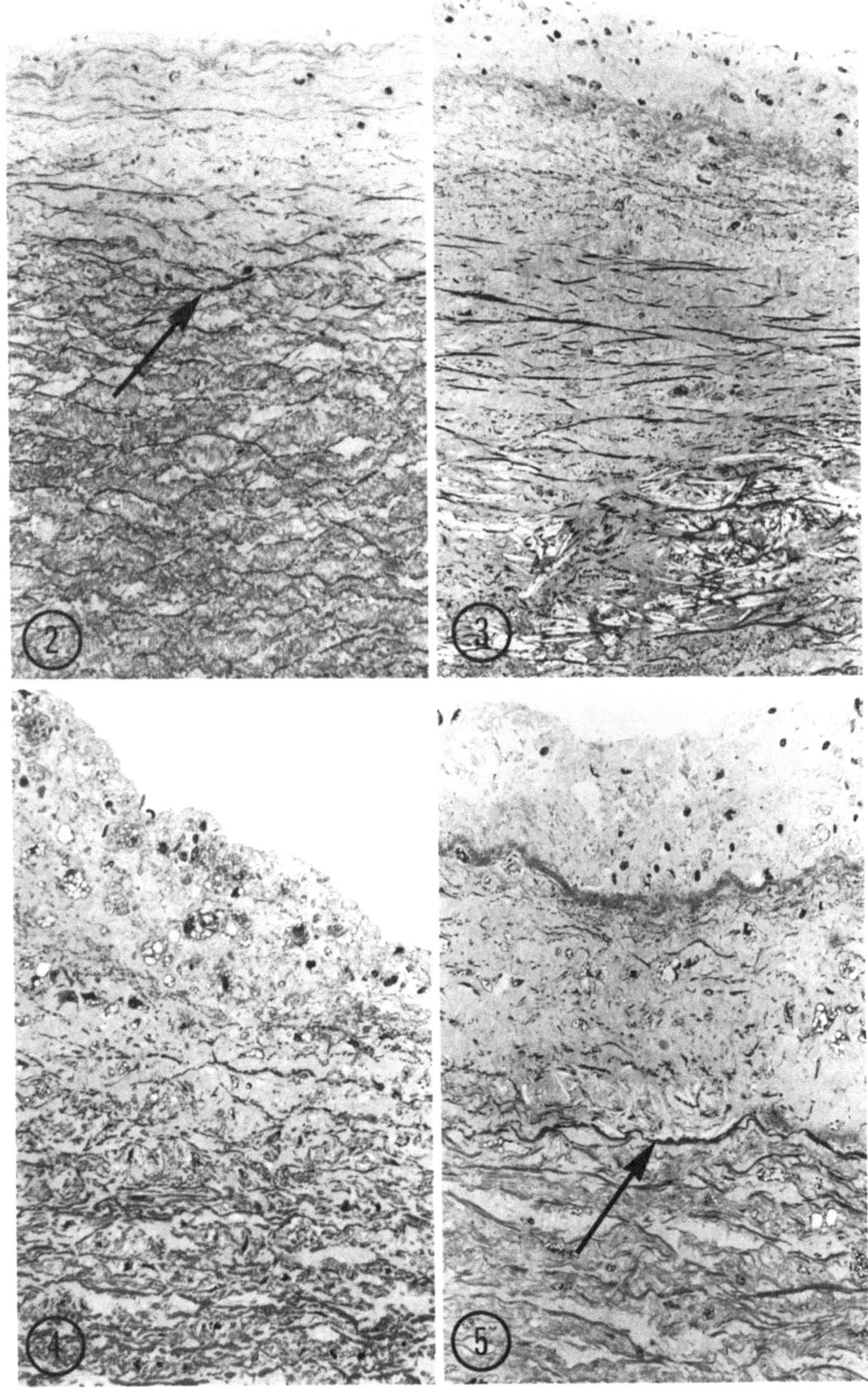
2
3
4
5

on gross inspection appeared as normal intima showed on microscopic examination. A diffuse intimal thickening of structural configuration in keeping with the age and the site of the artery (Fig. 2).

It was a considerable surprise, however, to find on microscopic examination of other areas (of grossly perfectly normal intima) that sequestered deep in its innermost layer and in close proximity to the internal elastic lamina (or: "main lamella"; peculiarity of the architecture of this aortic segment) were cholesterol crystals (Fig. 3). These crystals seemed to be rather innocuous as neither cellular necrosis nor disruption of elastic elements were apparent. The intima harbouring such foci was thicker than that free of such crystal accumulations (compare Fig. 2 and 3); it seemed to contain an additional, most superficial, layer with features of newly formed connective tissues. Only on occasion, a few fat droplets-containing SMCs were observed in these intimal areas, but they were widely scattered and not related to the cholesterol crystals.

Lesions that appeared as yellow streaks (Fig. 4) showed that they resembled closely such lesions elsewhere in the aorta. In addition, some "flat" intimal areas that were sudanophilic on gross inspection disclosed microscopically the presence of cholesterol crystals (Fig. 5) similar in nature and position to those present in normally appearing intima (compare with Figure 3). However, there were many lipid-containing SMCs present in the intimal layers in such areas (Fig. 5).

Comments and Conclusions

The presence of cholesterol crystals in the deep layers of intima in the aortic arch may be interpreted as representing a hallmark of the previously developed but subsequently "repaired" areas of fatty streaks of infancy. The presence of a superficial intimal layer containing "young" connective tissue implies that it may have developed in the process of repair as if with the intention of sequestering the cholesterol crystals deep in the intima.

These observations indicate that fatty streaks may either truly regress (see the proceeding section) or culminate in disintegration of SMCs-containing lipid droplets, without necessarily developing into the atherosclerotic plaque. Thus, the crystals per se may be inert in terms of tissue reactions. Alternatively, the cholesterol crystals may represent a hallmark of previously present gelatinous lesion with a high content of lipoproteins derived from blood and thus resulting in sudadnophilia upon staining. In either case, this observation seems important, because it suggests that accumulation of cholesterol crystals in the aortic wall must not necessarily furnish a nidus for an atheroma (of the atherosclerotic plaque).

Just why cholesterol, either derived from blood or from disintegrating smooth muscle cells containing fat droplets, does not always represent a nidus for an atheroma, but is "tacked away" deep in the intima, can only be a matter for speculation. It is reasonable, however, to assume that the answer lies in the make-up and reactivity of the artery at its given segment [4].

The appearance of sudanophilia in some superficial layers of intima containing the crystals may represent a separate event, as indicated by the absence of this feature in other instances. Conceivably, such intimal lipid depositions reflect new lesions developing possibly as a result of risk factors, "operating" in youth (dietary intake, cigarette-smoking) [3, 7–22].

Should the above interpretation of the observations be correct, this would substantiate further the belief that the fatty streaks of infancy must not necessarily develop into the atherosclerotic plaques of adult life, and that preventing progression to the latter should be, indeed, very much the domain of the paediatrician [3, 17, 18].

The paediatrician is known for his long-standing tradition in preventive medicine, and prophylactic measures have been adopted by him to all aspects of his practice. Whereas his responsibility in the area of patient care is confined to children and adolescents, the paediatrician is in a unique position to influence morbidity and mortality in adult life by measures he may employ in his practice. By concerning himself not only with diseases that manifest themselves in childhood and adolescence but as well with those that begin in early life, but become overt in adults, he will play an instrumental role in the natural history of diseases such as atherosclerosis.

Acknowledgements. The author wishes to express her appreciation to Ms. Irena Wojewodska and Mr. Roger Dewar for their skillful technical assistance, and to Mrs. Mary Jo Stone and Mrs. Betty Gardiner for their competent typing of the manuscript.

Supported by a grant-in-aid T. 3–11 from the Heart and Stroke Foundation of Ontario, Toronto, Ontario, Canada.

References

1. Eggen DA, Solberg LA (1968) Variation of atherosclerosis with age. Lab Invest 18: 571–579
2. Geer JC, Haust MD (1972) (eds) Smooth Muscle Cells in Atherosclerosis. Karger, Basel
3. Glueck CJ, Fallat RW, Tsang TC, Mellies MJ (1977) Treatment of hyperlipidemias in childhood. In: Manning GW, Haust MD (eds). Atherosclerosis: Metabolic, Morphologic and Clinical Aspects. Plenum, New York, pp 524–530
4. Haust MD (1970) Injury and repair in the pathogenesis of atherosclerotic lesions. In: Jones RJ (ed) Atherosclerosis, 2nd International Symposium. Springer, New York Berlin Heidelberg, pp 12–20
5. Haust MD (1971) The morphogenesis and fate of potential and early atherosclerotic lesions in man. Human Pathol 2: 1–29
6. Haust MD (1978a) Atherosclerosis in childhood. In: Rosenberg HS, Bolande RP (eds) Perspectives in Pediatric Pathology. Year Book Med Publ, Chicago London 4: 155–216
7. Haust MD (1978b) Zur Morphologie der Arteriosklerose. Internist (Berlin) 19: 621–626
8. Haust MD (1981) The natural history of atherosclerotic lesions. In: Moore S (ed) Vascular Injury and Atherosclerosis. Dekker, New York, pp 1–23
9. Haust MD (1983) Atherosclerosis – Lesions and Sequelae. In: Silver MD (ed) Cardiovascular Pathology, vol. 1, Churchill Livingstone, New York, pp 191–315
10. Haust MD, Schwartz CJ, Huber J (1987) The fate of some fatty streaks of infancy and adolescence. In preparation
11. Holman RL (1961) Atherosclerosis – a pediatric nutrition problem? Am J Clin Nutr 9: 565–569
12. Holman RL, McGill HC Jr, Strong JP, Geer JC (1958) The natural history of atherosclerosis. The early aortic lesions as seen in New Orleans in the middle of the 20th Century. Am J Pathol 34: 209–235
13. Jores L (1903) (ed) Wesen und Entwicklung der Arteriosklerose. JF Bergmann, Wiesbaden
14. Klotz O, Manning MF (1911) Fatty streaks in the intima of arteries. J Pathol Bacter 16: 211–220
15. McGill HC Jr (1968) Fatty streaks in the coronary arteries and aorta. Lab Invest 18: 560–564
16. McGill HC Jr (1977) The lesion in children. In: Manning GW, Haust MD (eds) Atherosclerosis: Metabolic, Morphologic and Clinical Aspects. Plenum, New York, pp 509–513

17. Mitchell SC (1977) Epidemiology and risk factors in childhood. In: Manning GW, Haust MD (eds) Atherosclerosis: Metabolic, Morphologic and Clinical Aspects. Plenum, New York, pp 504–508
18. Schettler G (1984) Arteriosklerose bei Kindern und Jugendlichen. Therapiewoche 34: 36–48
19. Schettler G, Diehm C (1984) Primäre und sekundäre Prävention der koronaren Herzkrankheit. Dtsch Ärztebl-Ärztl Mitt 81: 437–443
20. Schettler G, Mörl H (1976) Risikofaktoren der Atherosklerose in Beziehung zur Lebenserwartung heute und den Lebensaussichten morgen. Med Welt 27: 2201–2205
21. Schlierf G, Heuck CC, Oster P, Raetzer H, Schellenberg B, Vogel G (1977) Dietary management of familial type II – hyperlipoproteinemia in children and adolescents – a feasibility study. In: Manning GW, Haust DM (eds) Atherosclerosis: Metabolic, Morphologic and Clinical Aspects. Plenum, New York, pp 519–524
22. Schlierf G, Mörl H (1987) (eds) Expanding Horizons in Atherosclerosis Research. Springer, Berlin Heidelberg New York Tokyo
23. Schmidtmann M (1925) Das Vorkommen der Arteriosklerose bei Jugendlichen und seine Bedeutung für die Ätiologie des Leidens. Virchows Archiv (Pathol Anat) 255: 206–272
24. Schwartz CJ, Ardlie NG, Carter RF, Paterson JC (1967) Gross aortic sudanophilia and hemosiderin deposition. A study on infants, children, and young adults. Arch Pathol 83: 325–332
25. Strong JP, McGill HC Jr (1969) The pediatric aspects of atherosclerosis. J Atheroscler Res 9: 251–265
26. Strong JP, Eggen DA, Stary HC (1976) Reversibility of fatty streaks in rhesus monkeys. Primates in Medicine 9: 300–320
27. Zeek P (1930) Juvenile arteriosclerosis. Arch Pathol 10: 417–446
28. Zinserling WD (1925) Untersuchungen über Atherosklerose. I. Über die Aortaverfettung bei Kindern. Virchows Archiv (Pathol Anat) 255: 677–705

Risikofaktoren und Koinzidenz arteriosklerotischer Gefäßerkrankungen

C. Diehm, U. Müller-Bühl

Das Risikofaktorenkonzept für das Auftreten bzw. die Progression arteriosklerotischer Gefäßerkrankungen ist heute unumstritten. Obgleich die Anzahl der epidemiologischen Untersuchungen über den Einfluß der Risikofaktoren auf das koronare Gefäßsystem bei weitem dominiert, befassen sich auch zahlreiche Studien mit dem Risikoprofil der peripheren arteriellen Verschlußkrankheit (AVK). Es hat sich gezeigt, daß die Relevanz der Risikofaktoren für die einzelnen Gefäßprovinzen unterschiedlich ist [8]. Während für die koronare Herzkrankheit (KHK) die Hyperlipoproteinämie im Vordergrund steht, befindet sich der Nikotinabusus bei der AVK an erster Stelle [2, 7] (Tabelle 1).

Tabelle 1. Relevanz der Risikofaktoren für Arteriosklerose unterschiedlicher Gefäßbezirke

	Koronare Herzkrankheit	zerebrale Durchblutungsstörungen	periphere arterielle Verschlußkrankheit
Hypertonie	+++	+++	+
Hyperlipoproteinämie	+++	++	+++
Nikotinabusus	+++	++	+++
Diabetes mellitus	+	+	++

Rauchen

Bei Patienten mit AVK beobachtet man im Vergleich zur Normalbevölkerung einen höheren Anteil an Zigarettenrauchern. Wie die Framingham-Studie zeigte, besteht zwischen Zigarettenkonsum und AVK eine noch engere Korrelation als zwischen Zigarettenrauchen und koronarer Herzkrankheit. Es gilt als weitgehend gesichert, daß Zigarettenrauchen der penetranteste Risikofaktor für die Entstehung peripherer arterieller Gefäßverschlüsse ist. Nicht umsonst wird die Erkrankung vom Volksmund als „Raucherbein" bezeichnet. Bereits 1911 fand der Heidelberger Internist Erb unter seinen Claudicatio-intermittens-Patienten 3mal häufiger Raucher umd 5mal häufiger „starke Raucher". Diese Befunde wurden in den 60er Jahren von Widmer und weiteren Arbeitsgruppen bestätigt [13]. Die Framingham-Studie zeigte bei starken Rauchern (mehr als 20 Zigaretten/Tag) eine 4fache Häufung einer AVK.

Mörl, Diehm, Heusel (Hrsg.)
45 Jahre Herzinfarkt- und Fettstoffwechselforschung
© Springer-Verlag Berlin Heidelberg 1988

Im Gegensatz zum Zigarettenrauchen spielen Zigarren- und Pfeifenraucher nur eine untergeordnete Rolle. Wenn allerdings frühere Zigarettenraucher auf Pfeifen- oder Zigarrenrauchen umsteigen, gleicht sich das koronare Risiko an. Dies konnte zumindest für die Sekundärprävention nach durchgemachtem Herzinfarkt nachgewiesen werden. Filterzigaretten und sog. leichte Zigaretten reduzieren zwar das Risiko für eine chronische Bronchitis oder ein Bronchialkarzinom, haben aber keinen Einfluß auf das Risiko kardiovaskulärer Erkrankungen [10].

Die Mechanismen, die bei Rauchern zu einer Arterioskleroseentstehung führen, sind heute noch nicht vollständig bekannt. Im Vordergrund dürften Veränderungen des Lipoproteinstoffwechsels stehen. Verglichen mit einer Nichtrauchergruppe zeigte sich unmittelbar nach Zigarettenrauchinhalation eine Stimulation der intravaskulären lipolytischen Aktivität. Diese Aktivierung hat eine beschleunigte Umwandlung von VLDL in die atherogene LDL-Cholesterinfraktion zur Folge. Gleichzeitig wurde ein Absinken der als antiatherogen betrachteten HDL-Cholesterinfraktion im Plasma beobachtet [1].

Nikotin führt zudem zu einer sympathischen peripheren Gefäßtonussteigerung, die u.a. eine Blutdruckerhöhung zur Folge hat. Raucher weisen darüberhinaus höhere Carboxyhämoglobinspiegel auf. Bis zu 15% des Hämoglobins können bei Rauchern durch CO-Hämoglobin für den Sauerstoffaustausch blockiert sein.

Hypertonie

Die arterielle Hypertonie ist der wichtigste Risikofaktor für die Arteriosklerose der Hirngefäße. Aber auch für das Schicksal der Patienten mit AVK spielt der Blutdruck eine entscheidende Rolle. Amerikanische Prävalenzstudien in den 40er Jahren sowie weitere Untersuchungen in Deutschland und der Schweiz zeigten, daß die Hypertonie bei Verschlußkranken 2- bis 3mal häufiger zu beobachten ist als bei Gefäßgesunden [13] (Tabelle 2).

Zwischen dem erhöhten Blutdruck und einer Arteriosklerose besteht ein doppelter Zusammenhang: Einerseits spielt der Bluthochdruck im pathogenetischen Ablauf der Gefäßverkalkung eine wichtige Rolle, ohne daß die Mechanismen genau geklärt sind. Andererseits akzentuieren arteriosklerotisch veränderte Arterien bestimmter Gefäßprovinzen (Aorta, Niere) die Hypertonie.

Tabelle 2. Risikofaktorenverteilung der Hyperlipoproteinämie bei PAVK-Patienten (n = 151) und Kontrollpersonen (n = 156). *PAVK* Peripher-arterielle Verschlußkrankheit. (Nach Fredrickson)

	PAVK (%)	Kontrolle (%)
Zigarettenrauchen	76	30,92
Hypertonie	47,6	27,6
Diabetes mellitus	19,3	21,7
Adipositas	25,7	26,9
Hyperurikämie	23,8	21,43
Hyperlipoproteinämie		
Typ IIa	30,9	43,5
IIb	4,0	2,6
IV	56,4	45,4

Der Hochdruck ist nicht nur ein Risikofaktor zerebraler, koronarer oder peripherer Verschlüsse, sondern bedingt auch weitere Gefäßkomplikationen (z. B. Aortenaneurysmen).

Hyperlipoproteinämie

Untersuchungen über die Inzidenz und Signifikanz von Fettstoffwechselstörungen bei Patienten mit AVK haben gezeigt, daß Hyperlipoproteinämien ein häufiges, wenn auch nicht absolut pathognomonisches Merkmal dieser Erkrankung sind. Je nach Zusammensetzung des Patientengutes und der Methodik variieren die Angaben über die Koinzidenz von Fettstoffwechselstörungen und peripherer arterielle Durchblutungsstörungen in der Literatur. Die Situation scheint bei der AVK nicht so eindrucksvoll belegt zu sein, wie es bei der KHK der Fall ist. In der Pathogenese der KHK wird die Bedeutung der Lipoproteinfraktionen durch zahlreiche epidemiologische Studien belegt. In mehreren Studien wurde eine negative Korrelation zwischen dem HDL-Cholesterin und der KHK sowie eine positive Korrelation zwischen dem LDL-Cholesterin und der KHK festgestellt. Neuere Untersuchungen haben gezeigt, daß auch die Apoprotein A1-Fraktion ein wichtiger Marker für die Entstehung einer KHK ist. Für die Bedeutung der Serumlipide bei der Pathogenese der arteriellen Verschlußkrankheit der Beine liegen vergleichbar eindeutige Befunde nicht vor. Nach eigenen Untersuchungen besteht im statistischen Vergleich des HDL-Cholesterins unabhängig vom Vorliegen einer Fettstoffwechselstörung kein signifikanter Unterschied zwischen Patienten mit AVK und Kontrollpersonen (Abb. 1). Auch das LDL-Cholesterin scheint als Risikofaktor der AVK keine wesentliche Rolle im Vergleich zur koronaren Herzkrankheit zu spielen. Noch ungeklärt ist die Bedeutung

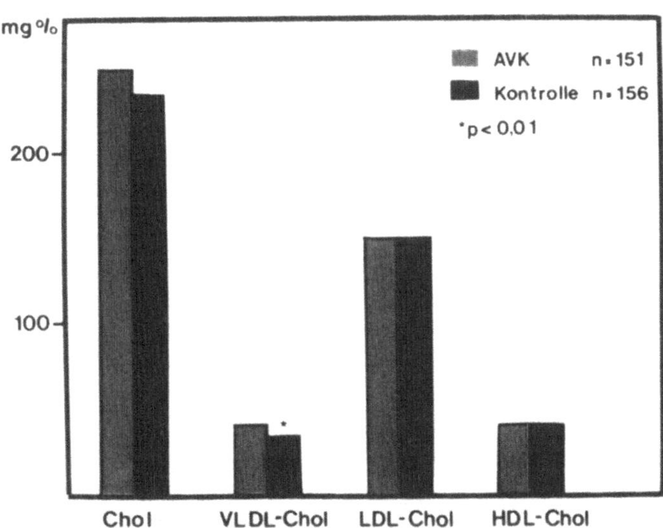

Abb. 1. Gesamtcholesterin und Lipoprotein-Cholesterinfraktion bei Patienten mit PAVK und bei Normalpersonen. (Mittelwerte aus [4])

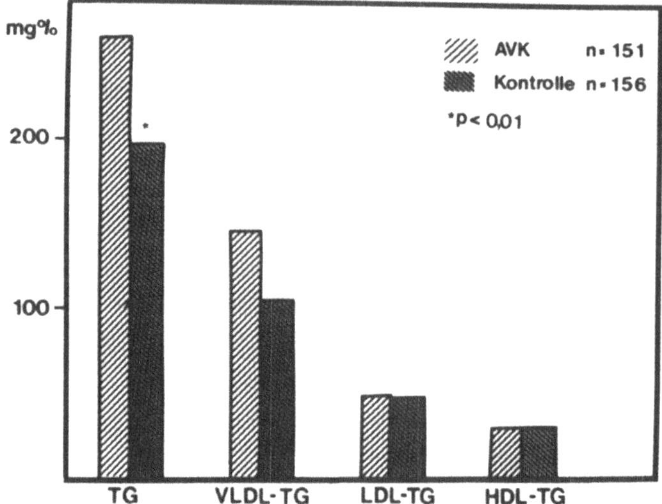

Abb. 2. Triglyzeride und Lipoproteinfraktion bei Patienten mit PAVK und bei Normalpersonen. (Mittelwerte aus [4])

der Hypertriglyzeridämie. Höhere TG-Plasmaspiegel bei AVK-Patienten sind vermutlich Ausdruck eines bestimmten Lebens- und Ernährungsverhaltens dieser Patienten (Abb. 2) [13].

Aufschlußreich ist eine Regressionsstudie von Duffield zu dieser Problematik. Er konnte durch angiographische Vergleichsuntersuchungen bei Patienten mit Claudicatio intermittens zeigen, daß diätetische und medikamentöse Maßnahmen die Progression der Arteriosklerose im femoropoplitealen Bereich aufgehalten haben. Bei dieser Interventionsstudie wurden das Cholesterin um 25%, das LDL-Cholesterin um 28% sowie die Triglyzeride um 45% gesenkt, bei unbehandelten Patienten kam es dagegen zu keiner Änderung des Lipidprofils [5].

Diabetes mellitus

Zahlreiche epidemiologische und klinische Untersuchungen zeigen, daß Diabetiker häufiger an peripheren arteriellen Durchblutungsstörungen erkranken als Nichtdiabetiker. Vieles deutet darauf hin, daß nicht nur der manifeste Diabetes mellitus, sondern bereits eine gestörte Glukosetoleranz unabhängige Risikofaktoren für die Entstehung arteriosklerotischer Gefäßerkrankungen sind. Mehrere Untersuchungen belegen, daß Patienten mit AVK einen veränderten Kohlenhydratmetabolismus aufweisen. Bei diesen Patienten konnte eine gestörte Glukosetoleranz sowie eine erhöhte Insulinantwort auf eine orale Glukosebelastung nachgewiesen werden [4].

Beim Vergleich von AVK-Patienten mit Kontrollpersonen wiesen Patienten mit peripheren Durchblutungsstörungen eine gestörte Glukosetoleranz unabhängig von Körpergewicht und Applikationsart (oral/intravenös) auf (Abb. 3).

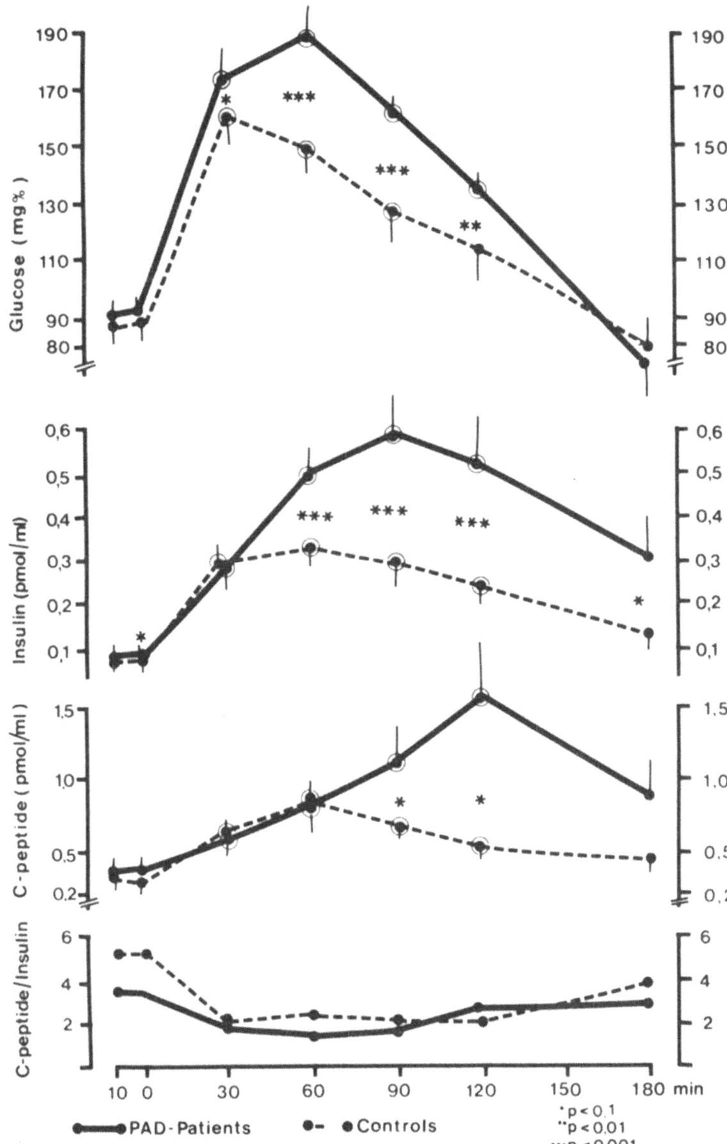

Abb. 3. Oraler Glukosetoleranztest bei normalgewichtigen Claudicatio-intermittens-Patienten und normalgewichtigen Kontrollpersonen. (Nach [4])

Nach der Framingham-Studie sind die Zahlen für die Prävalenz einer AVK bei Diabetikern 3- bis 5mal höher als bei Nichtdiabetikern. Die Schwabinger Studie hat gezeigt, daß das Vorliegen selbst einer asymptomatischen AVK für den Diabetiker ein hohes Mortalitätsrisiko bedeutet. Nach der klinischen Erfahrung ist die Inzidenz makroangiopathischer Komplikationen ohne Bezug zur Dauer und Schwere des Diabetes mellitus, jedoch Ausdruck einer exakten Stoffwechseleinstellung.

Bewegungsmangel

Körperliche Inaktivität in Beruf und Freizeit stellt einen selbständigen kardiovaskulären Risikofaktor dar. Dies gilt insbesondere für die Inzidenz einer KHK. Obwohl beweisfähige epidemiologische Studien über diese Problematik fehlen, muß man davon ausgehen, daß ähnliches auch für die Entstehung einer AVK gilt. Bekräftigt wird diese Annahme aus dem Umkehrschluß, wonach Gehtraining die älteste und bewährteste Behandlungsform und sekundärpräventive Maßnahme ist. Neben einer indirekten Beeinflussung über die Verminderung der Risikofaktoren existieren zahlreiche Hypothesen über die Mechanismen der aktiven Bewegungsbehandlung.

So wird eine verbesserte Gehtechnik durch Schulung der beiden motorischen Hauptbeanspruchungsformen Flexibilität und Koordination diskutiert. Skandinavische Studien zeigten eine Steigerung der metabolischen Kapazität des trainierten Skelettmuskels gegenüber dem untrainierten bei Patienten mit und ohne AVK. Durch eine erhöhte Aktivität oxydativer Enzyme im Muskel wird die Energiebereitstellung verbessert. Auch eine erhöhte Sauerstoffverwertung durch das Gehtraining wird heute als erwiesen angesehen. Sauerstoffpartialdruckmessungen im femoralarteriellen und femoral-venösen Blut haben gezeigt, daß Training zu einer erhöhten Sauerstoffextraktion aus dem Blut und damit zu einem gesteigerten Sauerstoffangebot im Muskel führt. Eine Blutumverteilung zugunsten von minderdurchbluteten Arealen und eine verbesserte Kapillarisierung nach Training dürfte ebenfalls eine wichtige Rolle spielen. Darüberhinaus ließen sich günstige Effekte auf das Blutfließverhalten bei AVK-Patienten durch Ausdauertraining erzielen. Ein tägliches intermittierendes Training induzierte positive hämorheologische Veränderungen: Abnahme der Vollblutviskosität und Erythrozytenaggregation sowie Steigerung der Erythrozytenverformbarkeit [4].

Nicht zuletzt wird eine psychologisch bedingte Zunahme der schmerzfreien Gehstrecke durch Zunahme der Schmerztoleranz diskutiert.

Koinzidenz der koronaren und peripher-arteriellen Verschlußkrankheit

Die großen Feldstudien der letzten Jahrzehnte in Framingham und Basel lieferten epidemiologische Erkenntnisse über die Inzidenz (= Anzahl neuer Erkrankungsfälle pro Zeiteinheit) der koronaren Herzkrankheit als führendem Mortalitätsfaktor der Industrienationen, sowie zerebrovaskulärer und peripherer-arterieller Gefäßerkrankungen [8, 13]. Die daraus entstandenen Hypothesen über die Ursache-Wirkungs-Beziehungen zwischen (nicht)beeinflußbaren Risikofaktoren und -indikatoren und der Manifestation kardiovaskulärer Erkrankungen wurden später in therapeutischen Interventionsstudien, z.B. MRFIT, Veterans Administration Cooperative Study, Hypertension Detection and Follow-up Program, bestätigt. Die Bestimmung der Prävalenz (= Häufigkeit einer Erkrankung zum Zeitpunkt der Untersuchung) erlaubt Rückschlüsse auf das Vorliegen von Erkrankungen in bestimmten disponierten oder selektionierten Bevölkerungs- oder Patientengruppen.

Prävalenz wie auch Inzidenz sind nicht nur vom Alter, Geschlecht, sozialen Umfeld und der geographischen Lage abhängig, sondern werden entscheidend von der Zuverlässigkeit der gewählten diagnostischen Kriterien bestimmt. Dies wiederum führt zu einer erheblichen Variabilität der in der Literatur mitgeteilten Prävalenz- bzw. Inzidenzdaten. Zusätzlich wird die Objektivierung pathologisch-morphologischer Gefäßveränderungen durch die Tatsache erschwert, daß Durchblutungsstörungen von Herz, Hirn und Extremitäten durch das Auftreten stummer Ischämien oder ausreichendem Kollateralfluß lange Zeit keine subjektiven Beschwerden machen können. Das verdeutlicht eine Studie, in der nur bei 30% der Patienten mit AVK das Leitsymptom, die Claudicatio intermittens, nachgewiesen werden konnte. Dagegen war umgekehrt bei Patienten mit Claudicatio intermittens wiederum nur in 54% eine AVK zu diagnostizieren [3].

Aus den Ergebnissen der Framingham-Studie ist bekannt, daß Patienten mit Claudicatio intermittens ein 2fach erhöhtes Mortalitätsrisiko gegenüber Vergleichspersonen haben, und daß 75% davon an kardiovaskulären Erkrankungen sterben. Insgesamt ist die Lebenserwartung von Patienten mit arterieller Verschlußkrankheit der Beine um 10 Jahre erniedrigt. Weitere Erkenntnisse über Überlebensdaten stammen aus Kontrolluntersuchungen nach chirurgischen Gefäßrekonstruktionen. So beträgt die Lebenserwartung nach 5 Jahren 70–80%, nach 10 Jahren 40% und nach 15 Jahren 26%. Diese Daten beweisen, daß eine Kombination von koronaren und peripheren (auch zerebrovaskulären) Gefäßverschlüssen nicht obligat ist, im gegebenen Fall jedoch einen symptomatischen Risikofaktor mit klaren therapeutischen Konsequenzen darstellt. In einigen gefäßchirurgischen Zentren der USA erfolgen z. B. routinemäßig vor rekonstruktiven Maßnahmen an den Extremitätenarterien thalliumszintigraphische oder koronarangiographische Screeninguntersuchungen, um das peri- bzw. postoperative kardiale Mortalitätsrisiko zu senken.

Die Kenntnis dieser Zusammenhänge bei Patienten, welche sich mit Angina pectoris bzw. Claudicatio, d. h. symptomatischen koronaren oder peripheren Durchblutungsstörungen vorstellen, ist daher heute sowohl für den Hausarzt als auch den Spezialisten kardiovaskulärer Erkrankungen wichtig. Da er verantwortlich für das weitere diagnostische Vorgehen und die therapeutischen Konsequenzen ist, dienen Prävalenzdaten zur Einschätzung der Wahrscheinlichkeit konkomitanter Gefäßerkrankungen. In den Industrienationen liegt die Prävalenz der koronaren Herzkrankheit bei Männern im Alter von 40–60 Jahren zwischen 5–10% (Epstein). Die Prävalenz der arteriellen Verschlußkrankheit der Beine ist bei epidemiologischen Untersuchungen an Normalpopulationen mit 1–2% beziffert worden [11]. Nach eigenen Untersuchungen an Patienten mit KHK bzw. AVK ist das gemeinsame Auftreten beider Erkrankungen von dem klinisch führenden Symptom abhängig [9]. Danach ist bei 20% der Patienten mit Angina pectoris mit einer AVK der Beine zu rechnen, die jedoch aufgrund der kardial eingeschränkten Belastungsfähigkeit zumeist asymptomatisch ist. Patienten mit arteriellen Durchblutungsstörungen der unteren Extremitäten im Stadium der Belastungsinsuffizienz (Claudicatio intermittens) weisen dagegen in 50% der Fälle eine relevante KHK auf (Abb. 4). Ein Zusammenhang mit dem Schweregrad der einzelnen Erkrankungen besteht offensichtlich nicht.

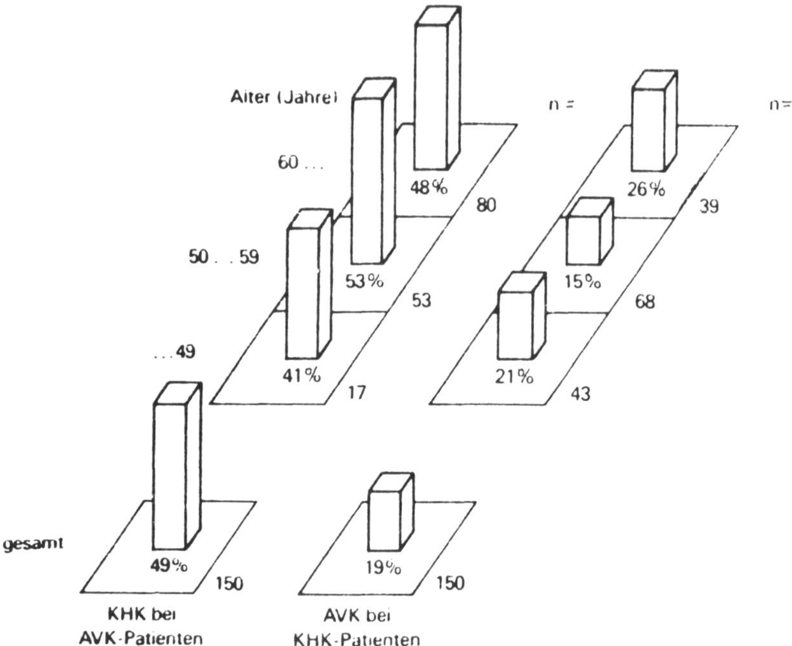

Abb. 4. Prävalenz und Altersverteilung von koronarer Herzkrankheit und peripherer arterieller Verschlußkrankheit in Abhängigkeit von der klinisch führenden Symptomatik. (Aus [9])

Vergleich der Risikofaktoren bei AVK und KHK

Bezüglich der Frage, warum sich die Risikofaktoren hinsichtlich ihrer Validität organspezifischer Manifestationspräferenzen unterscheiden, existieren verschiedene Hypothesen. Ganz offensichtlich hat die Konstellation und evtl. Kumulation bestimmter Risikofaktoren einen entscheidenden Einfluß auf das Vorliegen einer arteriosklerotischen Zweiterkrankung. Beispielsweise liegt die Anzahl der bedeutendsten Risikofaktoren bei Patienten mit AVK (durchschnittlich 2,1 pro Patient) höher als bei Koronarkranken (1,7 pro Patient) [9]. Legt man die modernen Empfehlungen über präventiv wirksame Blutlipidspiegel zugrunde (Neapel Konsensus Konferenz 1986), so findet sich eine Hyperlipoproteinämie bei 86,6% der KHK-Patienten signifikant häufiger als bei AVK-Patienten mit 77,8%. Umgekehrt leiden mehr Patienten mit arterieller Verschlußkrankheit an Hypertonie und Diabetes mellitus bzw. rauchen häufiger als KHK-Patienten (Tabelle 3).

Die epidemiologische Erforschung dieser Zusammenhänge bringt wichtige sozialmedizinische Erkenntnisse und gibt dem praktisch tätigen Arzt Orientierungshilfen für das diagnostische und therapeutische Vorgehen. Da kardiovaskuläre Erkrankungen die Todesursachenstatistik der Industrienationen anführen, gewinnt sie zunehmend an Bedeutung.

Tabelle 3. Prozentualer Anteil der Hyperlipoproteinämie und Subgruppen nach der Neapel-Klassifikation bei Patienten mit arterieller Verschlußkrankheit und/oder koronarer Herzkrankheit. (Nach [9])

	Vergleich der Gesamtkollektive			Vergleich von Patienten mit AVK *oder* KHK			Vergleich von Patienten mit AVK *und* KHK		
	AVK gesamt n = 150	KHK gesamt n = 150	p <	AVK n = 76	KHK n = 122	p <	AVK + KHK n = 74	KHK + AVK n = 28	p <
Alter (Median; Jahre)	60	55	0.001	60	55	0.001	60	55,5	0.001
Hypertonus	52,7	28,7	0.001	52,6	28,7	0.001	52,7	28,6	0.05
Diabetes mellitus	14,8	8,7	n.s.	14,5	9,0	n.s.	15,0	7,1	n.s.
Übergewicht	38,7	24,7	0.05	40,8	23,8	0.05	36,5	28,6	n.s.
Nikotinabusus gesamt	79,3	54,0	0.001	84,2	46,7	0.001	74,3	85,7	n.s.
aktiv	58,0	40,0		64,8	32,8		91,4	71,4	
sonstige	21,3	14,0		19,7	13,9		23,0	14,3	
Hyperlipoproteinämie	77,8	86,7	0.05	77,6	87,7	0.05	78,1	82,1	n.s.

Literatur

1. Augustin J, Pohl J, Schiele A, Geeren U, Greten H (1979) Influence of smoking on lipoprotein metabolism. Europ J Clin Invest 9, 2–6
2. Bollinger A (1979) Funktionelle Angiologie Thieme, Stuttgart
3. Criqui MH, Fronek A, Barrett-Connor E, Klauber MR, Gabriel S, Goodman D (1984) The prevalence of peripheral artery disease in a defined population. Circulation 71, 510–515
4. Diehm C (1984) Kohlenhydrat- und Fettstoffwechsel bei Normalpersonen und Patienten mit peripherer arterieller Verschlußkrankheit – Auswirkungen eines Ausdauertrainings. VASA Suppl. 13, Huber, Bern
5. Duffield RGM, Lewis B (1983) Treatment of hyperlipidemia retards progression of symptomatic femoral atherosclerosis. Lancet II, 639
6. Graor RA, Hertzer NR, Young JR, Beven EG, O'Hara PJ, Rutschhaupt WF (1984) Coronary artery disease in patients with aorto and lower extremity atherosclerosis. American Heart Association, Miami
7. Heyden S (1981) Präventive Kardiologie – Ergebnisse aus Interventionsstudien. Studienreihe Boehringer Mannheim
8. Kannel WB, Skinner JR, Schwartz MJ, Shurtleff D (1970) Intermittent claudication: Incidence in the Framingham Study. Circulation 41, 875–883
9. Müller-Bühl U, Diehm C, Sieben U, Berger B, Schuler G, Zimmermann R, Scheuermann W, Heuck CC, Mörl H, Kübler W, Schettler G (1987) Prävalenz und Risikofaktoren von peripher-arterieller Verschlußkrankheit und koronarer Herzkrankheit. VASA Suppl. 4, Huber, Bern
10. Pyörälä K, Rapaport E, König K, Schettler G, Diehm C (1983) Secondary prevention of coronary heart disease Thieme, Stuttgart
11. Reunanen A, Takkunen H, Aromaa A (1982) Prevalence of intermittent claudication and its effects on mortality. Acta Med Scand 211, 249–256
12. Schettler G (1978) Die Ätiologie der Arteriosklerose. Internist 19, 611
13. Widmer LK, Greensher A, Kannel WB (1964) Occlusion of peripheral arteries. Circulation 30, 836–842

Fettstoffwechsel und koronare Herzkrankheit

Vorsitz: H. Greten, D. Seidel, U. Westphal

Triglyzeridforschung

M. EGGSTEIN

Fette und Lipoide nehmen bezüglich der Körpermasse nach Wasser und Eiweiß die dritte Position ein.

Triglyzeride bilden obligate Nahrungsbestandteile. Als Fett werden 100–150 g Triglyzeride aufgenommen. Das sind im Mittel 45% des täglichen Kalorienbedarfs. Empfohlen werden 30%!

Fettgewebe und damit die Triglyzeride bilden beim proportionierten Normalgewichtigen 16% des Körpergewichts. Die Schwankungen reichen von 2–50% und darüber. Es bestimmt unser Erscheinungsbild, eindrucksvoll bei Lipodystrophien. Bei Übergewichtigen werden „Apfel- und Birnen-Typ“, androide und gynoide Fettsüchtige unterschieden.

Triglyzeride machen 80% des Fettgewebes aus.

Ein Sechzehntel des menschlichen Körpergewichts, das sind 12 kg Fettgewebe oder rund 10 kg Triglyzeride, bedeuten 100000 Fett-Kalorien; das sind 50- oder auch 200mal mehr Fett-Kalorien als Kohlenhydrat-Kalorien verfügbar sind.

Aber wenn über Triglyzeridforschung zu referieren ist, dann sind die Triglyzeride des Blutplasmas gemeint.

Ich stelle mich mit Freude der vom Jubilar gewünschten Aufgabe und der Versuchung, 10 Jahre gemeinsames Publizieren – von 1949 bis 1959 – und 5 Jahre Zusammenarbeit, 1948–1950 in Tübingen, 1952 bis 1955 in Marburg, in Erinnerung zu bringen.

An 3 Problemen möchte ich „40 Jahre Forschung über Plasmatriglyzeride“ erläutern:

1. Plasmatriglyzeride *oder* triglyzeridreiche Plasmalipoproteine? Welche Definition wird der klinischen Relevanz am ehesten gerecht?
2. Definition, Ätiologie und Stratifikation der Hypertriglyzeridämie.
3. Hypertriglyzeridämie und koronare Herzkrankheit.

Plasmatriglyzeride oder triglyzeridreiche Plasmalipoproteine?

Während unserer gemeinsamen Marburger Jahre sprach der Jubilar in ehrfürchtiger Begeisterung von „Lipoproteinsymplexen“. Er zitierte die fraktionierten Fällungsmethoden der Cohn-Gruppe (1950), er kontaktierte und belieferte Gofman (1950) mit Blutseren zur Ultrazentrifugenuntersuchung und ließ uns die Serum-Elektrophorese im Stärkemedium nach Kunkel (1952) (Abb. 1) durchführen.

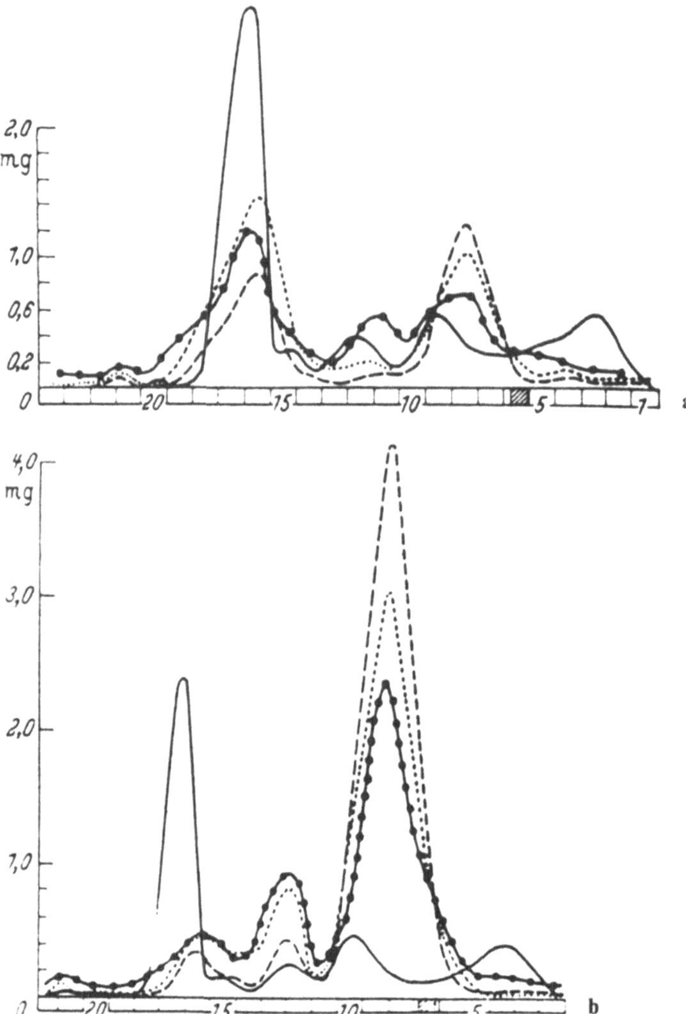

Abb. 1. Verteilung des Cholesterins (------), der Phospholipide (······) und der Fettsäuren (–·–·–·–) bei einem normalen Mann (a) und bei einem gleichaltrigen Überlebenden nach Herzinfarkt (b)

Sein Interesse galt damals schon den Lipoproteinen, ihrer Verteilung und ihrem Aussagewert für die Diagnose der Koronaratherosklerose (Schettler, Dietrich, Eggstein 1956). Mir oblag der Triglyzeridnachweis.

Zunächst über Erstfettsäuren errechnet, wurde die Aufgabe schließlich 1962 mit dem enzymatischen Test gelöst (Eggstein 1966a; Eggstein, Kreutz 1966).

Gegen die Lipoproteine hegte ich eine tiefgehende Abneigung. Waren es die Lehrjahre bei Butenandt mit der Auflage definierte Substanzen mit überschaubarer Methodik nachzuweisen? Dem entsprechen die Plasmaneutralfette in etwa. Die triglyzeridhaltigen Lipoproteine – hier der Versuch Chylomikronen darzustellen (Abb. 2) – boten zum damaligen Zeitpunkt hinsichtlich Definition, Isolierung und Nachweis fast nur ungelöste Probleme.

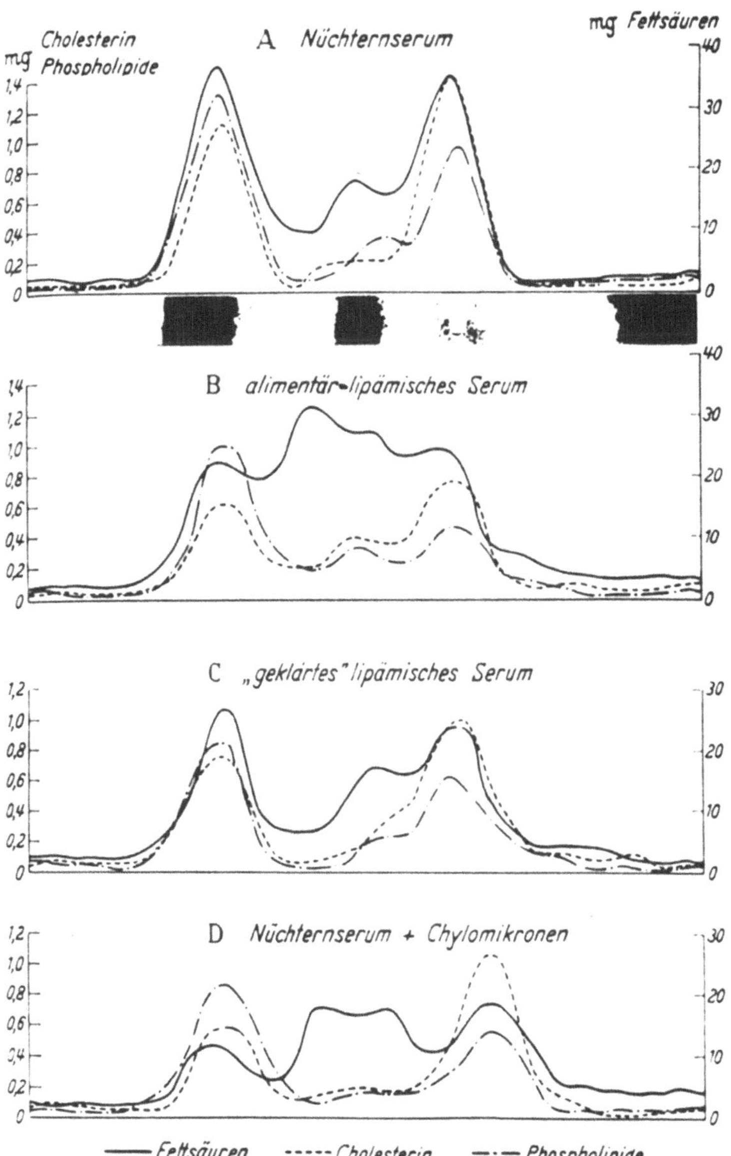

Abb. 2. Verteilung der Fettsäuren, der Phospholipide und des Cholesterins im Nüchternserum, im alimentär-lipämischen Serum vor und nach Abtrennung der Chylomikronenfraktion, sowie im Nüchternserum nach Zusatz der Chylomikronenfraktion

Aber Schettler hat mit seinem Interesse für die Lipoproteine recht behalten!

Wenn heute noch von Plasmatriglyzeriden gesprochen wird, dann aus methodischen Gründen (ähnlich dem Reststickstoff, Quantifizierungsprobleme eingeschlossen). Wer sich für die Physiologie, die Pathophysiologie und Pathogenese der Blutfette, speziell der Triglyzeride interessiert, muß sich mit Lipoproteinen beschäftigen.

Tabelle 1. Die wichtigsten Lipoproteine im Blutserum (Nach Kane, Malloy 1983)

Lipoproteine	Elektrophoretische Lage in Agarosegel	Dichteintervall g/cm^3	Vorherrschende Lipide	Durchmesser	Apoproteine nach Qualität geordnet
High-density (HDL)	α	1.21–1.063	Cholesterinester	7.5–10.5nm	A–I, A–II, C, E, D
Low-density (LDL)	β	1.063–1.019	Cholesterinester	~ 21.5nm	B–100, B–74, B–26
Intermediate-density (IDL)	β	1.019–1.006	Cholesterinester, Triglyzeride	25–30nm	B–100, etwas C und E
Very low density (VLDL)	Prä-β, etwas „langsames Prä-β"	< 1.006	Triglyzeride	30–100nm	B–100, C, E
Chylomikronen	Bleiben am Start	< 1.006	Triglyzeride	80–500 nm	B–48, C, E, A–I, A–II, A–IV, prolinreiches Apoprotein

Triglyzeridreiche Lipoproteine sind die *VLDL-Partikel und* die *Chylomikronen.* Sie unterscheiden sich augenfällig und tiefgreifend:
Übersetzt man die Größenverhältnisse einer Zelle und eines VLDL-Partikels (30–100 nm) in vorstellbare Dimensionen, setzt man die Leberzelle einem Wasserball gleich, dann hat ein VLDL-Partikel die Größe einer Erbse. Die Chylomikronen (80–500 bzw. 1000 nm) entsprechen einem Tennisball.

Die stoffliche Zusammensetzung zeigt Tabelle 1. Neben Very low density lipoproteins (VLDL) und Chylomikronen sind noch die aus den beiden Lipoproteinen durch Einwirkung des Lipoproteinlipasesystems am Gefäßendothel entstehenden triglyzeridreichen Remnants, die Intermediate density lipoproteins (IDL, aus VLDL und Chylomikronen) zu nennen. Auf diesen 3 triglyzeridreichen Lipoproteinen basiert auch die krankhafte Vermehrung der Triglyzeride.

Definition, Ätiologie und Stratifikation der Hypertriglyzeridämie

Eine Hypertriglyzeridämie besteht theoretisch dann, wenn die 95. Perzentile der bei Gesunden bestimmten Plasmatriglyzeride (Plasma-TG) überschritten wird. Diese Grenze liegt zwischen 250 und 300 mg %, wie in Tabelle 2 zu sehen ist (Eggstein 1966b; Schaefer, Levy 1985).

Tabelle 2. Normalwerte: freies, Gesamt- und Glyzeridglyzerin (Triglyzeride) im Blutserum. (Nach Eggstein 1966)

	mMol/l	mg/100 ml	
Freies Glyzerin	0,1202 ± 0,065 S_M = 0,00860	1,105 ± 0,6	(n = 57)
Gesamtglycerin	1,572 ± 0,645 S_M = 0,0846	14,5 ± 5,98	(n = 59)
Glyzeridglyzerin bzw. Triglyzeride	1,388 ± 0,550 S2M = 0,07343	12,8 ± 5,06 bzw. 123 ± 49	(n = 56)

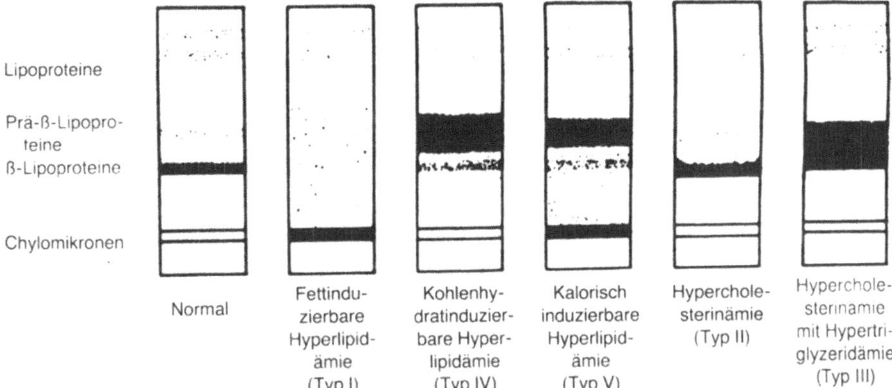

Abb. 3. Schematische Darstellung der Lipoproteinmuster mit der Agarosegel-Elektrophorese bei verschiedenen Hyperlipidämien. (Aus „Methoden der Plasmalipid-Analyse". E. Kaiser Verlag, Wiener Med. Akademie 1970)

Eine auf erhöhte TG zurückgehende Trübung des Plasmas (Lipämie) bemerkt man ab 600 mg%. Mit merklicher Volumenverdrängung, Interferenzen und trübungsbedingten Meßfehlern muß man ab 1000 mg% Plasma-TG rechnen.

In praxi erfolgt bei uns ab 400 mg% Nüchtern-TG die Diagnose und weitere Differenzierung einer Hypertriglyzeridämie. Sie muß sich an den erhöht nachweisbaren Lipoproteinen orientieren.

Fredrickson beschreibt 1965 fünf, später wurden es sechs, durch elektrophoretische Auftrennung unterscheidbare Phänotypen der Hyperlipoproteinämie (Abb. 3):

1. Die Prä β-Hyperlipoproteinämie in 2 Varianten – ohne (Typ IV) und mit Hyperchylomikronämie (Typ V).
2. Die „breite" β-Fraktion (Typ III).
3. Die Nur-Chylomikronämie (Typ I).
4. Die Hypercholesterinämie (Hyper β-lipoproteinämie Typ II) ebenfalls in 2 Varianten, isoliert (Typ II a) und mit erhöhten Triglyzeriden bzw. VLDL (Typ II b).

Ein Blick in eine 9 Jahre früher von Schettler (1956) publizierte Arbeit (Abb. 4): Wir beschreiben die Lipophaerogramme bei Krankheiten mit erhöhten Blutfetten

... „wo die langsam wandernde (Fett-)Fraktion *über* den Beta-Globulinbereich hinaus bis zum Alpha-2-Globulin wandert.

Neben dem Vergleich der Farbintensität von schnell- und langsam wandernder Fraktion wurde u. E. der Lagebezeichnung zwischen sudangefärbten Banden und den Eiweißfraktionen im Phaerogramm zu wenig Beachtung geschenkt".

Das war die Erstbeschreibung der Präbetahyperlipoproteinämie!

Heute lassen sich 3 Klassen der primären Hypertriglyzeridämie unterscheiden, je nach Herkunft der Triglyzeride:

1. Die Typ IV-Hyperlipoproteinämie durch vermehrte VLDL (Very low densitylipoproteins).
2. Die Typ III-Hyperlipoproteinämie durch vermehrte β-VLDL.
3. Die Hyperchylomikronämie vom Typ I oder V.

ZUR PAPIERELEKTROPHORETISCHEN BESTIMMUNG DER LIPOPROTEIDE

Von

G. Schettler, M. Eggstein und F. Dietrich

Aus der Medizinischen Universitätsklinik Marburg a. d. Lahn (Direktor: Prof. Dr. H. E. Bock)

Danach läßt das mit Fettfarbstoff gefärbte Pherogramm in allen Fällen von primären oder sekundären Fettstoffwechselstörungen mit mehr oder minder deutlichen Serumlipoidverschiebungen eine Verschiebung der im Albumin-α_1-Globulinbereich zugunsten der im β-Globulinbereich bzw. zwischen β und Auftragstelle mit Sudan darstellbaren Substanzen erkennen. Darüber hinaus ergeben sich für einzelne Krankheitsgruppen — so dem nephrotischen Symptomenkomplex und der essentiellen Hyperlipämie, wo die langsam wandernde Fraktion über den β-Globulinbereich hinaus bis zum α_2-Globulin wandert, oder der Lebercirrhose, der akuten Hepatitis, dem Verschlußikterus und der akuten Pankreatitis, wo die normalerweise im Albumin-α_1-Globulinbereich sich anfärbende sudanophile Fraktion extrem vermindert ist oder fehlt — mehr oder minder ausgeprägte Besonderheiten. Neben dem Vergleich der Farbintensität von schnellwandernder und langsam wandernder Fraktion wurde unseres Erachtens der Lagebeziehung zwischen Sudangefärbten Banden und den Eiweißfraktionen im Pherogramm zu wenig Beachtung geschenkt. Wir gehen darauf in einer späteren Mitteilung ein.

Abb. 4. Sonderabdruck aus „Klinische Wochenschrift", 34. Jahrgang, 25./26. Heft, 1. Juli 1956, S. 684–688

Ad 1.

Beim Typ IV *Hyperlipoproteinämie durch vermehrte VLDL,* synonym Hyper-VLDL-ämie) handelt es sich um heterogene Plasmaglyzeridvermehrungen. Zwei genetisch differente und 2 symptomatische Formen werden unterschieden:

Die *familiäre kombinierte Hyperlipoproteinämie* (Goldstein et al. 1973b) ist eine autosomal dominant vererbte Krankheit. VLDL und damit die Triglyzeride sind mittelmäßig erhöht, die LDL sind normal, die HDL erniedrigt.

Eine Diagnose ist nur durch die Familienuntersuchungen möglich. Einige Angehörige weisen eine isoliert erhöhte VLDL- (Typ IV), andere die Kombination von VLDL- und LDL- und wieder andere eine isolierte LDL-Erhöhung auf (Chait et al. 1980; Janus et al. 1980; Beil et al. 1982; Kissebah et al. 1981).

Die Manifestation erfolgt im Erwachsenenalter, durch Zunahme der Triglyzeride bei Übergewicht, bei Diabetes, Alkoholmißbrauch und unter bestimmten Medikamenten.

Zugrunde liegt eine Überproduktion von B 100-Apolipoprotein (Vega, et al. 1983) in der Leber. Ob die vermehrte B-Apolipoproteinproduktion mit einer hepatischen Exzeßproduktion von Triglyzeriden verknüpft ist, bleibt offen.

Eine zweite inhomogene Subklasse führt die Bezeichnung *familiäre Hypertriglyzeridämie*. Ihr liegen eine isolierte Mehrproduktion von VLDL-Triglyzeriden, also eine erhöhte Bildung von TG *und* Apo-B (Janus 1980) in der Leber oder eine gestörte TG-Lipolyse durch das Lipoproteinlipasesystem der Endothelien des Fett- und Muskelgewebes zugrunde.

Die Verwandten dieser Patienten sind unauffällig. Der Erbgang ist autosomal dominant. Die Hypertriglyzeridämie wird mit DNA-Abnormitäten im Apolipoprotein AI und C III-Genkomplex assoziiert. Apolipoprotein C III scheint die Lipoproteinlipase (LPL) zu hemmen. Apo C macht bis zu 50% der VLDL-Proteine aus. Der LPL-Aktivator Apo C II erreicht in normalen VLDL 10% ihres EW-Gehalts. Am Apoprotein C ansetzende genetische Defekte können über fehlende Kofaktoren der LPL die erhöhten Plasma-TG erklären.

Die Typ IV-Hyperlipoproteinämie durch vermehrte VLDL ist häufig. Sie kann sich auch als *sekundäre Typ IV-Hyperlipoproteinämie* im Gefolge anderer Stoffwechselstörungen ausbilden. Schrittmacher sind – möglicherweise auch auf genetischer Disposition – Übergewicht, Diabetes Typ II, Harnsäurediathese und Dysproteinämie, ferner Alkoholabusus, Kalorienüberschuß durch bevorzugte Kohlenhydratzufuhr, fehlende körperliche Belastung, ferner die Einnahme von Östrogenen, oralen Kontrazeptiva, Kortikosteroiden, Thiaziden und β-Blockern.

Bei diesen Hyperlipoproteinämien oder Hypertriglyzeridämien durch erhöhte VLDL-Bildung manifestieren sich durch komplizierende Zweitkrankheiten oder belastende Lebensgestaltung u. U. zusätzlich zur VLDL-bedingten Hypertriglyzeridämie noch eine mehr oder minder stark ausgeprägte *Hyperchylomikronämie (Typ V-Hyperlipoproteinämie* durch Hyper-VLDL- und Hyperchylomikronämie).

Die Erklärung liefert folgende Überlegung:

Das normale Lipoproteinlipasesystem entwickelt seine maximale Reaktionsgeschwindigkeit bei einer TG-Konzentration um 1000 mg%. Wird dieses Substratoptimum überschritten – durch eine zusätzliche alimentäre Chylomikronämie –, dann läuft die Klärreaktion (ein Begriff der 50er Jahre, der die Aufnahme der TG in das Fettgewebe meint) nur verzögert. Es kommt zur Hyper-VLDL-ämie eine chylomikronenbedingte Retentionshyperlipämie, auch Typ V-Hyperlipoproteinämie genannt.

Ad 2.

Die Typ III-*Hyperlipoproteinämie durch erhöhte* β-*VLDL*, also durch erhöhte VLDL-Remnants (auch Hyperchylomikronen-Remnants können beteiligt sein) wird auch als Dys-β-lipoproteinämie bezeichnet.

Der Stoffwechseldefekt liegt am Apolipoprotein E. Von den 3 unterscheidbaren Apo E-Proteinen (E2, E3, E4) können Apo-E 3 und Apo-E 4 fehlen. Diese Variante mit dem Phänotyp Apo-E 2/2 soll bei 1% der Bevölkerung vorkommen und für die Elimination der Remnant-Lipoproteine aus dem Kreislauf bzw. für deren Bindung an die Rezeptoren der Leberzellen nicht ausreichen. Kommt es bei diesem genetischen Defekt zusätzlich zu einer erhöhten Synthese von VLDL – aus primären oder sekundären Anlässen – dann steigen auch die VLDL-Remnants an. Die daraus resultierende Hyperlipidämie entspricht der Fett- und Lipidzusammensetzung der Remnants: Diese haben 80% des ehemaligen Triglyzeridbestands der VLDL verloren, aber gleichzeitig Cholesterinester (mit Hilfe der LCAT) zugelegt. Das Ausmaß der Hypercholesterinämie reicht an die Hypertriglyzeridämie heran.

Ad 3.
Für die *Hyperchylomikronämie* sind Triglyzeridwerte von 2–20000 mg% charakteristisch; 2 Typen werden unterschieden:

Die häufigere, klinisch relevante Form entspricht der *Typ-V-Hyperlipoproteinämie.* Eine Ursache, nämlich die Überlastung des LPL-Systems bei genetisch oder sekundär angehobener VLDL-Synthese, wurde bereits erwähnt. Weitere Gründe bilden ein defektes LPL-System z.B. durch Apo C II-Mangel oder Apo C III-Überschuß oder – selten – Antikörper gegen Kofaktoren der LPL, wie beim LED und bei Gammopathien anderer Genese beschrieben.

Die schwerste Hyperchylomikronämie (*Typ I-Hyperlipoproteinämie)* beruht auf einem angeborenen Mangel an LPL. Die Triglyzeride bilden beim Stehen über Nacht eine Rahmschicht. Die Krankheit besteht von Geburt an, tendiert aber nicht zur vorzeitigen Arteriosklerose.

Klinisch relevant werden beide Formen der Hyperchylomikronämie, ebenso wie die Hyper-VLDL-ämie, deren Triglyzeride über 2000 mg% ansteigen, durch akute abdominelle Attacken als Hinweis auf rezidivierende Pankreatitiden und durch Haut-Schleimhaut- und Sehnenxanthome (Abb. 5).

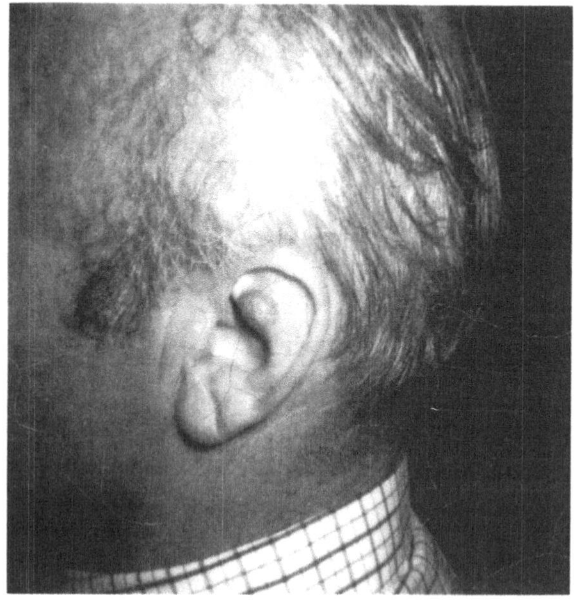

Abb. 5. Hautxanthom an der Ohrmuschel

Tendiert die Hypertriglyzeridämie zur koronaren Herzkrankheit?

Diese Frage scheint offen (Gotto et al. 1977; Carlson et al 1972, 1979; Hulley et al. 1980; Stamler 1979). Zwei pathogenetische Vorstellungen sprechen für die Vorwegnahme therapeutischer Empfehlungen und für eine Differenzierung der Hypertriglyzeridämie bei epidemiologischen Untersuchungen.

These 1:

Alle Hyperlipoproteinämien, deren Lipoproteine das Apo B-100 aufweisen (das sind alle Hyperlipoproteinämien infolge primär oder sekundär vermehrter LDL, VLDL und β-VLDL-Lipoproteine), sind atherogen (Kane, Malloy 1983).

Jede durch „Mehrbildung" verursachte „Hyper-VLDL-ämie" führt schließlich auch zu erhöhten Apo B-100-, Apo C- und Apo E-haltigen Remnants. Diese werden im Normalfall von der Leber aufgenommen (Abb. 6). Ihr zunächst über 50% betragender Triglyzeridanteil wird katabolisiert. Die Apo B-100-Protein-Lipoid-Assoziate werden mit verestertem Cholesterin angereichert und quantitativ als LDL wieder ins Blut abgegeben. Die Apo B-100-Lipoproteine der LDL stammen also zum überwiegenden Teil von den VLDL.

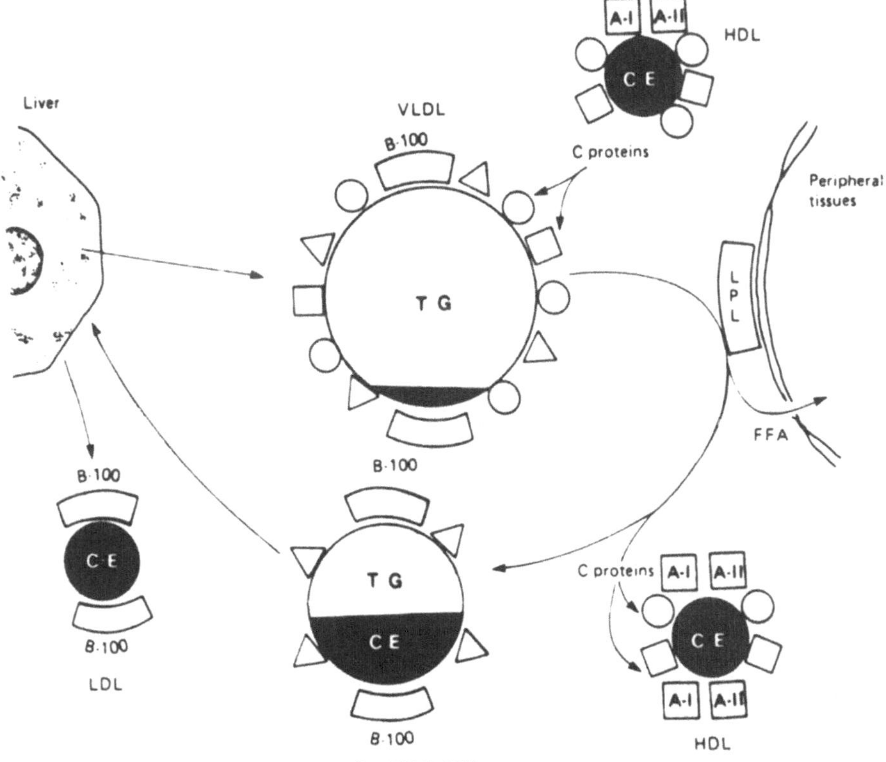

Abb. 6. VLDL-Metabolismus (Nach Kane, Malloy 1983)

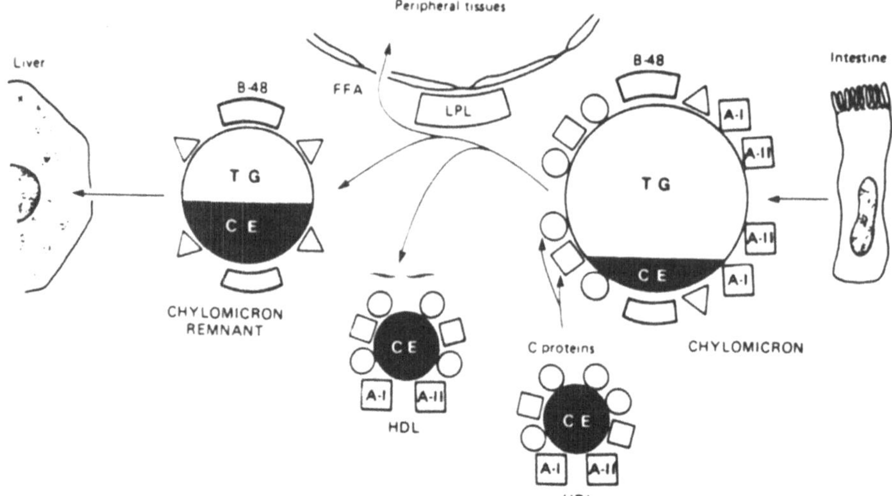

Abb. 7. Chylomikronenmetabolismus (Nach Kane, Malloy 1983)

Bei der „Hyper-β-VLDL-ämie" wird der Triglyzeridgehalt dieser ebenfalls Apo B-100-haltigen, aber im Apo E-Bestand „gestörten" VLDL-Remnants durch Einwirkung der LDL weiter reduziert. Der Cholesterinanteil nimmt parallel zur Partikelverkleinerung zu, die ursprünglichen VLDL, deren Aufnahme durch die Leber infolge anormalen Apo E-Satz vermindert ist, nähern sich in Größe und Zusammensetzung den LDL und wirken atherogen.

Keine LDL liefert jedoch der Chylomikronenkatabolismus (Abb. 7). Chylomikronen sind, falls sie die alleinige Ursache einer Hypertriglyzeridämie bilden (wie bei Typ I-HLP-ämie), nicht atherogen.

Resümee: Wenn aus VLDL und aus VLDL-Remnants schließlich LDL bzw. LDL-Analoge, über deren Atherogenität keine Zweifel bestehen, entstehen, muß

1. jede erhöhte Produktion von VLDL, d.h. jede gesteigerte hepatische endogene Triglyzeridsynthese und
2. jede durch verminderte VLDL-Elimination aus dem Plasma bei defektem Lipoproteinlipasesystem verursachte Plasmatriglyzeridvermehrung atherogen wirken.

Ob die atherogene Wirkung, Ausmaß und Dauer der LDL-Vermehrung, nur vom TG-Spiegel abhängt oder ob die Ursache der TG-Erhöhung mit eine Rolle spielt, ist nicht bekannt.

Der Katabolismus von VLDL zu LDL erklärt auch das klinische Phänomen des β-*shifts*.

Bei forcierter Normalisierung einer VLDL-bedingten Hypertriglyzeridämie (z. B. unter der Insulinbehandlung einer diabetischen Ketoazidose) entstehen durch den kurzfristigen intravasalen Abbau der in der Ketoazidose deutlich bis stark erhöhten VLDL größere Mengen LDL. Deren Halbwertzeit beträgt 2,5 Tage, die der VLDL nur 1–3 h. Die die LDL-Vermehrung anzeigende Hypercholesterinämie überdauert deshalb für Tage die aus der Pathophysiologie des diabetischen Geschehens unmittelbar ableitbare VLDL-bedingte Hypertriglyzeridämie. Der β-Shift bedeutet also erhöhte LDL, d.h. Hypercholesterinämie bei schon wieder normalen VLDL und wieder normalen Plasmatriglyzeriden.

Das kann ein vorübergehendes oder auch anhaltendes Phänomen sein und ist dann, wie jede mit erhöhtem Apo B-100-Lipoprotein einhergehende Triglyzeridvermehrung im Blut atherogen.

These 2:

Die physikochemischen Besonderheiten entscheiden, ob eine Hypertriglyzeridämie ein Arterioskleroserisiko bildet.

Der Hyperlipoproteintyp I belegt, daß Chylomikronen nicht atherogen sind. Sie bestehen zu 85–95% aus Triglyzeriden und enthalten nur 1–3% Cholesterinester und weniger als 1% Cholesterin. Atheromatöse Plaques enthalten kaum Triglyzeride. Chylomikronen sind 0,5 – 1,0 µm groß. Ihre Filtration in das Subendothel – dem Ort der Atherombildung – ist wenig wahrscheinlich. Auch die Chylomikronen-Remnants sind noch 2- bis 3fach größer als die VLDL-Remnants.

Die VLDL-Partikel (0,03–0,08 µm) werden kleiner, je länger sie im Blut zirkulieren. Dabei verlieren sie zunehmend Triglyzeride, die im Mittel 55–65% der VLDL-Partikel ausmachen. Ihr Durchmesser von maximal 0,08 µm reduziert sich weiter (die sogenannten Intermediate density lipoproteins haben einen Durchmesser von 0,025–0,03 µm) und ihre Atherogenität nimmt zu. Den Beleg dafür bildet die Neigung zur vorzeitigen und verstärkten Atherosklerose bei der Hyperlipoproteinämie Typ III mit den dabei vermehrt vorkommenden VLDL-Remnants. Diese wandern, in der Größe den LDL-Partikeln vergleichbar, in das Subendothel der Gefäße und sind deshalb in hohem Maße atherogen (Gianturco et al. 1978, 1980; Mahley 1982, 1983; Borrie 1969, Hessel et al. 1976). Zusätzlich sollen die Oberflächenapolipoproteine der VLDL ihre Phagozytose durch Makrophagen und glatte Muskelzellen begünstigen.

Schließlich kann der zur Hypertriglyzeridämie führende pathophysiologische Mechanismus die Lipoproteine verändern und über ihre Verweildauer im Plasma, durch ihre Größe und Zusammensetzung zur erhöhten Atherogenese beitragen (Fisher 1983; Brunzell et al. 1983).

Räumt man diesen physikalischen Aspekten den Vorrang ein, dann sind es wieder die Hypertriglyzeridämien durch VLDL und VLDL-Remnants, die als atherogen zu werten sind.

Zusammenfassung

Die Triglyzeridforschung der letzten 40 Jahre führte zu exakten Analysen- und Nachweisverfahren der Acylreste und der Alkoholkomponente Glyzerin. Vollautomatische Analysenmethoden erlauben seit etwa 20 Jahren epidemiologische Untersuchungen über die Triglyzeride des Bluts. Die gewonnenen Ergebnisse tragen mit bei zur Aktualisierung der Frage nach der Pathogenese hypertriglyzerid-ämischer Zustände.

Die in den 50er Jahren mit unterschiedlichen physikochemischen Methoden angegangene Präparation und Differenzierung der Fetteiweißpartikel des Blutplasmas führte zu einer Unterscheidung von 6 Phänotypen der Hyperlipoproteinämie und zu wenigstens 4 reproduzierbaren Lipoproteinen. Sie unterscheiden sich außer in ihren physikochemischen Eigenschaften durch einen quantitativ und qualitativ unterschiedlichen Fett- und Apoproteingehalt, durch einen individuellen Stoffwechsel und unterschiedliche pathogenetische Bedeutung. Wenigstens 2 Gruppen von Lipoproteinen enthalten vorwiegend Triglyzeride – die VLDL zwischen 55 und 65% und die Chylomikronen zwischen 85 und über 90%. Aus VLDL entstehen LDL, VLDL bedingte Hypertriglyzeridämien sind deshalb atherogen! Gleiches gilt für β-VLDL! Die klinisch-diagnostische, die physiologische und die pathogenetische Relevanz der auch in der klinischen Diagnostik unterscheidbaren Fetteiweißpartikel begründet differenzierte Empfehlungen hinsichtlich Prognose und Therapie erhöhter Triglyzeride im Blut.

Literatur

1. Assmann G (1982) Lipidstoffwechsel und Atherosklerose. FK Schattauer, Stuttgart
2. Beil U, Grundy SM, Crouse JR, Zech L (1982) Triglyceride and cholesterol metabolism in primary hypertriglyceridemia. Arteriosclerosis 2: 44
3. Borrie, P (1969) Type 3 hyperlipoproteinaemia. Br Med J 2: 665
4. Brunzell JD, Albers JJ, Chait A, Grundy SM, Groszek E, McDonald GB (1983) Plasma lipoproteins in familial combined hyperlipid-emia and monogenic familial hypertriglyceridemia. J Lipid Res 24: 147
5. Carlson LA, Bottiger LE (1972) Ischaemic heart-disease in relation to fasting values of plasma triglycerids and cholesterol. Stockholm prospective study. Lancet 1: 865
6. Carlson LA, Bottiger LE, Ahlfeldt PE (1979) Risk factors for myocardial infarction on Stockholm prospective study. A 14-year follow-up fo-cusing on the role of plasma triglycerides and cholesterol. Acta Med Scand 206: 351
7. Chait A, Albers JJ, Brunzell JD (1980) Very low density lipoprotein overproduction in genetic forms of hypertriglyceridemia. Eur J Clin Invest 10: 161
8. Fredrickson, Donald S, Lees RS (1965) A System for phenotyping hyperlipoproteinemia. Circulation 31
9. Eggstein M, Kreutz FH (1966) Eine neue Bestimmung der Neutralfette im Blutserum und Gewebe. I. Mitteilung: Prinzip, Durchführung und Besprechung der Methode. Klin Wschr 44: 262–267
10. Eggstein M (1966a) Eine neue Bestimmung der Neutralfette im Blutserum und Gewebe. II. Mitteilung: Zuverlässigkeit der Methode, andere Neutralfettbestimmungen, Normalwerte für Triglyceride und Glycerin im menschlichen Blut. Klin Wschr 44: 267–273
11. Eggstein M (1966b) Carbohydrates and lipid metabolism. In: „Pathophysiologische und klinische Aspekte des Fettstoffwechsels“. Editors Schettler G, Sanwald R, Georg Thieme, Stuttgart, 65–71
12. Fisher WR (1983) Heterogeniety of plasma low density lipoproteins manifestations of the physiologic phenomenon in man. Metabolism 32: 283
13. Gianturco SH, Gotto AM (1978) Control of 3-hydroxy-3-methylglutaryl-CoA reductase activity in cultured human fibroblasts by very low density lipoproteins of subjects with hypertriglyceridemia. J Clin Invest 61: 320
14. Gianturco SH, Eskin SG, Navarro LT, Lahart CJ et al. (1980) Abnormal effects of hypertriacylglycerolemie very low density lipoproteins on 3-hydroxy-3-methylglutaryl-CoA reductase activity and viability of cultured bovine aortic endothelial cells. Biochim Biophys Acta 618: 143
15. Goldstein JL, Hazzard WR, Schrott HG, Biermann EL, Motulsky AG (1973a) Hyperlipidemia in coronary heart disease. I. Lipid levels in 500 survivors of myocardial infarction. J Clin Invest 52: 1533

16. Goldstein JL, Schrott HG, Hazzard WR, Biermann EL, Motulsky AG (1973b) Hyperlipidemia in coronary heart disease. II. Genetic analysis of lipid levels in 176 families and delineation of a new inherited disorder, combined hyperlipidemia. J Clin Invest 52: 1544
17. Gotto AM, Phil D, Gorry A, Thompson JR, Cole JS, Trost R, Yeshurun D, Debakey ME (1977) Relationship between plasma lipid concentrations and coronary artery disease in 496 patients. Circulation 56: 875
18. Hessel LW, Vermeer BJ, Polano MK, Dejonge H, Depagter HAT (1976) Primary hyperlipoprotein-emia in xanthomatosis. Clin Chim Acta 69: 405
19. Hulley SB, Rosenmann RH, Bawol RD, Brand RJ (1980) Epidemiology as a guide to clinical decisions. The association between triglyceride and coronary disease. N Engl J Med 302: 1383
20. Janus ED, Nicoll AM, Turner PR, Magill P, Lewis B (1980) Kinetic bases of the primary hyperlipidemias: studies of apolipoprotein B turnover in genetically defined subjects. Eur J Clin Invest 10: 161
21. John W, Gofman MD, Hardin B et al. (1950) Blood lipids an human atherosclerosis. Circulation 2
22. Kane JB, Malloy MJ (1983) Disorders of Lipoprotein Metabolism. In: "Basic and clinical Endocrinology". Greenspan FS, Forsham PH. Lange
23. Kissebah AH, Alfarsi S, Adams PW (1981) Integrated regulation of very low density lipoprotein triglyceride and apolipoprotein-B kinetics in man: normolipemic subjects, familial combined hyperlipidemia. Metabolism 30: 856
24. Kunkel, Slater R (1952) Lipoprotein patters of serum obtained by zone electrophoresis. J clin Invest (Am) 31: 677
25. Mahley RW (1982) Atherogenic hyperlipoproteinemia. The cellular and molecular biology of plasma lipoproteins altered by dietary fat and cholesterol. Med Clin North Am 66: 375
26. Mahley RW, Innerarity TL (1983) Lipoproteinreceptors and cholesterol homeostasis. Biochim Biophys Acta 737: 197
27. Schaefer EJ, Levy RJ (1985) Pathogenesis and Management of Lipoprotein Disorders. New Engl J Med 312: 1300–1310
28. Schettler G, Eggstein M, Dietrich F (1956) Zur papierelektrophoretischen Bestimmung der Lipoproteide. Klin Wschr 34: 684–688
29. Stamler J (1979) Public health aspects of optimal serum lipid-lipoprotein levels. Prev Med 8: 733
30. Vega GL, Illingworth DR, Grundy SM, Lindgren FT, Connor WE (1983) Normocholesterolemic tendon xanthomatosis with overproduction of apolipoprotein B. Metabolism 32: 118

Plasma and High Density Lipoprotein (HDL) – Cholesterol in the Elderly

M. MANCINI, A. FISCHETTI, U. CICERANO, G. GALLOTTA, C. CORTESE, and A. POSTIGLIONE

Serum total and low density lipoprotein (LDL) cholesterol are well known risk factors for coronary heart disease (CHD) [1–5], while HDL cholesterol has been shown to be associated with reduced risk, at least in some studies [6–9]. Many reports have demonstrated also a negative correlation between HDL and manifestations of cerebrovascular [10, 11] and peripheral vascular [12, 13] disease. Because age seems to greatly influence the concentration of plasma cholesterol and its fractions, it is important to delineate the trends of these parameters in the elderly and their prognostic significance. In western industrialized countries plasma total and LDL cholesterol progressively increase with age in both sexes, from youth through young adulthood into middle age [14], but few studies have reported these trends on persons aged sixties and above.

In a recent study, performed in the Gubbio population (Central Italy) [15], it has been shown that mean plasma cholesterol concentrations were higher in women than in men in all considered age groups above 60. Lower mean levels were observed in the

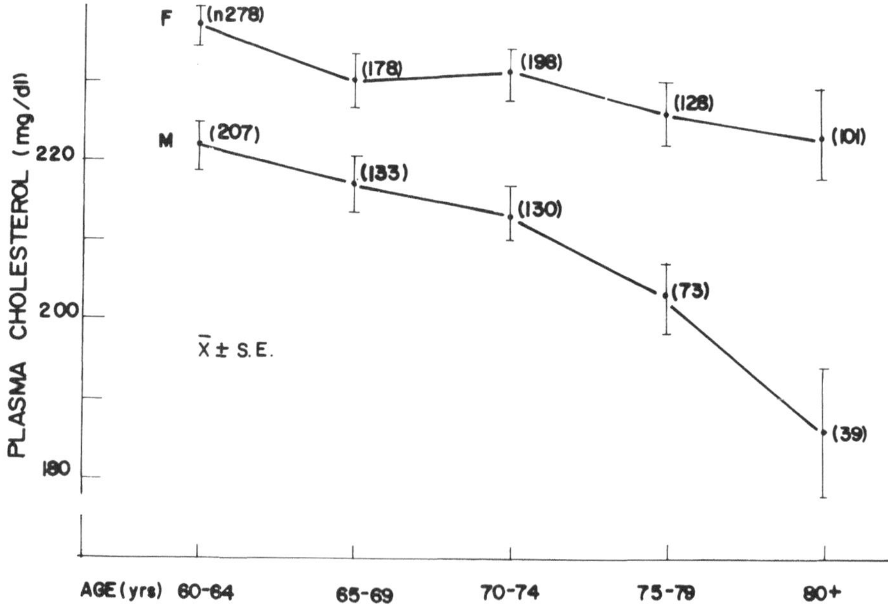

Fig. 1. Mean plasma total cholesterol (± SE) in men and women age 60 and above in Gubbio Study

Mörl, Diehm, Heusel (Hrsg.)
45 Jahre Herzinfarkt- und Fettstoffwechselforschung
© Springer-Verlag Berlin Heidelberg 1988

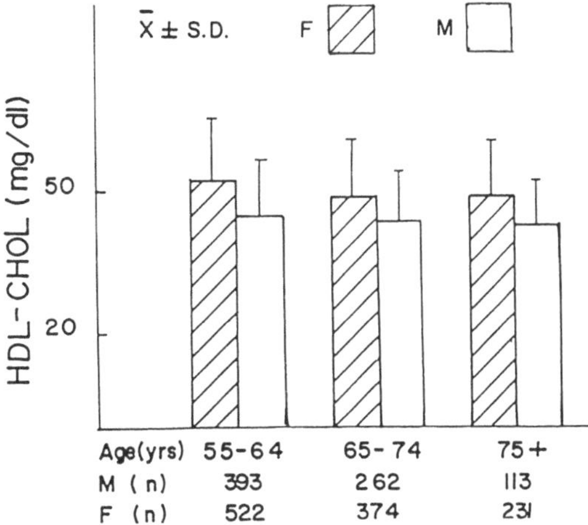

Fig. 2. Mean plasma HDL cholesterol (± SD) in men and women aged 60 and above in Gubbio Study

seventh, eighth and ninth decades of life; this decrease in concentration was more pronounced in men (Fig. 1).

In contrast, mean HDL cholesterol varied little with age: the plasma levels were consistently higher for older women than for men (Fig. 2). As a consequence of the age pattern for total cholesterol, the ratio total/HDL cholesterol was progressively lower with age for men, but not for women. This tendency towards a possible less atherogenic lipid profile observed with aging, especially for men, generally agree with those of other cross-sectional studies [16–19] and may be due either to premature death from CHD of persons with hypercholesterolemia and/or to a real decline in plasma cholesterol with age.

Besides age, other factors may have great influence on plasma total and lipoprotein cholesterol and, among these, physical activity [20]. This aspect is particularly important in the elderly, because arthritis, degenerative brain and vascular diseases may strongly reduce physical autonomy of aged persons. In a group of very aged people (above 84 years), examined in a rural area of South Italy (Agerola), a negative correlation has been found between HDL cholesterol and physical autonomy, expressed as index of activity or daily living (ADL). This evaluation is based upon the functional independence of dependence in bathing, dressing, going to toilette, transfering, possibility of continence and feeding. The items of ADL are classified by scores: higher is the score, lower is the physical autonomy and the plasma concentration of HDL cholesterol (Fig. 3).

In conclusion, the relevance of plasma and lipoprotein cholesterol level, as related to atherosclerosis and its complications, is unclear for elderly people. Available data, e.g. from studies in USA and Israel [8, 21], indicate that elevated levels of plasma total cholesterol and of the ratio total cholesterol/HDL cholesterol are associated with increased risk of CHD in older persons. In all probability hyperlipidemia still plays a pathogenic role in the progression of atherosclerotic plaques and possibly in thrombogenesis [22]. Further observations are necessary for a better understanding of the role of HDL in the elderly, in relation also to longevity, physical activity and physical autonomy.

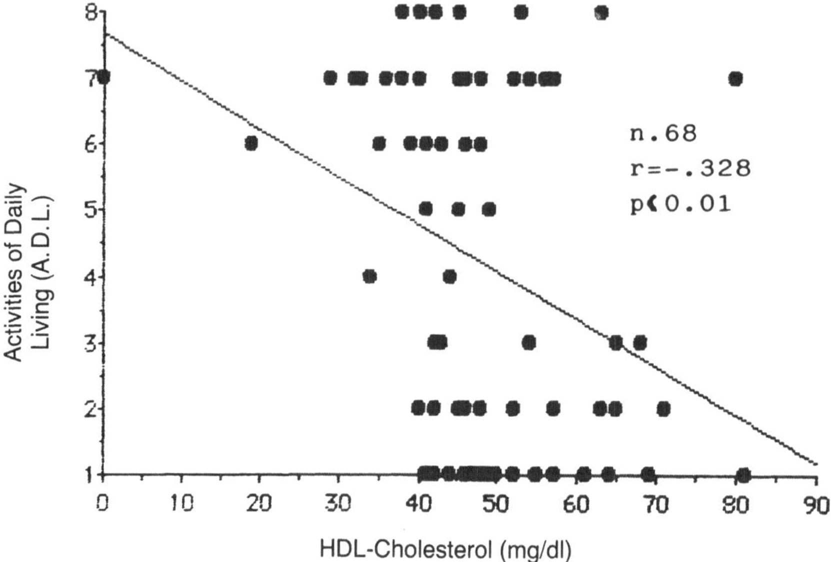

Fig. 3. Relationship between scores of index of ADL and HDL cholesterol level in very aged persons (above 84 years) in Agerola

References

1. Kannel WB, Castelli WP, McNamara PM (1967) The Coronary Profile: 12-year followup in the Framingham Study J Occup Med 9: 611–619
2. Slack J (1969) Risk of ischemic Heart Disease in familial Hyperlipoproteinemia Lancet ii: 1380–1382
3. Fredrickson DS, Goldstein JL, Brown MS (1977) The Familial hyperlipoproteinemias. In: Stanbury JB, Wyngaarden JB, Fredrickson DS (eds) The Metabolic Basis of inherited disease. New York: McGraw Hill, 604–686
4. WHO Expert Committee on the Prevention of Coronary Heart Disease (1982) Prevention of Coronary Heart Disease, WHO Technical Report series No 678, WHO, Geneva, Switzerland
5. Stamler J, Wentworth D, Neaton JD, for the MRFIT Research Group (1986) Is relationship between serum cholesterol and risk of premature death from coronary heart disease continuous and graded? Findings in 356, 222 primary screenes of the Multiple Risk Factor Intervention Trial (MRFIT). JAMA 236: 2823–2828
6. Lewis B (1983) The Lipoproteins: predictors, protectors and pathogens. Br Med J 287: 1161–1164
7. Assmann G, Lewis B, Mancini M, Paoletti R, Schettler G, Co-Chairmen and other members of the european Atherosclerosis Society Study Group (1987) Strategies for the Prevention of Coronary Heart Disease: A Policy Document of the European Atherosclerosis Society. Eur Heart J 8: 77–88
8. Castelli WP, Garrison RJ, Wilson PWF, Abbott RO, Kalousdian S, Kannel WB (1986) Incidence of coronary heart diesease and lipoprotein cholesterol levels – The Framingham Study. JAMA 236: 2835–2838
9. Popock JJ, Shaper AG, Phillips AN, Walker M, Whitehead TP (1986) HDL cholesterol is not a major risk factor for ischemic heart disease in British men. Br Med J 292: 515–519
10. Taggart J, Stout RW (1979) Reduced HDL in stroke – Relationship with elevated triglyceride and hypertension. Eur J Clin Invest 9: 219–223

11. Rossner S, Kjellin KG, Mettinger KL, Siden A, Soderstrom CE (1978) Normal serum cholesterol but low HDL-cholesterol concentration in patients with ischemic cerebrovascular disease. Lancet i: 577–578
12. Bradby GVA, Valente AJ, Walton KW (1978) Serum HDL in peripheral vascular disease. Lancet ii: 1271–1272
13. Kirstein P, Olsson A (1979) HDL cholesterol is low in young and increases with age in male claudicators. Atherosclerosis 33: 145–148
14. Lewis B, Sigurdson G, Chait A et al. (1978) Serum lipoproteins in four European Communities: a quantitative comparison. Eur J Clin Invest 8: 165–173
15. Laurenzi M, Mancini M (in press) Plasma lipids in elderly men and women. Eur Heart J
16. Mattila KS, Marniemi J, Maki J, Juva K (1986) Lipids, lipoproteins and apolipoproteins in the elderly. Scand J Clin Invest 46: 131–136
17. Nicholson J, Gartside PS, Siegel M, Spencer W, Steiner PM, Gluecks CJ (1979) Lipid and lipoprotein distributions in octa- and nonagenarians. Metabolism 28: 51–55
18. Schneider J (1984) Lipid and lipoprotein values in octa- and nonagenarians free from overt degenerative arterial disease. Clin Chim Acta 143: 1–5
19. Alvarez C, Orejas A, Gonzales S, Diaz R, Golomo LF (1984) Reference intervals from serum lipids, lipoproteins and apolipoproteins in the elderly. Clin Chem 30: 404–406
20. Huttunen JK, Lansimies E, Voutilainen E et al. (1979) Effect of moderate physical exercise on serum lipoproteins: a controlled clinical trial with special reference to serum high density lipoproteins. Circulation 60: 1220–1226
21. Abramson JH, Gofin R, Peritz E (1982) Risk markers for mortality among elderly men. A community study in Jerusalem. J Chron Dis 35: 565–572
22. Di Minno G, Silver MJ, Cerbone AM, Rainone A, Postiglione A, Mancini M (1986) Increased fibrinogen binding to platelets from patients with familial hypercholesterolemia. Arteriosclerosis 6: 203–211

Grundlagen einer medikamentösen Therapie von Stoffwechselveränderungen mit Arteriosklerose

H. Greten

Störungen des Glukose- und Lipidstoffwechsels können zur Bildung von atherogenen Proteinen führen, die direkt oder mittelbar die Entstehung der Arteriosklerose nicht nur beschleunigen, sondern wahrscheinlich auch direkt auslösen. Diese moderne Auffassung der Pathogenese arteriosklerotischer Gefäßwandveränderungen wird durch Experimente mit glykolisierten oder oxidierten Lipoproteinen niedriger Dichte (Low Density Lipoproteins, LDL) gestützt. Die intrazelluläre und intraluminäre Aufnahme von solchen und anderen atherogenen Lipoproteinen wird über Rezeptoren vermittelt. Liganden und Rezeptoren sind für die Entstehung der frühesten Form der Arteriosklerose, der sogenannten Schaumzellen und "fatty streaks" von entscheidender Bedeutung. Präventive Maßnahmen – diätetischer oder medikamentöser Art – müssen diesen molekularbiologischen Erkenntnissen Rechnung tragen. Da die medikamentöse Behandlung von Stoffwechselstörungen fast immer eine lebenslange Therapie darstellt, sollte die Wirkungsweise der verwandten Pharmaka genau bekannt und auch auf zellulärer Ebene erforscht sein.

Diabetes mellitus und Dyslipoproteinämie sind Risikofaktoren der koronaren Herzkrankheit. Epidemiologie, Tierexperimente und klinischer Verlauf bei Patienten mit familiären, genetisch determinierten Stoffwechselstörungen belegen diesen Zusammenhang. Eine erfolgreiche Behandlung erhöhter Cholesterinwerte führt zu einer Senkung des koronaren Risikos. Für Patienten mit Diabetes mellitus konnte ein so eindeutiges Ergebnis bisher nicht gezeigt werden. Dennoch lassen größere Studien den Schluß zu, daß Gefäßkomplikationen und Polyneuropathien des Diabetikers durch gute Blutzuckereinstellung vermindert werden. Wegen der großen Bedeutung und Häufigkeit erhöhter Lipidwerte in der deutschen Bevölkerung sollen die für den behandelnden Arzt wichtigsten Stoffwechselzusammenhänge im folgenden kurz zusammengefaßt werden.

Die cholesterintransportierenden Lipoproteine werden aufgrund ihrer unterschiedlichen Dichte als VLDL (Very Low Density Lipoproteins = Lipoproteine mit sehr niedriger Dichte), LDL (Low Density Lipoproteins = Lipoproteine mit niedriger Dichte) und HDL (High Density Lipoproteins = Lipoproteine mit hoher Dichte) bezeichnet. Chylomikronen, die einen besonders hohen Anteil an exogenen Triglyzeriden besitzen, sind noch leichter als die VLDL. Chylomikronen werden im Darm synthetisiert und sind für die gesamte Aufnahme von exogenen Fetten als Transportmittel verantwortlich. VLDL werden in der Leber synthetisiert und dienen dem Transport der endogenen Triglyzeride. Die Hydrolyse von Chylomikronen und VLDL geschieht durch 2 hintereinandergeschaltete Enzymsysteme, die sogenannte

Mörl, Diehm, Heusel (Hrsg.)
45 Jahre Herzinfarkt- und Fettstoffwechselforschung
© Springer-Verlag Berlin Heidelberg 1988

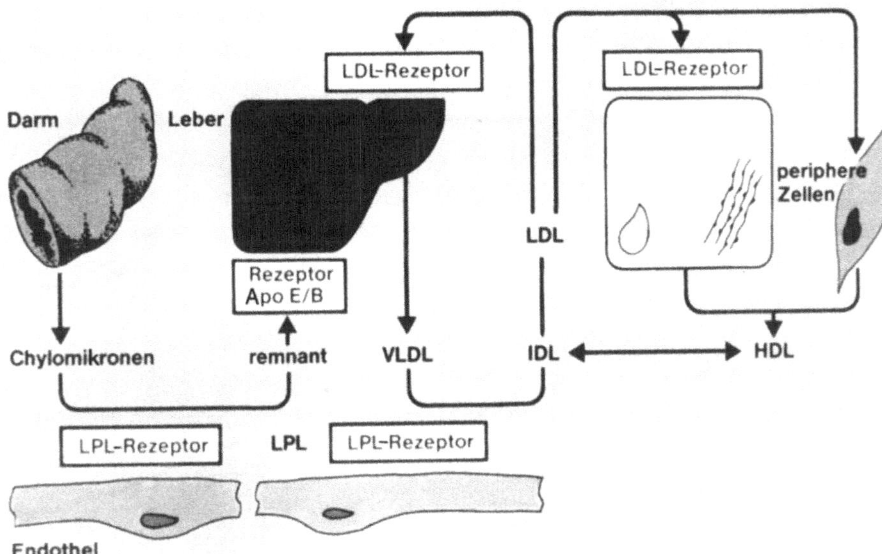

Abb. 1. Lipoproteintransport; Abbau und Aufnahme von Lipoproteinen in der Zelle

Lipoproteinlipase und die hepatische Triglyzeridlipase, die beide über spezifische Rezeptoren am Gefäßendothel lokalisiert sind. Als Zwischenprodukte entstehen Chylomikronenremnants und Intermediate Density Lipoproteine. Die Synthese der HDL erfolgt ebenfalls in der Leber, doch entstehen die fertigen HDL-Partikel erst durch Interaktion der sezernierten Vorstufe mit anderen Lipoproteinen im Blut. Die LDL transportieren mehr als zwei Drittel des gesamten Plasmacholesterins und werden normalerweise über spezifische LDL-Rezeptoren in die Leber internalisiert und dort katabolisiert. Ist der Abbau der LDL dadurch gestört, daß die Zahl der zur Verfügung stehenden LDL-Rezeptoren in der Leber vermindert ist oder die Rezeptoren selbst nicht funktionstüchtig sind, kommt es zu einer Anhäufung von LDL im Blut. Die LDL werden dann im Serum so modifiziert, daß sie von den Endothelzellen und Makrophagen der Arterienwände aufgenommen werden und als oxidierte LDL über Rezeptoren in den Makrophagen der Zellwand abgelagert werden. LDL sind also atherogen. HDL interagieren ebenfalls mit den Makrophagen der Arterienwände und transportieren – möglicherweise gesteuert über spezifische HDL-Rezeptoren der Zellmembran – Cholesterin aus der Gefäßwand in die Leber. HDL sind daher möglicherweise antiatherogen.

Das individuelle Infarktrisiko wird nicht allein von der Höhe des Cholesterinspiegels bestimmt, sondern neben der Kenntnis des LDL-Cholesterins und HDL-Cholesterins sind die Kenntnis bestimmter Apolipoproteine als Risikoindikatoren möglicherweise von erheblicher Bedeutung. Die in diesem Zusammenhang wichtigsten Apoproteine sind das Apolipoprotein B, Apolipoprotein E und das Lipoprotein Lp(a). Das Apolipoprotein B ist die Hauptproteinkomponente und das wichtigste Strukturprotein der VLDL und LDL. Es ist deshalb wichtig, da es von LDL-Rezepto-

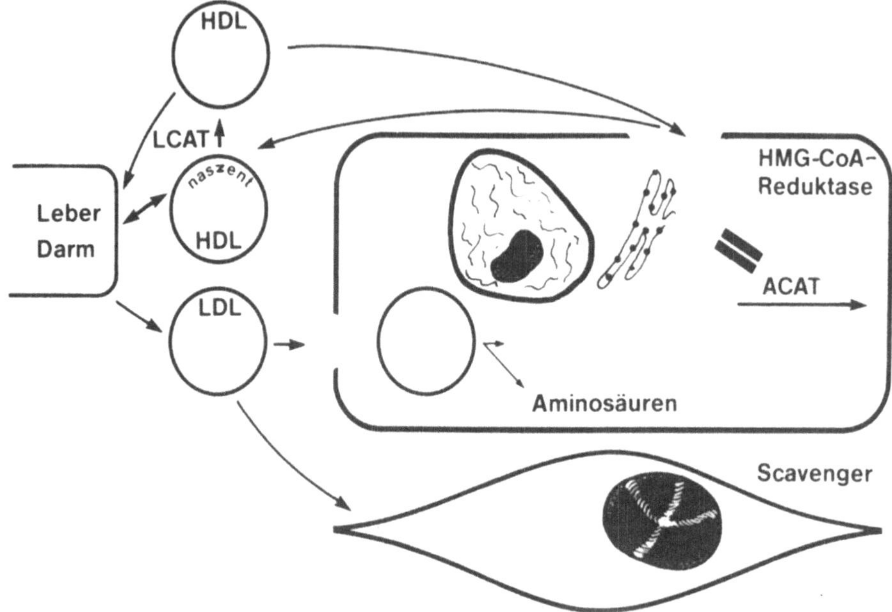

Abb. 2. Stoffwechsel der LDL; Aufnahme über LDL-Rezeptoren und "Scavenger-Pathway"

ren als Ligand erkannt wird und somit für den Abbau der LDL entscheidend ist. Das Apolipoprotein E kommt hauptsächlich in den VLDL und den Abbauprodukten der Chylomikronen, den sog. Remnants, vor. Das Apolipoprotein E hat sehr wichtige Funktionen für den Stoffwechsel triglyzeridreicher Lipoproteine. Die Aufnahme von Chylomikronenremnants in die Leber wird durch das Apolipoprotein E kontrolliert. Es ist bekannt, daß es 3 Isoformen (*Apo E 2/3/4*) gibt, die sich nur durch eine Aminosäure voneinander unterscheiden. Lipoproteine, die nur die Isoform E2 des Apolipoproteins E besitzen, werden von den LDL-Rezeptoren nicht mehr erkannt. Diese Tatsache kann zu einer Stoffwechselstörung, der sog. Hyperlipoproteinämie vom Typ III führen. Patienten mit unterschiedlichen Apolipoprotein-E-Isoformkonzentrationen besitzen möglicherweise ein unterschiedliches koronares Risiko. Gleiches gilt auch für das Lipoprotein Lp (a).

Die Grundlage der Behandlung von Erhöhungen des Glukose- und Lipidstoffwechsels ist eine Diät. Vor dem Einsatz von Pharmaka sind lange Phasen intensiver diätetischer Behandlung notwendig. In der Regel gelingt es, mit einer entsprechenden Diät viele Patienten mit Typ II-Diabetes und viele Patienten mit mäßigen Hypercholesterinämien und Hypertriglyzeridämien erfolgreich zu behandeln.

Gerade die sog. polygene Hypercholesterinämie und die alimentär ausgelöste Hypercholesterinämie sprechen sehr viel besser auf solche Kostformen an, als eine familiär bedingte Hypercholesterinämie. Eine enge Anbindung des Patienten an die betreuenden Personen ist eine wichtige Voraussetzung für die Compliance und damit den Therapieerfolg. Wenn mit diätetischen Maßnahmen allein keine befriedigende

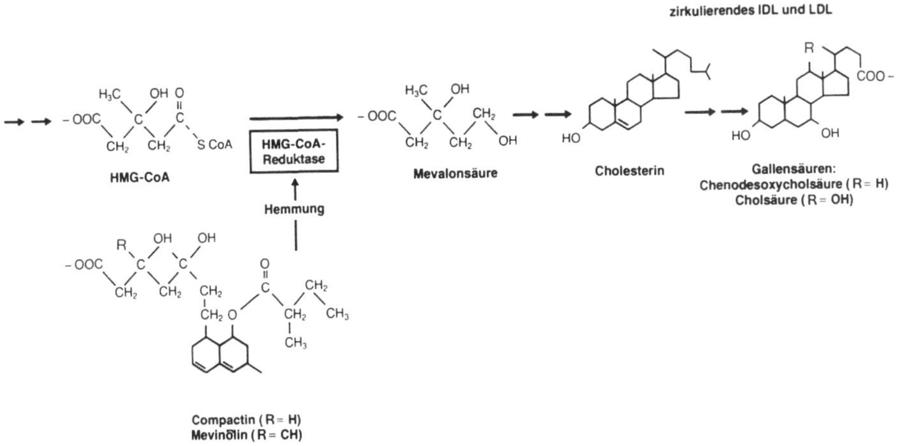

Abb. 3. Mechanismus von HMG-CoA-Reduktaseinhibitoren

Einstellung der Serumlipide erreicht werden kann, sollen und müssen Medikamente eingesetzt werden. Für den Diabetes mellitus haben die Sulfonylharnstoffe eine so überragende Bedeutung, daß auf ihren Einsatz hier nicht näher eingegangen werden muß. Für die Behandlung erhöhter Cholesterinwerte sind Anionenaustauscher vom Typ des Colestyramins sowie Nikotinsäure derzeit die Therapeutika der ersten Wahl. Daneben werden neuere Fibratderivate eingesetzt. Auch nach Probucol kommt es – wenn auch in individuell unterschiedlichem Ausmaß – zu einer Senkung des LDL-Cholesterins. Außerdem wurde unter Probucol eine Regression von Xanthomen beobachtet. Die Entwicklung von spezifischen Inhibitoren der HMG-CoA-Reduktase eröffnete für die Behandlung der familiären Hypercholesterinämie neue Wege. Substanzen wie Lovastatin und Simvastatin senken bei heterozygoten Patienten mit familiärer Hypercholesterinämie die Plasmakonzentration des LDL-Cholesterins um 40%, während bei Kombination mit Colestyramin Senkungen bis zu 60% möglich sind. Langzeituntersuchungen bis zu 5 Jahren belegen, daß die Wirksamkeit dieser Therapie dauerhaft erhalten bleibt. Bei homozygoten Patienten oder bei therapieresistenten heterozygoten Patienten werden extrakorporale Eliminationen der LDL in Kombination mit lipidsenkenden Arzneimitteln eingesetzt. Derzeit sind verschiedene Studien im Gang, die die Wirkung einer derart aggressiven Intervention auf den Verlauf und die Mortalität der koronaren Herzkrankheit untersuchen. Hinsichtlich der Behandlung von Patienten mit nichtfamiliären Hypercholesterinämien gelten die gleichen Grundsätze wie für die familiäre Hypercholesterinämie (FH). Nachdem epidemiologische Studien gezeigt haben, daß das koronare Risiko ab 180 mg/dl parallel zum Cholesterinspiegel ansteigt, wurde in den Vereinigten Staaten 1985 das National Cholesterol Education-Programm (NCEP) gegründet. Mit unterschiedlichen Strategien soll die Senkung der kardiovaskulären Sterblichkeit verfolgt werden: zum einen mit Individualstrategien, zum anderen mit der Gesamtstrategie, bei der durch ein Bündel von verhaltensmedizinischen Maßnahmen bei der Gesamtbevölkerung eine Abnahme des mittleren Cholesterinspiegels angestrebt wird.

Die Behandlung von Stoffwechselstörungen mit hohem koronaren Risiko erfolgt in oft mühevollem und kombiniertem Einsatz von diätetischer Beratung, individueller Aufklärung und letztlich medikamentöser Therapie. Es gilt in jedem Einzelfall abzuwägen, wann welches Medikament zum Einsatz gelangt. Bei dem heutigen Stand unseres Wissens ist der behandelnde Arzt verpflichtet, diesen Gegebenheiten Rechnung zu tragen. Hat er sich zu einer medikamentösen Behandlung entschlossen, so muß eine sorgfältige Überwachung sog. Sicherheitsparameter erfolgen. Die Behandlung des Diabetes mellitus und der Hyperlipämie mit Medikamenten stellt eine präventive Maßnahme dar, die vom Arzt und Patienten gleichermaßen sehr viel Wissen und Verständnis erfordert.

Extracorporal Plasma Therapy in the Treatment of Severe Hyper-β-Lipoproteinemia

D. Seidel

A large and convincing body of evidence links increased coronary risk with both elevated plasma levels of low density lipoprotein (LDL) cholesterol and fibrinogen. Cholesterol in atherosclerotic lesions originates from cholesterol circulating in the blood bound to LDL. Most forms of hyper-β-lipoproteinemia result form a defect in extraction of LDL from plasma by the liver and the LDL-receptor is now being recognized as the crucial element in the control of cholesterol homeostasis. Elevated levels of fibrinogen, a common phenomenon in hypercholesterolemia increases the viscosity of the blood and thereby further alters perfusion of tissues in severe atherosclerotic disease. Furthermore, fibrinogen and its degradation products can both influence prostaglandin metabolism by inhibiting PGI_2 synthesis by endothelial and vascular smooth muscle cells, thereby facilitating platelet aggregation and can also cause injury to endothelial cells.

Treatment of familial hypercholesterolemia by diet and drug therapy alone is often ineffective. Encouraging results have, however, been obtained in the treatment of this disorder and atherosclerosis by plasma exchange. Conventional plasma exchange requires replacement of some plasma proteins which may bring problems due to the introduction of foreign protein and the transmission of infectious deseases.

We have now developed a procedure for the continous elimination of LDL and fibrinogen from plasma based on their precipitation at low pH in the presence of heparin.

This procedure has been named HELP: Heparin-induced Extracorporal LDL Precipitation. Its major characteristic steps are:

Plasma is obtained by filtration of whole blood through a 0.2 μm filter. This is then mixed continuously with a 0.2 M acetate buffer (pH 4.85) containing 100 IU/ml of heparin. Precipitation occurs at a final pH of 5.12 in a precipitation chamber after which the suspension is circulated through a polycarbonate membrane filter to retain the precipitated material. The LDL- and fibrinogen-free filtrate is then passed to a heparin adsorber to remove excess heparin. This ion exchange resin is capable of completely binding heparin at pH 5.12 while plasma proteins are not retained at this pH. Finally the buffer plasma mixture is subject to a bicarbonate dialysis filtration to restore physiological pH and to remove acetate and water before the LDL- and fibrinogen-free plasma is mixed with the blood cells and returned to the patient. The various parts used for a treatment (tubings, filter, etc.) are all disposable and intended for single use which makes it easy and reliable to work with and guarantees a standard quality for each treatment.

Mörl, Diehm, Heusel (Hrsg.)
45 Jahre Herzinfarkt-
und Fettstoffwechselforschung
© Springer-Verlag Berlin Heidelberg 1988

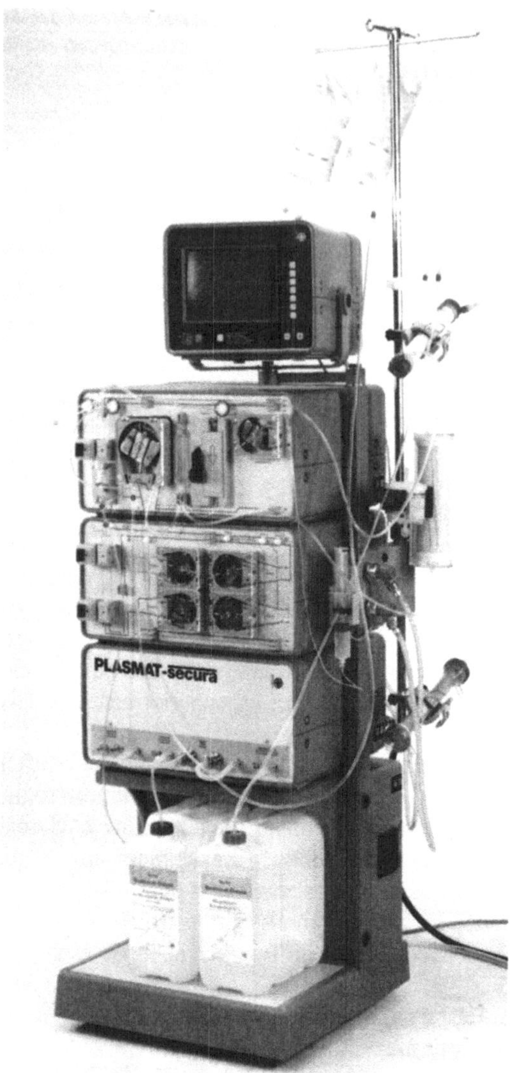

We clear 10–15 g of LDL cholesterol and fibrinogen in one treatment which turns the filter yellow.

At present five patients with familial hypercholesterolemia (among is one homozygous child) have been treated by HELP for more than 1.5 years. More than 60 patients are now under treatment in 12 different centres. The frequency of treatment has averaged once every nine days. Average pre-treatment LDL cholesterol levels have been reduced by approximately 50% compared with the values prior to therapy. The mean LDL cholesterol concentration to which the vascular wall is exposed are of course lower (approximately 40%) since the post-treatment values are as low as 22%

as compared with the values prior to the start of the HELP therapy. Plasma HDL concentrations are unaffected by the HELP procedure. The data for fibrinogen are very similar to the LDL values.

Despite the long-term intensive treatment pre-treatment values of plasminogen C-4 and C-3 complement – also heparin binding proteins – have remained stable indicating that treatment does not lead to a deficiency of this proteins. In case of proteins that do not bind to heaprin at low pH plasma concentrations at the end of the HELP therapy were generally in the range of 80–90% of the initial values. Samples taken 24 h after the end of the treatment showed that these proteins have retained their original level.

The HELP treatment also improves significantly plasma viscosity, erythrocyte aggregation and erythrocyte filtration indicating a positive change in membrane fluidity, a phenomenon which seems to be of high clinical importance in subjects suffering from atherosclerosis. The improvement of these parameters by each treatment is also significant under the course of the HELP therapy.

Special attention has been focussed on the effect of HELP on homeostasis. All post-treatment controls were typical for extracorporal procedures. Plasma heparin levels at the end of the treatment averaged 0.17 IU/ml. No bleeding complications have been observed. Plasma electrolyte, hormones, vitamin, enzyme, immunglobulin concentrations and hematological parameters were virtually unchanged at the end of each treatment and after more than 70 weeks of treatment. Overall treatment tolerance has been very good – no patient dropped out – and no major complications have been observed after app. 750 treatments. No myocardial infarction or other events occured after the start of the therapy. Minor complications have included moderate short lasting chills at the beginning of our work with the system which was caused by a slight undercooling of the first patients. The use of a blanket helped to overcome this problem now. No alterations in pulse rate or blood pressure were observed either under the therapy or soon after. All subjective and some objective clinical signs of coronary heart disease (angina attacks, regression of xanthomata, etc.) have impressively improved under the HELP therapy.

Summary

The HELP procedure provides a new means for the treatment of familial hypercholesterolemia with the additional effect of lowering fibrinogen. It utilizes only disposable material, it retains a high degree of specificity with 100% efficiency for LDL- and fibrinogen extraction, it has the advantage that the patient is not exposed to foreign proteins or compounds with the attendant immunological problems. It displays a high degree of reproducibility and an almost unlimited capacity which guarantees a consistant therapy independent of the clinic performing the treatment.

Its use for the treatment of coronary heart disease is currently under investigation in a prospective nine-center study in which treatment efficiency will be controlled by coronary angiography of 45 patients treated with HELP over a period of two years.

We trust the potenital benefits of the HELP system will be substantial for the group of patients who need this sort of plasma therapy.

Cholesterin und Ernährung – von Mäusen und Menschen

G. Schlierf, M. Kohlmeier, Th. Nikolaus

1949, also vor knapp 40 Jahren, publizierte G. Schettler in verschiedenen deutschsprachigen Zeitschriften seine „Studien über den Cholesterinstoffwechsel der Maus". Der Autor konnte damals feststellen, daß tierische im Gegensatz zu pflanzlichen Fetten zu höheren Cholesterinspiegeln führen, daß Phytosterole bei der Maus im Gegensatz zum Nahrungscholesterin keine Effekte erkennen lassen und daß sich auch Hinweise bezüglich spezifischer Proteinwirkungen auf den Cholesterinstoffwechsel ergeben (Schettler 1948, 1949a, b). Es sind nicht so sehr die Ergebnisse bei der Maus, die heute von Interesse sind, sondern viel mehr die Fragen, die damals schon gestellt wurden und zum Teil heute noch offen sind, was den Menschen betrifft.

Im Jahr 1950 finden wir erstmals Informationen über den Cholesterinspiegel in der BRD (Schettler 1950), die auf die Nahrungsabhängigkeit der Cholesterinwerte hinwiesen und in den Hungerjahren der Nachkriegszeit ein signifikantes Abfallen und den folgenden Wiederanstieg belegten. Wenn wir die Werte 1943 und 1949 (Tabelle 1) mit den heutigen in Heidelberg vergleichen (Arab et al. 1981), zeigt sich, daß der Mittelwert 20- bis 40jähriger Männer wie damals schon bei 200 mg/dl liegt. Es wird deutlich, daß nach der Definition einer europäischen Studiengruppe bezüglich des wünschenswerten Cholesterinspiegels (European Atherosclerosis Society 1987) etwa die Hälfte der Untersuchten Zielgruppe von Interventionsmaßnahmen wären. Die Ernährung unserer Heidelberger weicht erheblich von den wünschenswerten Empfehlungen ab (Tabelle 2). Es lassen sich aus den Daten demnach sowohl die Zahl der Gefährdeten als auch die erforderlichen Maßnahmen, die recht drastisch sein müßten, abschätzen.

Tabelle 1. Blutcholesterin von Normalpersonen während der Jahre 1943, 1947 und 1949. (Aus Schettler 1950)

Mittelwert von		Gesamtcholesterin	Freies Cholesterin	Verestertes Cholesterin
1943	4 Männern	196 ± 6,7	69 ± 2,7	127 ± 5,9
	9 Frauen	206 ± 4,0	69 ± 1,5	137 ± 3,1
1947	60 Männer	161 ± 2,27	60 ± 2,05	101 ± 2,48
	40 Frauen	172 ± 2,92	59 ± 2,01	112 ± 2,96
1949	50 Männer	194 ± 6,0	62 ± 2,1	132 ± 6,9
	50 Frauen	201 ± 6,0	63 ± 3,0	138 ± 6,6

Mörl, Diehm, Heusel (Hrsg.)
45 Jahre Herzinfarkt- und Fettstoffwechselforschung
© Springer-Verlag Berlin Heidelberg 1988

Tabelle 2. Heidelberger Männer-Studie (n = 764). Zusammensetzung der Nahrung (24 h-Recall)

	kcal	g	% alkoholfreie Zufuhr
Eiweiß	347 ± 140	87	15
Kohlenhydrate	884 ± 373	236	37
Fett	1152 ± 470	130	48
tierische	800 ± 386	90	34
pflanzliche	365 ± 418	41	15
Alkohol	186 ± 205	26	(7)[a]
	2569		

[a] Prozent der Gesamtkalorien durch Alkohol

Frühe Hinweise auf mögliche Maßnahmen gaben Schettler und Eggstein 1958 in der Deutschen Medizinischen Wochenschrift mit der Arbeit „Fette, Ernährung und Arteriosklerose" (Schettler 1957). Es wurden Untersuchungen beim Menschen vorgestellt, und zwar sowohl bei 4 Normalpersonen als auch bei 6 Patienten, die signifikant niedrigere Cholesterinspiegel unter Leinöl im Vergleich zu tierischen Fetten zeigen konnten. Auch diese Daten sind wieder hochaktuell, wenn man an die Problematik der Omega-6-Fettsäuren denkt, und an Untersuchungen, die versuchen, die quantitativen Verhältnisse, z.B. zwischen Ölen vom Leinöltyp und Ölen vom Fischöltyp, gegeneinander aufzuwiegen. Auch der Wirkungsvergleich von Linolsäure und Ölsäure ist aktuell. Bevor ich auf eigene Daten eingehe, möchte ich zurückkommen auf eine Abbildung von Schettler und Eggstein (Abb. 1) über die Beziehung zwischen Diätfetten und Serumcholesterin. Olivenöl, seither weitgehend vergessen,

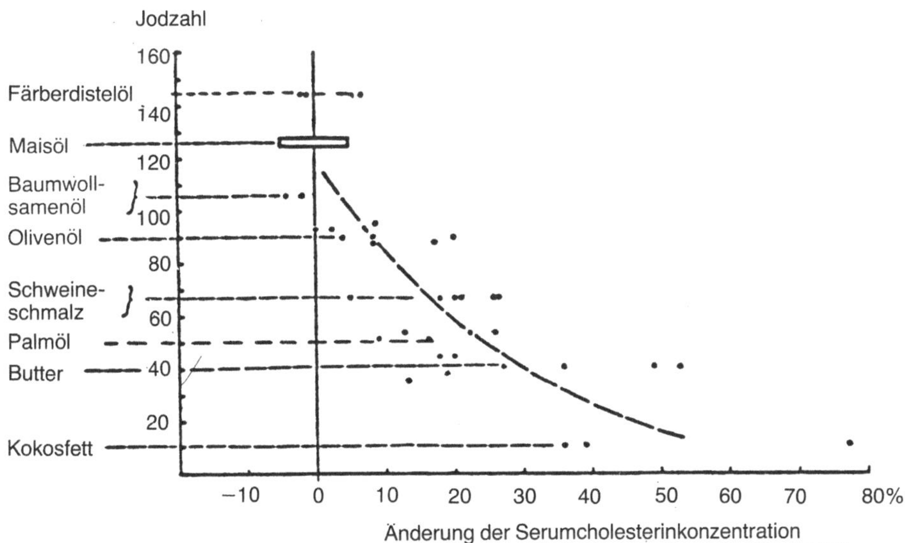

Abb. 1. Beziehung zwischen Jodzahl von Diätfetten und Serumcholesterin. (Aus Schettler 1958)

rangiert bereits in dieser Liste so effektiv wie das Maisöl. Nikolaus aus meiner Arbeitsgruppe hat 1979 Maisöl und Olivenöl im Vergleich mit einer Kontrolldiät bei Normalpersonen untersucht (Schlierf et al. 1979). Man stellt Senkungen der Triglyzerid- und Cholesterinwerte in etwa vergleichbarem Maß fest. Im Gegensatz zu neueren Arbeiten, die dem Olivenöl den Vorzug attestieren, daß das HDL nicht gesenkt wird (Mensink u. Katan 1987), war diesbebzüglich in unserer Untersuchung kein Unterschied: Sowohl Olivenöl als auch Maiskeimöl haben in diesem zugegeben kurzen Versuch das HDL gesenkt.

Ich möchte noch auf die Frage der Phytosterinwirkung zurückkommen, die auch vor ca. 40 Jahren bei Mäusen untersucht wurde. Hierzu hat M. Kohlmeier eine vergleichende Studie mit Maiskeimöl und Sonnenblumenöl durchgeführt (Kohlmeier et al. 1987), also mit Ölen, die sich in bezug auf den Gehalt an ungesättigten Fettsäuren kaum unterscheiden, die sich aber im Phytosterolgehalt unterscheiden. Maiskeimöl enthält 600–800 mg Phytosterole pro 100 g, Sonnenblumenöl nur ca. 200 mg. Die Untersuchung wurde bei 15 Männern durchgeführt. Jeweils 4 Wochen bestanden 40% der Nahrungsfette aus Sonnenblumenöl und 4 Wochen aus Maiskeimöl. Entgegen der Erwartung zeigten diese 2 Öle, die sich im wesentlichen im Phytosterolgehalt unterschieden, unterschiedliche Wirkungen auf Cholesterin-, LDL- und HDL-Cholesterin. Offenbar kommt der physikalischen Form der Phytosterole eine erhebliche Bedeutung zu, da andere Studien (Oster et al. 1987) zeigten, daß z. B. Sitosterin als Granulat nur in recht hohen Dosen wirksam ist. Die Untersuchung hat auch Daten zu einem zwischen meinem zweiten Lehrer, nämlich L. W. Kinsell und E. Ahrens hitzig diskutierten Problem geliefert, nämlich über den Wirkungsmechanismus der mehrfach ungesättigten Fettsäuren. Wir nahmen die Gelegenheit wahr, die Sterolausscheidung unter diesen beiden Ölformen zu untersuchen. Bei beiden Ölen findet sich eine Zunahme der Ausscheidung, wobei mit Sonnenblumenöl nur die neutralen Sterole und mit Maiskeimöl sowohl die Gallensäuren als auch die neutralen Sterole vermehrt ausgeschieden werden. Solche Befunde sind insofern therapeutisch befriedigend, als sie darauf hinweisen, daß mit einer diätetischen Senkung des Cholesterinspiegels eine Elimination von Sterolen und nicht lediglich eine Umverteilung bewirkt wird. Schließlich ließ sich noch die Frage der Lithogenität der Galle überprüfen, mit dem Ergebnis, daß die Ausscheidung von Gallensäuren, Phospholipiden und Cholesterin und insbesondere der daraus resultierende lithogene Index als Maß für die Neigung zu Steinbildung keine signifkanten Unterschiede zur üblichen Kost zeigt.

Literatur

1. Arab L, Schellenberg B, Schlierf G (1981) Ernährung und Gesundheit. Eine Untersuchung bei jungen Frauen und Männern in Heidelberg. Beiträge zu Infusionstherapie 7. Karger, Basel European Atherosclerosis Society (1987)
2. Strategies for the prevention of coronary heart disease. A policy statement of the European Atherosclerosis Society. Eur Heart J 8:77–88
3. Kohlmeier M, Riesen W, Schlierf G (1987) Metabolic changes in healthy men using fatmodified diets. I. Disposition of serum cholesterol. II. Composition of biliary lipids. Am Nutr Metab 32: 10–14
4. Mensink RP, Katan MB (1987) Effect of monounsaturated fatty acids versus complex carbohydrates on high-density lipoproteins in healthy men and women. Lancet I:122

5. Oster P, Schlierf G, Heuck CC, Greten H, Gundert-Remy U, Haase W, Klose G, Nothelfer A, Raetzer H, Schellenberg B, Schmidt-Gayk H (1987) Sitosterin bei familiärer Hyperlipoproteinämie Typ II. Dtsch Med Wochenschr 101:1038-1311
6. Schettler G (1948) Blut- und Organcholesterin der weißen Maus nach Verfütterung pflanzlicher Öle und tierischer Fette mit Phytosterinzusatz. Klin Wochenschr 26:366-367
7. Schettler G (1949a) Studien über den Cholesterinstoffwechsel der Maus. 1. Mitteilung: Die Beeinflussung des Blut- und Organcholesterins durch verschiedene Fette und Öle ohne Cholesterinzusatz. Biochem Z 319:349-358
8. Schettler G (1949b) Studien zum Cholesterinstoffwechsel der Maus. 4. Mitteilung: Cholesterinmast bei Verwendung verschiedener Öle und Fette. Biochem Z 319:444-452
9. Schettler G (1950) Zum Einfluß der Ernährung auf den Cholesteringehalt des Blutes. Klin Wochenschr 28:565-566
10. Schettler G, Eggstein M (1957) Fette, Ernährung und Arteriosklerose. Dtsch Med Wochenschr 83:702-706, 709-710, 750-755
11. Schlierf G, Nikolaus Th, Stiehl A, Heuck CC, Middelhoff G, Riesen W, Oster P (1979) Zur Wirkung lipidspiegelsenkender Kostformen auf Gallenlipide und Plasmalipoproteine bei Normalpersonen. Schweiz. Med Wochenschr 109:1743-1747

Charakterisierung des hepatischen Rezeptors für modifiziertes Low-Density-Lipoprotein

H. A. Dresel

Einleitung

Epidemiologische Untersuchungen haben eindrucksvoll belegt, daß die LDL-Hypercholesterinämie ein bedeutender Risikofaktor für die vorzeitige Arteriosklerose ist. Goldstein und Brown haben in ihren Arbeiten zum Katabolismus des cholesterinreichen LDL nachgewiesen, daß LDL-Partikel von Zellen durch hochaffine LDL-Rezeptoren gebunden werden und durch rezeptorvermittelte Endozytose den Lysosomen zugeführt werden und schließlich abgebaut und hydrolysiert werden. Defekte der LDL-Rezeptoren führen zu einer verlängerten Plasmahalbwertszeit des LDL und zur Hypercholesterinämie Typ IIa. Unklar bleibt bisher, warum LDL-Partikel atherogen sind.

Oxydierte LDL-Partikel wurden aus der interstitiellen Flüssigkeit entzündeter Gewebe isoliert sowie aus artheriosklerotisch veränderter Arterienwand. Oxydiertes LDL ist chemotaktisch für Monozyten und Makrophagen. Es ist ein auffälliges Phänomen bei diätetisch induzierter Hypercholesterinämie, daß nach Wochen eine vermehrte Adhäsion der Monozyten am Endothel zu beobachten ist. Monozyten durchdringen allmählich das Endothel und sammeln sich im subendothelialen Raum der Arterienwandintima an, wo sie schließlich durch gesteigerte Cholesterinaufnahme zu Schaumzellen konvertieren.

Goldstein und Brown konnten auf kultivierten Makrophagen einen sog. Scavenger-Rezeptor für modifizierte LDL nachweisen, der auch oxydiertes LDL, acetyliertes LDL, malonyliertes Albumin sowie einige Polyanionen, z.B. Polyvinylsulfat bindet. Die Bindung von modifiziertem LDL führt zur Endozytose des LDL und zur Überladung der Makrophagen mit Cholesterin. Da die Cholesterinaufnahme nicht mit einer Regulation des Rezeptorsystems verknüpft ist, nimmt der Cholesteringehalt der Zelle so stark zu, daß auch in vitro aus den Makrophagen Schaumzellen werden. Goldstein und Brown wiesen auf die mögliche Bedeutung des Scavenger-Rezeptors der Makrophagen bei der Entwicklung des sog. “fatty streaks”, der morphologisch faßbaren Frühläsion der Arterienwand, hin.

Wir haben in den letzten Jahren in Zusammenarbeit mit der Arbeitsgruppe von Dr. Friedrich und Dr. Sinn am Nuklearmedizinischen Institut des Deutschen Krebsforschungszentrums sowie mit Dr. David Via aus der Arbeitsgruppe von Tony Gotto in Houston, Texas, das Scavenger-Rezeptorsystem in den lebermakrophagen (= sinusoidale Endothelzellen und Kupfferzellen) sowohl systemisch in vivo wie auch biochemisch untersucht und charakterisiert.

Mörl, Diehm, Heusel (Hrsg.)
45 Jahre Herzinfarkt-
und Fettstoffwechselforschung
© Springer-Verlag Berlin Heidelberg 1988

Resultate

Nach intravenöser Applikation von radiojodmarkiertem acetyliertem LDL beobachten wir eine rasche Aufnahme des Lipoproteins in der Leber. Die hepatische Aufnahme ist sättigbar, d. h. die Injektion von steigenden Mengen Acetyl-LDL führt zu einer Erschöpfung des Aufnahmemechanismus der Leber. Eine Rattenleber nimmt etwa maximal 58 pmol/min auf, wie sequentielle Szintigraphien der Organregion zeigen. Die Acetyl-LDL-Aufnahme durch die Leber ist durch Präinjektion von nichtmarkiertem Mal-Albumin (Mal-BSA) und Polyanionen wie z. B. Polyvinylsulfat, Polyinosinsäure sowie Fucoidan vollständig zu inhibieren. Wird radiojodmarkiertes Mal-BSA injiziert, so zeigt die Leber ebenfalls ein Sättigungsphänomen. Eine Rattenleber nimmt etwa 800–1000 pmol/min und Organregion auf. Damit ist die Aufnahmekapazität der Leber für Mal-BSA ca. 15fach höher als für Radioacetyl-LDL. Die Präinjektion von unmarkierten Acetyl-LDL führt nur zu einer etwa 10- bis 15%igen Reduktion der hepatischen Aufnahme von Radiojod-Mal-BSA. Das Polyvinylsulfat blockiert dagegen vollständig die Aufnahme von Radio-Mal-BSA durch die Leber. Diese Beobachtung weist darauf hin, daß Mal-BSA und Acetyl-LDL in der Leber wohl über einen sehr ähnlichen Mechanismus aufgenommen werden, allerdings sind die Mechanismen für die Mal-BSA und Acetyl-LDL-Aufnahme nur partiell identisch, wie die Kompetitionsstudien zeigen.

Um den biochemischen Hintergrund der hepatischen Aufnahme von Acetyl-LDL und Mal-BSA zu untersuchen, wurden die Scavenger-Rezeptoren aus der Lebermembranfraktion (100000 g-Sediment) mit nichtionischen Detergenzien (Triton X 114, Octylglucosid) solubilisiert. Sättigungsbindungsstudien mit Radiojod-Acetyl-LDL und Radiojod-Mal-BSA sind möglich, wenn die solubilisierten Rezeptoren mit Phosphatidylcholin rekonstituiert werden. Die Rezeptor-Liposomenkomplexe bilden einen Komplex, der 0,45 μ-Membranfilter nicht passiert. Damit wird die Durchführung eines Filterbindungstest möglich. Die gebundenen Liganden werden mit dem Rezeptor-Liposomenkomplex vom Filter retiniert, während die freien Liganden durch Filtration separiert werden. Die Sättigungsbindungsstudien mit Radiojod-Acetyl-LDL zeigen eine Affinitätskonstante für eine hochaffine Bindungsstelle K_d = 0,9 nM sowie eine Bindungsstelle mit einer Affinitätskonstante für Radiojod-Mal-BSA mit K_d = 15 nM. Die Bindungskapazität der rekonstituierten Rezeptoren ist für Mal-BSA 20mal größer als für Acetyl-LDL.

Die solubilisierten Rezeptoren sind durch das sog. "Ligandenblotting" darzustellen. Das Ligandenblotting beginnt mit einer Polyacrylamidgelelektrophorese, die in Plattengelen durchgeführt wird. Im Gelpuffer ist 0,1% SDS, ein ionisches Detergens. Unter den gewählten Elektrophoresebedinungen wandern die Proteine entsprechend ihrer Molekulargewichte im elektrischen Feld. Nach Auftrennung in Polyacrylamidgel werden die Proteine auf Nitrozellulosepapier transferiert.Die Proteine haften an der Nitrozellulose, der Nitrozellulosepapierstreifen bildet einen stabilen Untergrund. Zur Darstellung der Rezeptoren auf dem Nitrozellulosestreifen erfolgt eine Inkubation mit Acetyl-LDL oder Mal-BSA. Die Ausbildung eines Rezeptor-Ligandenkomplexes auf dem Nitrosezellulosestreifen wird durch einen spezifischen Acetyl-LDL-Liganden-ELISA oder durch die Verwendung von Radiojod-Mal-BSA und Autoradiographie nachgewiesen. Die Technik zeigt, daß unter nichtreduzierenden, aber denaturierenden Bedingungen die Scavenger-Rezeptor-Aktivität ein Molgewicht von mindestens 250000 D hat. Das Vorliegen noch komplexerer Aggregate weist auf eine Tendenz zur Multimerisierung der Bindungsstellen hin.

Durch Gelpermeationschromatographie wird der sog. "Strokes-Radius" der Scavenger-Rezeptoren in Gegenwart von 0,1% SDS ermittelt. Die Scavenger-Rezeptoren haben einen Strokes-Radius von 85 Å, ähnlich wie Thyreoglobulin, das als Referenz für die Eichung der Gelpermeationschromatographie verwendet wird.

Die Scavenger-Rezeptoren haben auch nach 1500facher Aufreinigung aus der Lebermembran noch die charakteristische Bindungsstöchiometrie für Acetyl-LDL und Mal-BSA im Komplex mit Phosphatidylcholin. Auch nach Aufreinigung bindet etwa 20mal mehr Mal-BSA als Acetyl-LDL. Werden Sättigungsbindungsanalysen mit Radiojodliganden jeweils in Gegenwart des unmarkierten potentiellen Antagonisten durchgeführt, so ergibt sich, daß Mal-BSA und Acetyl-LDL um eine Klasse von Bindungsstellen kompetieren. Eine weitere Klasse von Mal-BSA-Bindungsstellen ist nicht mit Acetyl-LDL zu blockieren. Diejenigen Bindungsstellen für Mal-BSA, die nicht durch Acetyl-LDL kompetiert werden können, sind auch nach 1500facher Aufreinigung durch Polyvinylsulfat zu inhibieren. So ergibt sich die Frage, ob auch diese Mal-BSA-Bindungsstellen strukturell mit der gemeinsamen Bindungsstelle für Mal-BSA und Acetyl-LDL verwandt sind. Um diese Frage zu klären, wurden antiidiotypische Antikörper gegen das Scavenger-Rezeptor-System hergestellt. Bei der Herstellung antiidiotypischer Antikörper geht man durch 2 Tierspezies. Wir applizierten zunächst Malalbumin Ratten und entbluteten die Tiere zur Gewinnung der IgG-Franktion, nachdem sich Antikörpertiter gegen Mal-BSA nachweisen ließen. Diese IgG-Fraktion wurde in Kaninchen injiziert. Die Kaninchen antworteten mit der Bildung von Anti-Anti-Körpern. Die Anti-Anti-Körper hemmten sowohl die Bindung von Mal-BSA und Acetyl-LDL an 1500fach gereinigte hepatische Scavenger-Rezeptoren vollständig. Der Antagonismus von antiidiotypischen Antikörper zu Radiojod-Mal-BSA und Radiojod-Acetyl-LDL war gleichermaßen effektiv, so daß sich ein überzeugender Hinweis für eine strukturelle Gemeinsamkeit der beiden Bindungsstellen für Radiojod-Mal-BSA und Radiojod-Acetyl-LDL ergibt.

Auch eine Chromatographie solubilisierter Scavenger-Rezeptoren auf Acetyl-LDL-Sepharose gibt Hinweise auf das Vorliegen nur einer Bindungsstelle des Scavenger-Rezeptors für Mal-BSA und Acetyl-LDL. Werden solubilisierte Scavenger-Rezeptoren über Acetyl-LDL-Sepharose als stationäre Phase chromatographiert, so binden 65% der nachweisbaren Scavenger-Rezeptoren schon bei der ersten Passage über Acetyl-LDL-Sepharose. Auch nichtbindende Scavenger-Rezeptoren im Säulendurchfluß haben die charakteristische Bindungskapazität für Mal-BSA, die 20fach über der für Acetyl-LDL liegt. Durch die Affinitätschromatographie sind 2 mögliche Mal-BSA-Rezeptoren jedenfalls nicht zu separieren.

Werden die gereinigten Acetylrezeptoren unter reduzierenden Bedingungen gelelektrophoretisch separiert und durch Ligandenblotting charakterisiert, so ergibt sich eine komplexe Struktur der Scavenger-Rezeptorfunktion. Es lassen sich Bindungsstellen mit Molekulargewichten von 250000 D, 135000 D, 80000 D, 68000 bis 72000 D, 45000 D, 35000 D, 30000 D, 27000 D, 18000 D und 17000 D nachweisen. Diese vielen Bindungsstellen sind durch Affinitätschromatographie an Mal-BSA-Sepharose in 3 Gruppen von bindungsaktiven Einheiten zu differenzieren. Eine erste Gruppe besteht vorwiegend aus einer 17000 D-Einheit und hat nach Rekonstitution mit Phosphatidylcholin eine Affinitätskonstante $K_d = 32$ nM für Radiojod-Mal-BSA und eine Affinitätskonstante K_d = 8 nM für Radiojod-Acetyl-LDL. Die Bindungskapazität dieser Bindungseinheit ist 8fach höher für Mal-BSA als für Acetyl-LDL. Eine zweite Gruppe von Bindungsstellen der Scavenger-Funktion besteht aus einer im wesentlichen 80000 D großen Molekülspezies. Diese Fraktion bindet Radiojod-Mal-BSA mit einer K_d = 16,4 nM und Radiojod-Acetyl-LDL mit einer K_d = 4 nM. Die Bindungsstöchiometrie Mal-BSA/Acetyl-LDL ist hier 8:1. Die dritte Gruppe von Bindungsstellen besteht aus 18000 D- und 35000 D-Molekülen. Sie bindet Radiojod-Mal-BSA mit einer K_d = 6,5 nM und Radiojod-Acetyl-LDL mit einer K_d = 1 nM. Die Mal-BSA/Acetyl-LDL-Bindungsstöchiometrie ist in dieser Fraktion 16,6:1.

Die Untersuchungen zeigen, daß das hepatische Scavenger-Rezeptorsystem sich aus hochmolekularen Rezeptoren zusammensetzt, mit einem Molekulargewicht von 250000 D unter nicht reduzierenden Bedingungen. Unter reduzierenden Bedingungen lassen sich 10 Bindungseinheiten mit Molekulargewichten zwischen 17000 und 250000 D nachweisen. Möglicherweise handelt es sich hierbei um Polymere eines einzigen oder nur weniger bindungsaktiver Untereinheiten mit unterschiedlicher Affinität. Sie sind durch Affinitätschromatographie zu differenzieren. Es ist möglich, daß die Scavenger-Rezeptorfunktion eine intermolekulare Redoxfunktion bildet, wobei die kleineren bindungsaktiven Untereinheiten durch Ausbildung von Disulfidbindungen zu hochmolekularen Rezeptoren aggregieren. Es ist möglich, daß in vivo das Scavenger-Rezeptorsystem durch Redoxprozesse in seiner Struktur und vielleicht auch in seiner Funktion beeinflußt wird.

Danksagung

Frau I. Otto, J. Schulz, E. Ottnad, Herr H. Sinn, E. Friedrich und D. P. Via haben ganz wesentlich an dieser hier präsentierten Versuchsserie beigetragen. Die DFG unterstützte das Projekt seit 1982 (Dr 161/1; Dr 161/1–2; Dr 161/1–3). Zuvor wurde das Projekt durch ein "Postdoc"-Stipendium der Thyssen-Stiftung an den Referenten unterstützt.

Herr Professor Schettler hat durch sein ständiges Interesse, nie nachlassenden Zuspruch und immer vorhandene Hilfsbereitschaft eine stimulierende Atmosphäre geschaffen. So konnte unsere Arbeit gelingen, die es uns ermöglichte, am internationalen wissenschaftlichen Gedankenaustausch teilzunehmen. Wir bedanken uns für sein Engagement, das wir bewundern und nie missen wollen. Wir wünschen alles Gute.

Klinik der koronaren Herzkrankheit

VORSITZ: F. LINDER, G. SCHETTLER

Stummer Myokardinfarkt – stumme Myokardischämie

H. Mörl

Myokardinfarkte auf dem Sektionstisch, die sich durch die subjektive Empfindung und die üblichen klinischen Untersuchungsverfahren nicht angezeigt hatten, waren die ursprüngliche Veranlassung, dem stummen Myokardinfarkt unsere Aufmerksamkeit zuzuwenden (Mörl 1963, 1975).

Als stumm haben wir alle Infarkte bezeichnet, die klinisch unerkannt geblieben, sowohl ohne subjektive und objektive Symptome als auch ohne Äquivalente waren, gleichgültig, ob eine präzisere Anamnese oder eine subtilere Untersuchung zu einem positiven Resultat hätte führen können.

Es handelt sich also um Infarkte, die für den Patienten wenig eindrucksvoll waren, vom untersuchenden Arzt übersehen – falls ein solcher überhaupt aufgesucht wurde – und entweder zufällig bei einer routinemäßigen EKG-Schreibung oder postmortal festgestellt wurden. Naturgemäß sind bei beiden Nachweisverfahren keine absoluten und reellen Werte zu erwarten, da nicht jeder einer elektrokardiographischen Registrierung oder Sektion unterzogen wird.

Zu Beginn der elektrokardiographischen Diagnostik des Herzinfarktes bezeichnete man in den 30er Jahren neben dem typischen Infarkt jene Fälle als sog. stumme (atypische) Infarkte, bei denen die Klinik eindeutig verlief, die Extremitätenableitungen allein jedoch keine sichere elektrokardiographische Beweisführung erbrachten. Mit Einführung der Brustwandableitungen verschwand der Ausdruck stummer Infarkt, weil gezeigt werden konnte, wie die sog. stummen Zonen durch geeignete EKG-Ableitungen doch erfaßt werden konnten.

Für praktische Belange scheint uns die Gruppierung der Infarkte in typische, atypische und stumme zu genügen. Es gibt weitaus subtilere Einteilungen, wie die nach Schimert 1953 mit symptomlosen, schmerzlosen Infarkt, Infarkte mit atypischer Schmerzlokalisation oder -modalität, oder als larvierte Myokardinfarkt bezeichnete Alternativen.

So hat auch Friedberg (1959) das klinische Bild des akuten Myokardinfarktes eingeteilt in

1. Fälle mit dem Leitsymptom Schmerz,
2. Fälle mit vorherrschendem Schock,
3. Fälle mit ausgeprägtem Lungenödem oder anderen Zeichen einer akuten Linksinsuffizienz,
4. Fälle einer sich langsamer entwickelnden oder verstärkenden Stauungsinsuffizienz und
5. Fälle, bei denen Komplikationen vorherrschen.

Mörl, Diehm, Heusel (Hrsg.)
45 Jahre Herzinfarkt- und Fettstoffwechselforschung
© Springer-Verlag Berlin Heidelberg 1988

Nach der WHO-Definition von 1969 wurde folgende provisorische Klassifizierung vorgenommen:

1. Tatsächlicher akuter Myokardinfarkt:
   a) eindeutiger EKG-Nachweis eines frischen Infarktes (Entwicklung einer abnormen Q-Welle mit oder ohne zusätzliches Verletzungspotential) mit oder ohne typische Anamnese,
   b) zweifelhafte EKG-Veränderungen mit abnorm hohen Fermentwerten und mit oder ohne typische Vorgeschichte,
   c) normales EKG mit abnorm hohen Fermentspiegeln und einer typischen Anamnese,
   d) pathologisch-anatomischer Nachweis eines frischen Infarktes.

Eigene pathologisch-anatomische Untersuchungen

Am sichersten lassen sich Infarkte pathologisch-anatomisch erfassen. Da in Sachsen schon immer eine besondere Sektionsfreudigkeit bestand und zudem seit ca. 1956 eine gesetzliche Regelung der Obduktionsmöglichkeit unklarer und plötzlicher Todesfälle eingeführt worden war, wird der Großteil aller Verstorbenen – nicht nur der klinisch behandelten – einer Sektion unterzogen (ca. 85–90%). Die postmortale Feststellung von abgelaufenen Infarzierungen des Herzmuskels hat gegenüber den elektrokardiographischen Befunden bei klinischen Untersuchungen eine höhere Sicherheitsquote. Die pathologisch-anatomische Diagnose eines Myokardinfarktes ist weitaus unzweideutiger als die elektrokardiographische und die Möglichkeit einer falsch-positiven oder falsch-negativen Aussage entfällt. Wie Abb. 1 zu entnehmen ist, kommt die zunehmende klinische Erkennung des Infarktes in den letzten Jahrzehnten in den diagnostischen Angaben auf den Leicheneinlieferungsscheinen deutlich zum Ausdruck. Unter den von 1930 bis 1939 verzeichneten 221 Fällen wurde bei 62 (= 28%) schon klinisch die Diagnose gestellt oder zumindest der Verdacht geäußert. Diese Zahl ist allerdings durch die ersten 3 Jahre schwer belastet, 1934 wird er unter 22 Fällen bereits 5mal und 1935 unter 25 Fällen gar 10mal klinisch erkannt.

Im Gegensatz zu den von 1930 bis 1939 klinisch diagnostizierten 28% stieg die Zahl der in den Jahren 1953 bis 1962 erkannten Myokardinfarkte auf 55%, also fast auf das Doppelte an. In den Jahren von 1962 bis 1966 reduzierte sich die Zahl der klinisch erkannten Infarkte auf 43% (Mörl u. Venzmer 1966).

Das Sektionsgut vermittelt einen guten Durchschnittseindruck, weil es sich in etwa der Hälfte aus Außensektionen zusammensetzt und somit nicht nur das Spiegelbild einer einzigen Klinik darstellt.

Zur Bestimmung der klinisch stumm verlaufenden Infarkte ist nur das Jahrzehnt von 1953 bis 1962 herangezogen worden. Die Beobachtungen der Jahre 1930 bis 1939 erschienen dafür nicht geeignet, da das Krankheitsbild des Myokardinfarktes in seinen atypischen Formen zu jener Zeit noch nicht ausreichend bekannt war und auch die damaligen klinischen Angaben auf den Sektionsprotokollen einer exakten Bearbeitung für unsere Zwecke nicht standhielten. Unter den 1157 Fällen von Myokardinfarkt der Jahre 1952 bis 1962 sind nach sorgfältiger Auswahl und Prüfung jeder einzelnen Krankenunterlage 272 Fälle als klinisch stumm abgelaufen (= 23,5%) anzusehen.

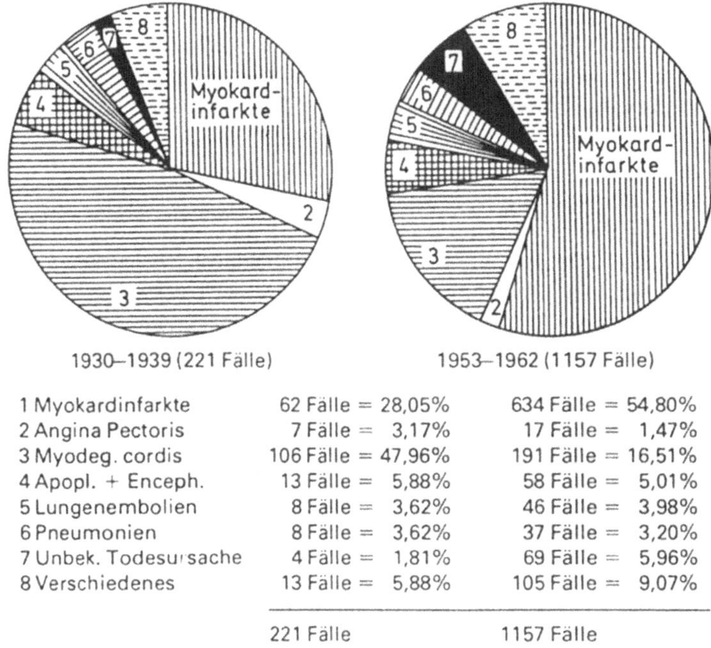

	1930–1939	1953–1962
1 Myokardinfarkte	62 Fälle = 28,05%	634 Fälle = 54,80%
2 Angina Pectoris	7 Fälle = 3,17%	17 Fälle = 1,47%
3 Myodeg. cordis	106 Fälle = 47,96%	191 Fälle = 16,51%
4 Apopl. + Enceph.	13 Fälle = 5,88%	58 Fälle = 5,01%
5 Lungenembolien	8 Fälle = 3,62%	46 Fälle = 3,98%
6 Pneumonien	8 Fälle = 3,62%	37 Fälle = 3,20%
7 Unbek. Todesursache	4 Fälle = 1,81%	69 Fälle = 5,96%
8 Verschiedenes	13 Fälle = 5,88%	105 Fälle = 9,07%
	221 Fälle	1157 Fälle

Abb. 1. Aufteilung der klinischen Diagnosen von 221 Infarkten der Jahre 1930–1939 und von 1157 Infarkten der Jahre 1953–1962 (Mörl 1964)

Die prozentuale Aufteilung der klinischen Diagnosen von 272 Fällen stummer Myokardinfarkte ist der Abb. 2 zu entnehmen.

Bei der Analyse der sog. stummen Myokardinfarkte fiel eine höhere Beteiligung der Frauen, der Atherosklerotiker und der Diabetiker auf.

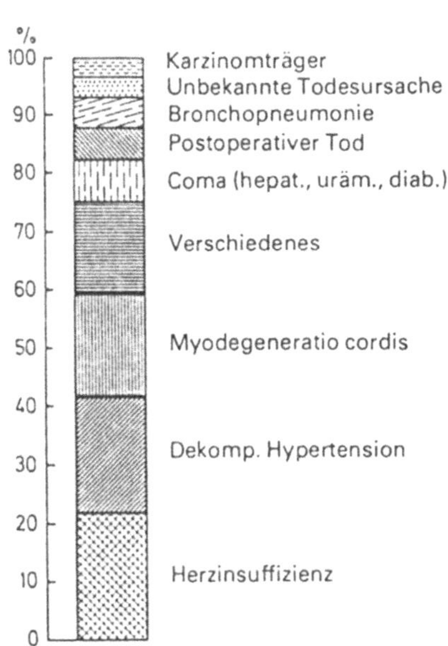

Abb. 2. Prozentuale Aufteilung der klinischen Diagnosen von 272 Fällen stummer Myokardinfarkte (Mörl 1964)

In der topographischen Lokalisation zwischen typischen und stummen Infarkten waren keine Unterschiede feststellbar. Die von Morawitz und Hochrhein angenommenen, ja postulierten stummen Zonen im Herzmuskel zur Erklärung für unbemerkt verlaufende Herzinfarkte konnten nicht bestätigt werden.

Eigene klinische Untersuchungen

1. Auswertung von insgesamt 15404 Elektrokardiogrammen mit einem Mindestprogramm von 12 Ableitungen nach Einthofen, Goldberger und Wilson.
   Beim frischen Infarkt wurden als sicher gewertet: das Infarkt-Q, die konvexgehobene ST-Strecke und ein spitz-negatives, sog. koronares T.

Als typische elektrokardiographische Zeichen eines alten abgelaufenen Infarktes wurden gewertet:

1. Q größer als ¼ von R und über 0,04 s breit in mindestens 2 Extremitätenableitungen oder 1 Extremitätenableitung und in aVF oder in mehreren Präkordialableitungen. Bei Vorliegen einer starken Rechtsdrehung der Achse von QRS wurden diese Kriterien nicht als infarktbedingt angesehen.
2. Fehlendes oder versenktes R in V1 bis V3, eventuell bis V4 oder V6, Q oder QS in V1 bis V3 (mit Ausschluß bei Linksschenkelblock und starker Linksherzhypertrophie).
3. Auffallend niedriges R in V6 bei linkstypischen Kammergruppen in den Extremitätenableitungen.

Unter den 15404 elektrokardiographisch untersuchten Personen fanden sich bei 305 typische Infarkte jeden Stadiums. Diese Patienten wurden alle bestellt und einer genauen anamnestischen Befragung unterzogen. Von 305 sicheren Infarktpatienten erschienen 217, von 20 Infarktkranken wurde der Tod mitgeteilt, während 68 Patienten aus verschiedenen Gründen sich nicht einer Nachuntersuchung unterziehen konnten. Dabei ergab sich, daß bei 108 Personen (50%) ein klinisch typischer Verlauf und bei 35 (16%) eine atypische Verlaufsform nachgewiesen werden konnte. Bei 74 Personen (34%) war keinerlei Anhalt für einen Infarkt in der Vorgeschichte aufzuspüren.

In einer weiteren Untersuchung haben wir bei einer großen Anzahl von Patienten mit einer peripheren arteriellen Verschlußkrankheit die Inzidenz von Herzinfarkten im Vergleich mit einer normalen Kontrollgruppe untersucht. Auch hier ergab sich wiederum die Erkenntnis, daß ein nicht unbeträchtlicher Anteil der Infarkte klinisch völlig unbemerkt verlaufen kann (Tabelle 1).

Tabelle 1. Anteil der typischen und der stummen Infarkte bei Patienten mit einer arteriellen Verschlußkrankheit und bei gesunden Kontrollpersonen

	Verschlußkranke (arteriell)	Kontrollpersonen
	831	210
Sichere Infarkte (im EKG)	193 (23%)	14 (6,7%)
Klinische Hinweiszeichen	116 (60%)	9 (64%)
Stumm	77 (40%)	5 (36%)

Stumme Myokardischämie

Erst durch moderne Untersuchungsverfahren wie dem Belastungstest und dem 24h-EKG nach Holter mit STT-Analyse, Thalliumszintigraphie oder Ventrikulographie unter Belastung, Echokardiographie, Kontrastventrikulographie oder die Kontrastaufnahme der Koronararterien während Vasodilatation deckten auf, daß es viel häufiger als überhaupt geahnt auch sog. stumme Myokardischämien gibt. Diese treten sogar, wie man heute weiß, wesentlich häufiger als Attacken mit Angina-pectoris-Symptomatik auf. Auch diese stummen Ischämien sind deshalb so gefährlich, weil sie weder vom Patienten noch vom Arzt bemerkt, ebenso wie schmerzhafte Episoden, myokardiale Nekrosen verursachen können.

Definition

Nach Riecker unterschieden wir:

Koronargesunde,
Koronarkranke ohne Ischämieepisoden,
Koronarkranke mit Ischämieepisoden (symptomatische und asymptomatische Patienten).

Eine stumme Myokardischämie liegt dann vor, wenn bei objektivem Nachweis einer Myokardischämie keinerlei Symptomatik von den Betroffenen angegeben wird.

Um Patienten mit stummer Myokardischämie erfassen zu können, wurden in den USA von der Nationalen Gesundheitsbehörde NIH diagnostische Leitlinien erarbeitet. Durch die sog.1×1×1-Regel soll eine bessere Vergleichbarkeit der EKG-Befunde erreicht werden. Nach dieser Regel wird eine ischämische Episode im Langzeit-EKG definiert als eine ST-Streckensenkung um mindestens 1 mm, die mindestens 1 min andauert. Der Abstand zu weiteren Ischämieperioden sollte mindestens 1 min betragen. Mit dieser Regel läßt sich das Patientengut in 3 Gruppen einteilen:

Typ I Absolut asymptomatische Patienten mit dem Risikoprofil einer Hypertonie, Hypercholesterinämie, Diabetes, Rauchen und genetischer Disposition,
Typ II Asymptomatische Patienten nach erlittenem Myokardinfarkt,
Typ III Patienten mit Angina pectoris.

Bei Typ I und II sollte ein Belastungs-EKG geschrieben werden, bei Typ II und Typ III ist zusätzlich ein Langzeit-EKG notwendig, um Rhythmusstörungen und stumme Ischämien zu erfassen.

Häufigkeit und Prognose

Etwa 2–4% aller Männer im mittleren Lebensalter, die sich nicht krank fühlen, weisen im EKG ischämische ST-Streckensenkungen auf. Bei Patienten mit Angina pectoris treten in 80% der Fälle neben den symptomatischen auch stumme Ischämien auf, und zwar sowohl in Ruhe als auch unter Belastung (Abb. 3 und 4). Bei etwa 20%

Richtlinien für die Beurteilung des Belastungs-EKGs im Hinblick auf die stille Myokardischämie

Für eine Myokardischämie sprechen folgende Befunde:

- **elektrokardiographisch**
  - ein früher Beginn der ST-Senkung (innerhalb der ersten 5 min der Belastung) bzw. eine Senkung auf niedriger Belastungsstufe (etwa 75 Watt)
  - eine progrediente ST-Senkung mit ansteigender Belastung
  - ein deszendierender Verlauf der ST-Senkung
  - eine länger bestehende ST-Senkung in der Erholungsphase
  - evtl. eine Zunahme der R-Zacken-Amplitude
  - eine QT-Zeit-Verlängerung
  - eine QRS-Verbreiterung
- **hämodynamisch**
  - unzureichender Herzfrequenzanstieg
  - fehlender Blutdruckanstieg oder
  - Blutdruckabfall (> 10 mmHg) bei ansteigender Leistung
  - erhöhter Blutdruck in der frühen Erholungsphase

Indikationen zum Belastungsabbruch

Angina pectoris
Ischämie-EKG (ST-Senkung über 0,2 mV)
Rhythmusstörungen, insbesondere R- auf T-Phänomen
Schwere Erregungsleitungsstörungen und salvenartige Extrasystolen

Blutdruckanstieg	systolisch	250 mmHg
	diastolisch	120 mmHg

Blutdruckabfall
Frequenzabfall
Übermäßige Dyspnoe und Zyanose
Überschießende Pulsfrequenz (über 220 minus Alter)

der Patienten nach einem abgelaufenen Myokardinfarkt werden nach den verfügbaren objektiven Methoden stumme Perioden mit Myokardischämie gemessen. 25% der Patienten mit plötzlichem Herztod waren asymptomatische Koronarkranke (Lown 1979). Asymptomatische und symptomatische Ischämieepisoden sind mit einer objektivierbaren myokardialen Durchblutungsstörung assoziiert. Nach den Erfahrungen von Rutishauser u. Roskamm (1984) ist der Beginn jedes ischämischen Ereignisses zunächst schmerzlos. Sehr kurze oder weniger schwere Attacken führen demnach nicht immer zu subjektiven Symptomen, d. h. Angina pectoris, selbst wenn das sog. Schmerzwarnsystem des Körpers völlig intakt ist (Abb. 5–7).

Sind Ischämien eindeutig dokumentiert, sollte konsequent die invasive Diagnostik angestrebt werden, denn eine asymptomatische Dreigefäßerkrankung weist ein Mortalitätsrisiko von 3% jährlich auf, das sich auf 5% erhöht, sofern bereits ein Herzinfarkt durchgemacht wurde (Tabelle 2; Abb. 8). In einer prospektiven Studie von Erikssen et al. (1984) über 8–10 Jahre erkrankten 42% der Koronarkranken mit asymptomatischen Episoden an manifester Angina pectoris, Myokardinfarkt oder starben an plötzlichem Herztod. Die Mortalität betrug weniger als 1% pro Jahr in

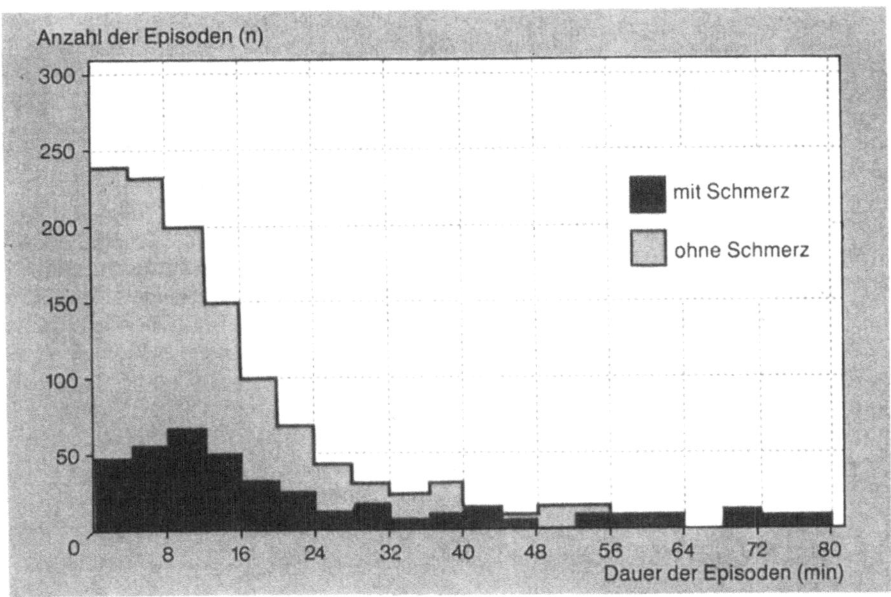

Abb. 3. Dauer der Episoden symptomatischer und asymptomatischer ST-Senkungen bei 30 Patienten mit stabiler Angina pectoris und positivem Belastungstest. Mittelwerte aus 446 Holter-EKGs (Chierchia 1985)

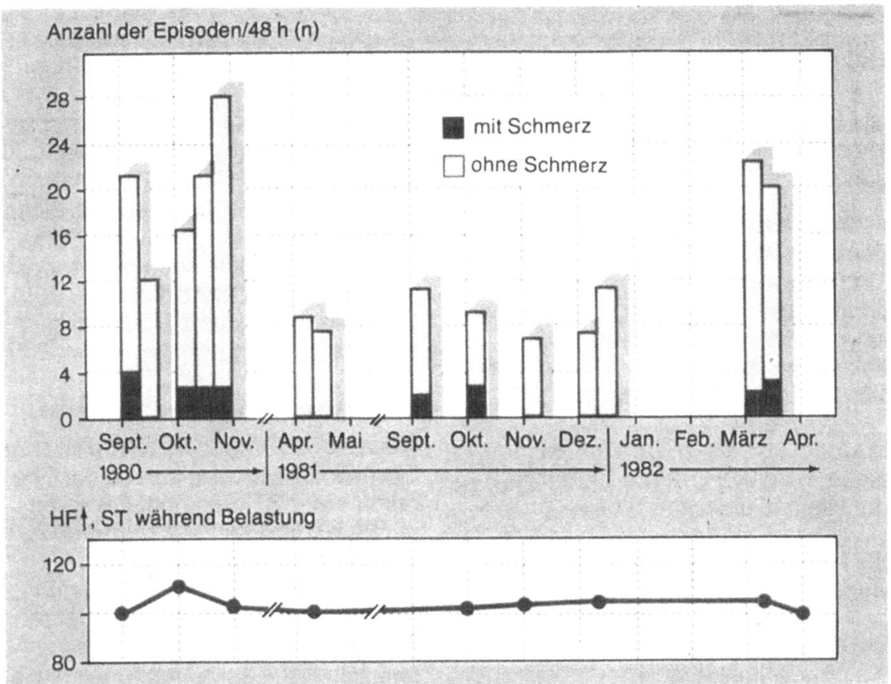

Abb. 4. Variationen der ambulanten Langzeit-EKG-Aufzeichnungen von Patienten mit stabiler Angina pectoris (Deanfield 1986)

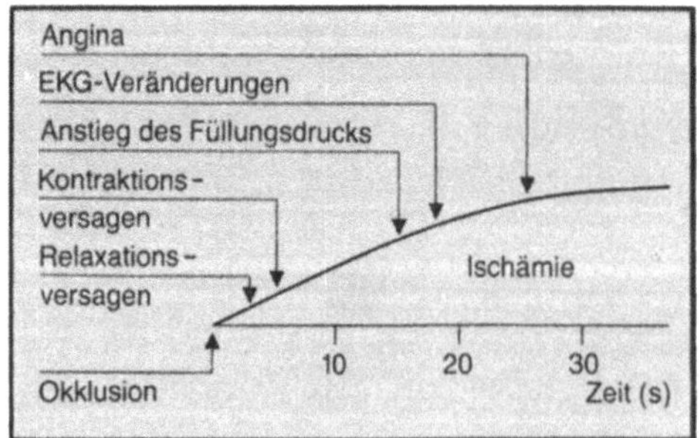

Abb. 5. Bei akuter Myokardischämie (während Ballonkatheterdilatation) auftretende Reihenfolge der Ereignisse

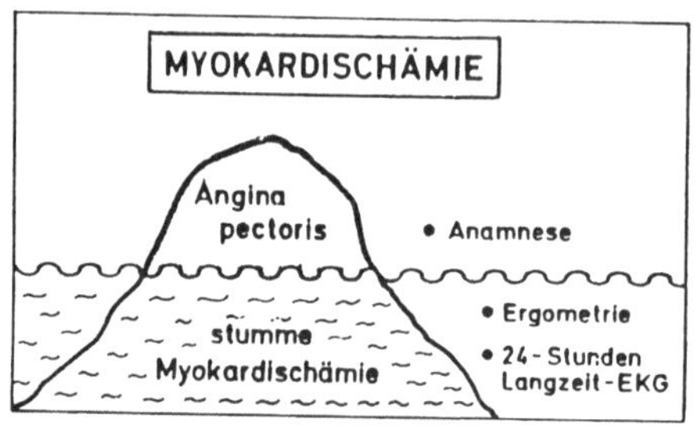

Abb. 6. Die Angina pectoris läßt – wie die Spitze eines Eisberges – nur einen Teil des gesamten Ausmaßes einer Myokardischämie erkennen

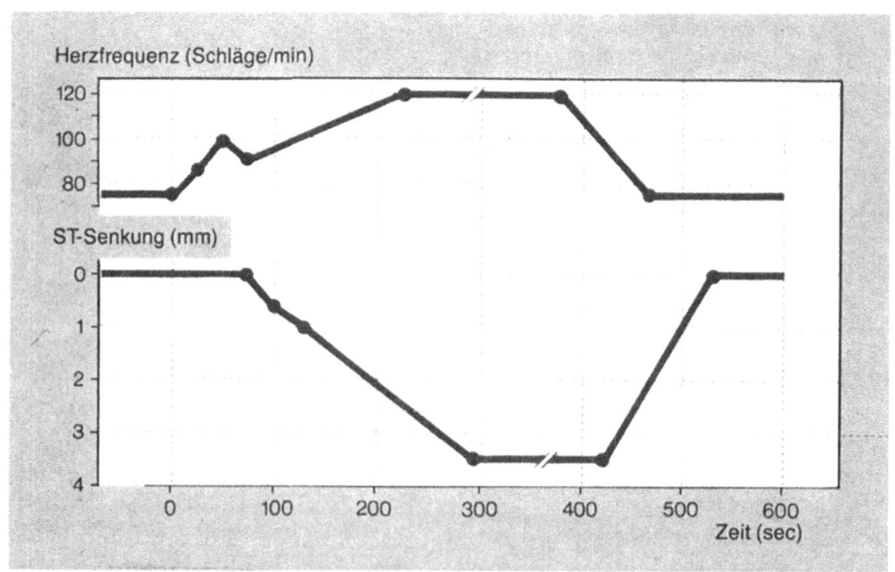

Abb. 7. Ischämieepisoden und Herzfrequenz von Angina pectoris-Patienten. Als erstes erhöhte sich die Herzfrequenz, dann setzte die ST-Senkung ein und zuletzt (Pfeil) traten die Schmerzen auf (Fox 1986)

Tabelle 2. 8 Jahres-follow-up bei 50 Patienten mit asymptomatischer KHK und stummer Myokardischämie

Zustand bei Studienbeginn	Patienten-zahl	Klinisch unver-ändert	Abnahme der Belast-barkeit	Angina pectoris	Herz-infarkt	Tod
Eingefäßerkrankung	15	10	5	3	1	0
Zweigefäßerkrankung	18	5	12	6	2	1
Dreigefäßerkrankung	17	2	10	7	4	2

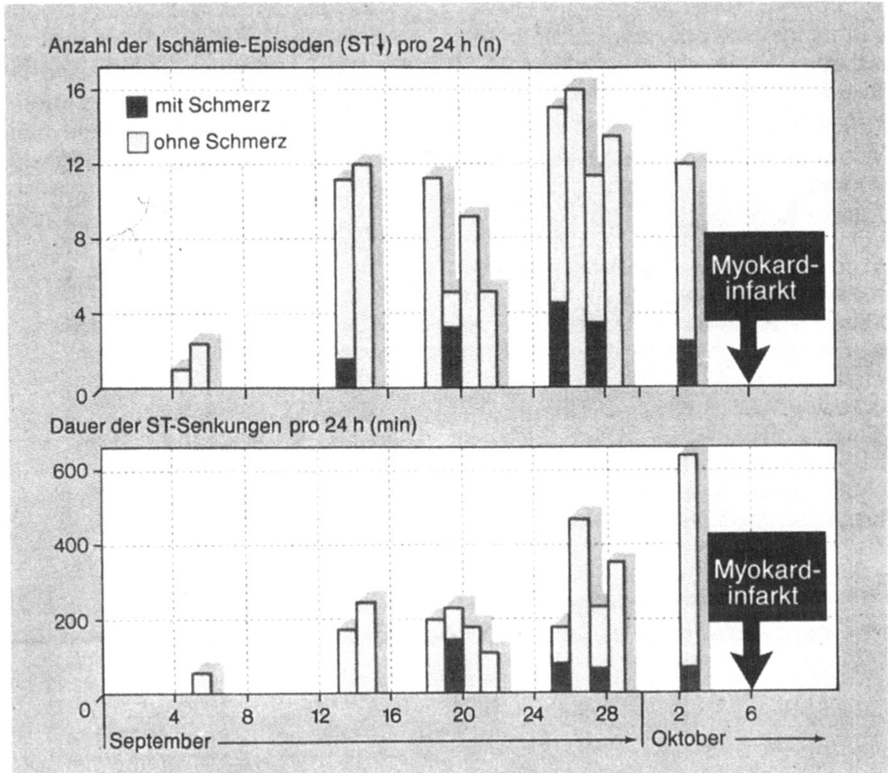

Abb. 8. 24h-ST-Segmentaufzeichnung über 4 Wochen von einem Patienten, der am Ende dieser Periode einen Myokardinfarkt erlitt. Die Gesamtdauer stumm verlaufender ST-Senkungen in diesem Zeitraum stieg erheblich an (Deanfield 1986)

dieser Patientengruppe im Vergleich zur symptomatischen Patientengruppe (3% pro Jahr); belastet waren meist Männer und solche mit Zwei- bis Dreigefäßerkrankungen (Abb. 9).

Das Zusammentreffen von stummer Myokardischämie bei Dreigefäßerkrankung zusammen mit einer niedrigen Belastungstoleranz gilt als prognostisch belastende Konstellation mit 5–6% jährlichen Sterbefällen (Cohn 1986). Auch bei Zustand nach Myokardinfarkt beträgt die Sterblichkeit bei normalem Belastungs-EKG 3,1% pro

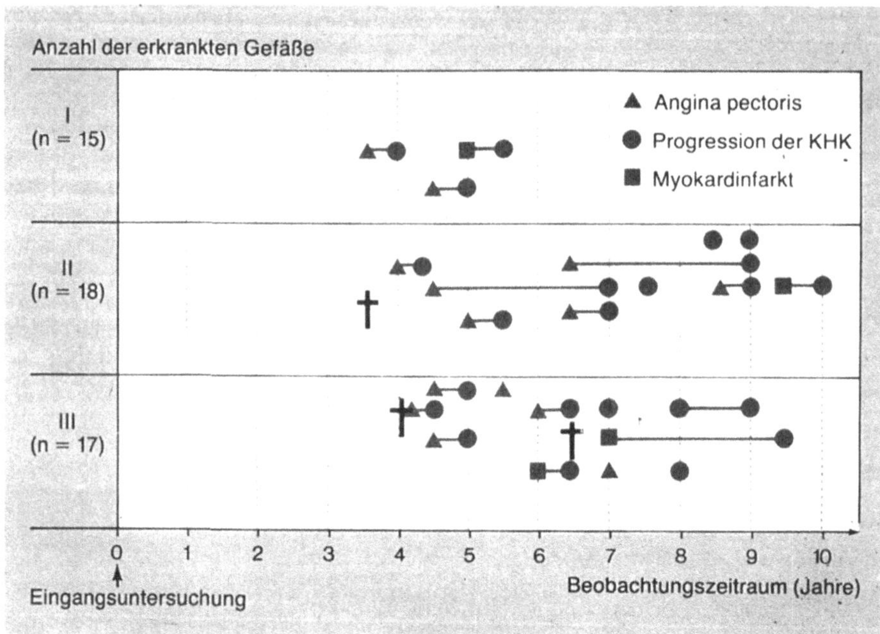

Abb. 9. Krankheitsverlauf von 50 Patienten, bei denen man belastungsinduzierte stumme Ischämien entdeckt hatte. Angiographisch ließen sich durchweg Koronargefäßerkrankungen nachweisen (Zeitpunkt 0). In allen Fällen manifestierte sich in der folgenden Dekade eine symptomatische koronare Herzkrankheit (Erikssen 1984)

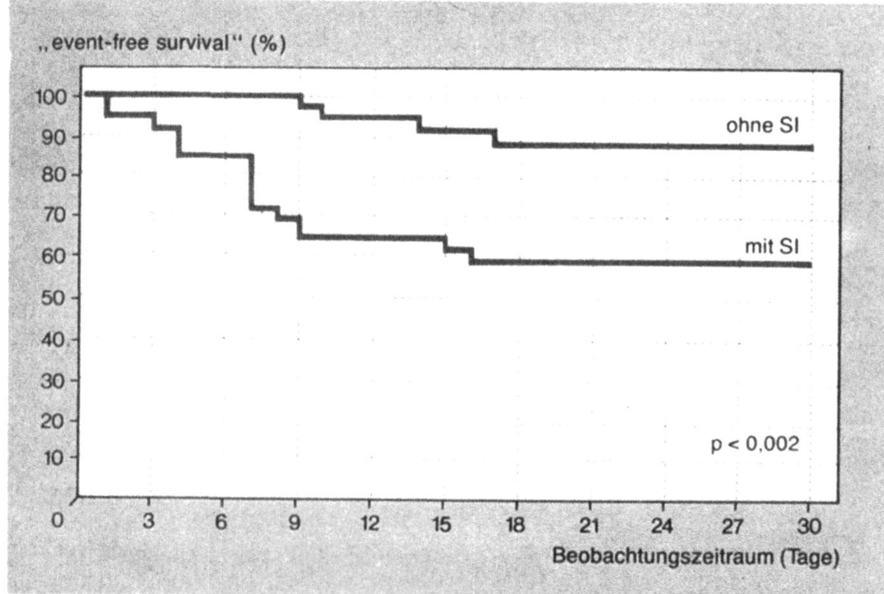

Abb. 10. Verlauf des Eintretens kardialer Ereignisse (event-free survival) bei Patienten mit instabiler Angina pectoris mit und ohne stumme Ischämien (SI) (Gottlieb 1986)

Jahr, bei Patienten mit pathologischem Belastungs-EKG 27%. Cohn vertritt die Ansicht, je länger die gesamte Ischämiezeit, um so belasteter ist die Prognose. Beträgt die Gesamtzeit der stillen Ischämieepisoden mehr als 60 min pro 24 h, muß mit einem Myokardinfarkt oder der Notwendigkeit interventioneller Eingriffe gerechnet werden.

Diese Kenntnisse belegen, daß nicht nur eine große Anzahl von potentiell Gefährdeten vorhanden ist, sondern daß deren Prognose schlecht und deren Lebenserwartung eingeschränkt ist (Abb. 10).

Behandlung stummer Myokardischämien

Daraus ergibt sich die therapeutische Folgerung, daß stumme Ischämien genauso behandlungsbedürftig sind wie klinisch relevante Angina-pectoris-Anzeichen. Damit tritt an Stelle der schmerzorientieren Therapiekontrolle die Beurteilung einer antiischämischen Wirksamkeit mittels objektiver Methoden, insbesondere dem Belastungs-EKG und dem 24 h-EKG.

Das bedeutet zunächst die Loslösung von der sog. schmerzgesteuerten Medizin, d. h. das Leitsymptom Schmerz bei den koronaren arteriellen Verschlußkrankheiten ist nicht zutreffend und sollte der systematischen Untersuchung von Risikogruppen weichen.

Das klassische therapeutische Konzept trifft auch für die stummen Myokardischämien zu. Es besteht nach wie vor in der Elimination der anerkannten Risikofaktoren und der medikamentösen Trias aus Nitraten, Betablockern und Kalziumantagonisten.

Die Nitrate wirken über eine Minderung der Vorlast. Der Blutrückfluß zum Herzen wird vermindert und damit in der Folge der diastolische Füllungsdruck sowie die Wandspannung. Entsprechende Untersuchungen mit einer guten Wirkung der Nitrate liegen bereits vor (Shell 1984; v. Arnim 1986).

Betablocker mindern den myokardialen Sauerstoffbedarf durch Verminderung der Kontraktilität und Verlangsamung der Herzfrequenz, steigern aber den linksventrikulären Füllungsdruck und sie reduzieren nachweislich belastungsinduzierte regionale Kontraktionsstörungen, bei symptomatischen wie auch bei stummen Ischämien (Cohn 1986).

Auch die Kalziumantagonisten vermindern die Nachlast durch Eröffnung der arteriellen Peripherie. Es kommt zur Abnahme der systolischen Wandspannung und damit zur Senkung des myokardialen Sauerstoffbedarfs.

In bestimmten Fällen, namentlich mit Eingefäßerkrankung bzw. kritischer Stenose können nicht nur eine PTCA, sondern auch chirurgische Maßnahmen in Betracht gezogen werden.

Literatur

v Arnim Th (1985) ST-Segment-Analyse im Langzeit-EKG. Dtsch Med Wochenschr 26: 1047

v Arnim Th (1986a) Influence of IS-5-MN 20 mg, sustained release IS-5-MN 50 mg and sustained release nifedipine 20 mg on ischaemic ST-segment changes during Holder monitoring. Mononitrat-Symposien London

v Arnim Th (1986b) Stumme Ischämien und Angina pectoris. – Haben sie prognostische Bedeutung? In: v Arnim Th, Riecker G (Hrsg) Stumme Myokardischämien. Informed, S 5–8
v Arnim Th, Maseri A (1987) Silent Ischemia. Steinkopff Verlag Darmstadt und Springer Verlag New York
Berliner U, Blümchen G (1987) Langzeitverlauf (21 Monate) bei 63 Herzinfarktpatienten mit stummer Ischämie. Herz/Kreislauf 19: 75–79
Chierchia S, Lazzari M, Freedman MB, Brunelli C, Maseri A (1983) Impairment of myocardial perfusion and function during painless myocardial ischemia. J Amer Coll Cardiol 1: 924–930
Cohn PF (1986a) Prognostic significance of asymptomatic coronary artery disease. Am J Cardiol 58: 51B
Cohn PF (1986b) Silent Myocardial Ischemia: Dimensions of the problem in patients with and without angina. Am J Med 80 [Suppl 4C]: 3
Cohn PF Silent Myocardial Ischemia and Infarction. Marcel Decker Inc., New York and Basel
Deanfield J (1986a) Auslösende Faktoren der stummen Ischämie im Alltag. In: v Arnim Th, Riecker G (Hrsg) Stumme Myokardischämien. Informed, S 24–28
Deanfield J (1986b) Character and causes of transient myocardial ischemia during daily life. Implications for treatment of patients with coronary disease. Am J Med 80 [Suppl 4C]: 18
Erikssen J et al. (1984) Follow-up of patients with asymptomatic myocardial ischemia. In: Rutishauser W, Roskamm H (eds) Silent myocardial ischemia. Springer, Berlin Heidelberg New York Tokyo
Erikssen J, Thaulow E (1984) Follow-up of patients with asymptomatic myocardial ischemia. In: Rutishauser W, Roskamm H (eds) Silent Myocardial Ischemia. Springer, Berlin HD, NY, Tokyo
Fox K (1986) Sollen stumme Ischämien medikamentös behandelt werden oder nicht? In: v Arnim Th, Riecker G (Hrsg) Stumme Ischämien. Informed, S 29–30
Friedberg Ch K (1959) Erkrankungen des Herzens. Thieme, Stuttgart
Gottlieb SO, Weisfeldt ML, Ouyang P, Mellits ED, Gerstenblith G (1986) Silent ischemia as a marker for early unfavourable outcomes in patients with unstable angina. New Engl J Med 314: 1214–1219
Löllgen H (1986) Welchen prognostischen Stellenwert hat das Belastungs-EKG? In: v Arnim Th, Riecker G (Hrsg) Stumme Myokardischämien. Informed, S 14–16
Lown B (1979) Sudden cardiac death: the major challenge confronting contemporary cardiology. Am J Cardiol 43: 313
Lüderitz B (1987) Stumme Ischämie – mehr als ein Schlagwort? Dtsch Ärztebl 84: 428–430
Mörl H (1964) Über den Myokardinfarkt. Virchows Archiv [A] 337: 383–394
Mörl H (1975) Der „stumme" Myokardinfarkt. Springer, Berlin Heidelberg New York
Mörl H (1981) Der Herzinfarkt. Springer, Berlin Heidelberg New York Tokyo
Mörl H (1982) Schmerz als Leitsymptom der Gefäßerkrankungen? In: Kommerell B, Hahn P, Kübler W, Mörl H, Weber E (Hrsg) Fortschritte in der inneren Medizin. Springer, Berlin Heidelberg New York Tokyo
Mörl H (1986) Gefäßkrankheiten in der Praxis, 3. Aufl. edition medizin, Weinheim
Mörl H, Falkner OR (1965) Körpergewicht und Konstitution beim Myokardinfarkt. Virchows Archiv [A] 340: 164–168
Mörl H, Venzmer J (1966) Der Myokardinfarkt beim Magenresezierten. Virchows Archiv [A] 341: 79–84
Morawitz P, Hochrein M (1928) Zur Diagnose und Behandlung der Koronarsklerose. Münch Med Wschr 75: 17
Multiple Risk Factor Intervention Trial Research Group (1985) Exercise electrocardiogramm and coronary heart disease mortality. Am J Cardiol 55: 16
Riecker G (1986) Stume Myokardischämie. Arzneimitteltherapie 4: 181–182
Rutishauser W, Roskamm H (1984) Silent myocardial ischemia. Springer, Berlin Heidelberg New York Tokyo
Shell WE (1984) Mechanisms and therapy of spontaneous angina – the implications of silent myocardial ischemia. Vascular Med 2: 85
Schettler G, Nüssel E (1974) Neue Resultate aus der epidemiologischen Herzinfarktforschung in Heidelberg. Dtsch Med Wochenschr 99: 2003
Schimert G, Schimmler W, Schwalb H, Eberl J (1960) Die Coronarerkrankungen. In: v Bergmann G, Frey W, Schwiegk H (Hrsg) Bd 9, Teil 3. Springer, Berlin Heidelberg
Silber S, Vogler A (1986) Die stumme Myokardischämie: Dimensionierung eines Problems. Intensivmedizin 23: 52–63

Thrombozytenaggregationshemmer bei koronarer Herzkrankheit

E. Weber

Der Beitrag beschäftigt sich mit einer zunächst umstrittenen, lange kaum akzeptierten, heute jedoch mehr und mehr sich durchsetzenden pharmakotherapeutischen Maßnahme bei koronarer Herzkrankheit: dargestellt werden soll der heutige Stand der Anwendung von Thrombozytenaggregationshemmern bei dieser Erkrankung. Allerdings steht man vor der Schwierigkeit, dabei den Reiter nennen zu können, ohne das Roß zu kennen. Liegt dem erfolgreichen Einsatz dieser Substanzklasse tatsächlich die Hemmung der Thrombozytenaggregation zugrunde?

Es sind zahlreiche Substanzen bekannt, die geeignet sind, die Thrombozytenaggregation zu beeinflussen. Allerdings bleiben nur 3 zu diskutieren übrig, wenn man die Bedingung stellt, daß die Stoffe am Menschen in therapeutischer Dosierung anwendbar sind, einen reproduzierbaren Effekt hervorrufen und für die Langzeitgabe geeignet sein sollen. Diese Voraussetzungen erfüllen nur die Azetylsalizylsäure (ASS), das Dipyridamol und das Sulfinpyrazon. Letzteres tritt aufgrund schwer miteinander in Einklang zu bringender Daten sowie neueren Ergebnissen (s. u.) in den Hintergrund; Dipyridamol ist allein gegeben nur in schlecht verträglichen Dosen sicher wirksam. Faktische Bedeutung hat nur ASS als Monosubstanz und in Kombination mit Dipyridamol erlangt.

Ausgangspunkt aller Überlegungen, Medikamente bei der koronaren Herzkrankheit einzusetzen, die an den Thrombozyten angreifen, ist deren entscheidende Bedeutung bei den Prozessen der Blutstillung, der Gerinnung sowie der Initiierung, Progression und Perpetuierung der Atherosklerose. Auf die physiologischen und pathophysiologischen Zusammenhänge soll an dieser Stelle nicht eingegangen werden. Den entscheidenden Anstoß zu versuchen, über eine Hemmung der Thrombozytenaggregation in diese Reaktionen einzugreifen, bildete die Beobachtung von Weiss und Aledort (1967), daß ASS zu einer irreversiblen Hemmung der Plättchenaggregation führt. Dieser Befund, der in zahlreichen Untersuchungen weiter verfolgt wurde (Übersicht s. bei Walter u. Weber 1981), bildete den Anlaß zu einer Serie umfangreicher klinischer Studien zur sekundären Prophylaxe des Myokardinfarkts. Wie aus Tabelle 1 hervorgeht, handelte es sich um 8 Studien, von denen 6 mit ASS allein bzw. in Kombination mit Dipyridamol und 2 mit Sulfinpyrazon an großen Patientenkollektiven unternommen wurden. Insgesamt waren 14225 Patienten involviert, von denen etwas mehr als die Hälfte die zu testenden Substanzen erhalten hatten. Alle Studien wurden prospektiv und kontrolliert, d.h. im Vergleich bei randomisierter Zuteilung unternommen, wobei in jeder Studie eine Plazebogruppe mitgeführt wurde. Die Laufzeiten lagen zwischen 10 und 48 Monaten. Die verab-

Mörl, Diehm, Heusel (Hrsg.)
45 Jahre Herzinfarkt- und Fettstoffwechselforschung
© Springer-Verlag Berlin Heidelberg 1988

Tabelle 1. Übersicht über 8 prospektive, doppelblinde, kontrollierte Studien zur sekundären Prävention des Myokardinfarkts. Angegeben sind neben den Tagesdosen der verabreichten Substanz in mg die festgelegte Laufzeit pro Patient bzw. die mittlere Verweilzeit der Patienten in den Studien und/oder die Extremwerte dieser Zeiten (Angabe in Monaten). In der Spalte rechts außen findet sich eine grobe Skizzierung der erhaltenen Ergebnisse; in der Spalte links davon die Gesamtzahl der Patienten pro Studie(n). (Aus: Weber 1984)

Substanz/Studie	Dosis (mg)	Laufzeit/Pat. (Monate)	n	Ergebnis
Azetylsalizylsäure (ASS)				
Elwood et al. 1974	300	12	1233	Trend zugunsten ASS
Coronary Drug Project (CDPA) 1976	972	10–28	1529	Trend zugunsten ASS
German-Austrian Study 1980	1500	24	946	Trend zugunsten ASS Statistisch signifikant für ♂
Elwood u. Sweetnam 1979	900	12	1682	Trend zugunsten ASS
AMIS 1980	1000	36	4524	–
PARIS 1980	972 972 + 225	44	2026	Statistisch signifikante Unterschiede
Sulfinpyrazon				
ART 1976	800	∅ 16	1558	Statistisch signifikante Unterschiede
ARIS 1982	800	12–48 ∅ 19.2	727	Statisch signifikante Unteschiede

reichten Dosen an ASS wurden zwischen 300 und 1500 mg gewählt, die Sulfinpyrazondosen betrugen jeweils 800 mg tgl. In Tabelle 1 wird kurz das Ergebnis der Studien charakterisiert. Man erkennt, daß zwar nur wenige statistisch gesicherte positive Teilergebnisse zugunsten der Thrombozytenaggregationshemmer zustande kamen, sich in den mit ASS behandelten Gruppen aber zumindest günstige Trends abzeichneten. Lediglich in einer Studie (AMIS 1980) waren keinerlei Unterschiede zwischen den Behandlungsgruppen feststellbar. Allerdings ergaben sich eindeutig positive, d. h. statistisch gesicherte Differenzen zwischen Plazebo- und Verumgruppe hinsichtlich der gewählten Hauptzielvariablen lediglich in den beiden Sulfinpyrazonstudien, jedoch in unterschiedlicher Hinsicht. Betrachtet man die prozentualen Unterschiede zwischen den Verum- und Plazebogruppen in bezug auf die Zielgrößen der Studien, so fällt auf, daß die Differenzen allerdings recht groß sind (Tabelle 2).

Neuerdings wurde die Paris-Studie mit 3128 Patienten, davon 504 Frauen, mit den gleichen Dosen wie in der ersten Studie wiederholt (Klimt et al. 1986). Im Gegensatz zu Paris I wurde jedoch der Zeitpunkt des Eintritts in die Studie anders gewählt. Waren in Paris I Patienten in die Studie aufgenommen worden, die den qualifizierenden Herzinfarkt vor 2 Monaten bis zu 5 Jahren (!) erlitten hatten, so wurde in Paris II dieser Zeitraum auf 4 Wochen bis 4 Monate nach diesem Ereignis begrenzt (Tabelle 3). Jetzt ergaben sich signifikante Unterschiede zwischen der Plazebo- und der Verumgruppe in der koronaren Inzidenz schon nach dem ersten Studienjahr. Unter der ASS-Dipyridamol-Kombination (3×330 mg ASS + 3×75 mg Dipyridamol tgl.) betrug die koronare Inzidenz 5,5% in der Verum- gegenüber 7,9% in der Plazebo-

Tabelle 2. Für die in Tabelle 1 angegebenen Studien sind die Zielgrößen und deren Inzidenz in den einzelnen Gruppen angegeben. In der Spalte rechts außen finden sich die prozentualen Unterschiede der zitierten Zielgrößen für die Verum- und Plazebogruppen. In der zweiten Spalte von links sind die durchschnittlichen oder die vorgegebenen Zeiten wiedergegeben, die zwischen dem qualifizierenden Infarkt und dem Eintritt in die Studie vergingen. Prozentangaben bedeuten in diesem Fall den Anteil der Patienten, der innerhalb einer bestimmten Zeitperiode in die Studie aufgenommen wurde. p.i. post infarctum

Substanz/Studie	Eintritt in Studie	Zielgröße der Studien	Inzidenz der Zielgröße in den einzelnen Gruppen	Unterschied in % zwischen Verum- und Plazebogruppen
Azetylsalizylsäure (ASS)				
Elwood et al.	Ø 9,8 Wochen p.i. (76% > 13 Wo.)	Gesamtmortalität	8,3% ASS 10,9% Plazebo	– 25
Coronary Drug Project	7 Jahre p.i. (75% > 5 Jahre)	Gesamtmortalität	5,8% ASS 8,3% Plazebo	– 30
German-Austrian Study	4–6 Wochen p.i.	Tödliche Reinfarkte	 bei ♂	– 42,3 – 56,4
Elwood u. Sweetman	3.–7. Tag p.i. (75%)	Gesamtmortalität	12,3% ASS 14,8% Plazebo	– 16,9
AMIS	2 Monate – 5 Jahre p.i. (Ø 25 Monate)	Nichttödliche Myokardinfarkte		– 22
PARIS	2 Monate – 5 Jahre p.i. (Ø 25 Monate)	Gesamtmortalität		– 18
		Plötzliche Herztodesfälle und tödliche Reinfarkte		– 21
		"Coronary incidence"		– 24
Sulfinpyrazon				
ART	15.–25. Tag p.i.	Plötzliche kardiale Todesfälle		– 43
ARIS	15.–28. Tag p.i.	Reinfarkte, Thromboembolische Ereignisse		– 56

gruppe. Statistisch zu sichern waren auch die nach Abschluß der Studie beobachteten Unterschiede zwischen 9,0% und 11,8% koronarer Inzidenz, die jeweils die koronare Mortalität und die überlebten Infarkte einschloß. Die Differenzen betrugen also 24% nach dem ersten Jahr und 30% am Ende der Studie, an der die Patienten durchschnittlich 23,4 Monate teilgenommen hatten. Damit bestätigte sich, was sich in den vorangegangenen Studien der 70er Jahre im Trend gezeigt hatte, daß nämlich mit einer positiven Beeinflussung der koronaren Herzkrankheit durch die Langzeitgabe von ASS gerechnet werden kann. Zwei weitere Studien stützen diese hier bewußt allgemein gehaltene Aussage. So konnten Lewis et al. (1983) zeigen, daß eine Einzeldosis von 324 mg ASS tgl. an Patienten mit instabiler Angina pectoris, über 12 Wochen verabreicht, im Vergleich zur Plazebogabe eine Reduktion um über 50% bewirkten, und zwar im Hinblick auf Tod und akuten Herzinfarkt bzw. überlebten akuten

Tabelle 3. Übersicht über die Ergebnisse der PARIS II – Studie (Klimt et al. 1986). Zu jedem Ereignis geben die Zahlen der oberen Zeile die Resultate am Ende der Studie, die Zahlen der unteren Zeile diejenigen nach dem 1. Jahr an

PARIS II n = 3128 (504 ♀)		330 mg ASS 75 mg Dipyridamol } 3 mal tgl.		
		Verum %	Plazebo %	sig.
Tod: insgesamt*		7,1 ↓ 3%	7,3	n. s.
Tod: nach 1. Jahr		4,2 ↓ 11%	4,7	n. s
Koronare	insgesamt*	4,9 ↓ 6%	5,2	n. s.
Mortalität	nach 1. Jahr	2,8 ↓ 20%	3,5	n. s.
Koronare	insgesamt	9,0 ↓ 24%	11,8	sig.
Inzidenz	nach 1. Jahr	5,5 ↓ 30%	7,9	sig.
Überlebter Infarkt		4,5 ↓ 37%	7,1	–
TIA		0,7 ↓ 65%	2,0	–

* ∅ 23,4 Monate

Herzinfarkt bzw. Tod. Die Unterschiede waren alle statistisch hoch signifikant zu sichern (Tabelle 4). Die Ergebnisse beziehen sich auf 1266 männliche Patienten, die in 12 Kliniken der Veterans Administration behandelt wurden. Auf die 2. Studie (Cairns et al. 1985) wird weiter unten eingegangen.

Angesichts solcher Ergebnisse stellt sich die Frage, welche Mechanismen ihnen zugrunde liegen. In Abhängigkeit von der Art und Intensität des Aggregationsstimulus wird zwischen 5 möglichen Antworten der Plättchen unterschieden (Holmsen u. Weiss 1979; Übersicht siehe bei Walter und Weber 1981): Es kommt

1. zum Formwandel ("shape-change"),
2. zur Aggregation,
3. zur Ankurbelung der Thromboxansynthese,
4. zur Sekretion der elektronendichten Granula und
5. zur Sekretion der α-Granula.

Tabelle 4. Übersicht über die Ergebnisse einer 12wöchigen Studie bei 1266 Patienten mit instabiler Angina pectoris. (Aus: Lewis et al. 1983)

Event	No. of Patients*		Reduction in Aspirin Group	P Value Unadjusted	P Value Adjusted †
	Placebo (N = 641)	Apirin (N = 625)	%		
Death or acute myocardial infarction	65 (10.1)	31 (5.0)	51	0.0005	0.0002
Fatal or nonfatal acute myocardial infarction	50 (7.8)	22 (3.5)	55	0.001	0.0003
Nonfatal acute myocardial infarction	44 (6,9)	21 (3.4)	51	0.005	0.002
Death	21 (3.3)	10 (1.6)	51	0.054	0.059

* Figures in parentheses represent percentage of group.
† Adjusted for base-line characteristics, using logistic regression model.

Insbesondere die letztgenannten Veränderungen stehen in Zusammenhang mit den irreversiblen morphologischen Veränderungen der Blutplättchen im Verlauf ihrer Einbeziehung in die Gerinnungsvorgänge.

Der in Sekunden ablaufende "shape-change", der zu einer Umwandlung der im Blutkreislauf als Scheibchen zirkulierenden Plättchen zu spinnenförmigen Gebilden führt, wird durch an der Membran sich abspielende Reaktionen induziert, bei denen Kalziumionen frei werden. Die Mikrotubuli des marginalen Bündels, die als Zytoskelett dienen, depolymerisieren zunächst, reassoziieren kurz danach in verschiedener Weise, insbesondere durch Bildung von Aktomyosinfilamenten, so daß bizarre Thrombozytenformen entstehen. Die Kalziumfreisetzung ist auch verbunden mit verstärkter Bildung von zyklischem GMP sowie einem Abfall der Konzentrationen an zyklischem AMP, weil die freigesetzten Kalziumionen auch die Adenylatzyklase hemmen und zusätzlich die Phosphodiesterase aktivieren.

Die grundlegend veränderten Membraneigenschaften führen zu einem Absinken der Konzentrationen der phosphorylierten Proteine und zum Auftreten von Thrombozytenfaktor-3-Aktivität; weiterhin werden verschiedene Gerinnungsfaktoren auf katalytischem Weg aktiviert. Ist Fibrinogen anwesend und kommt es durch die Strömung des Blutes zur Kollision der Plättchen, so aggregieren sie, eine Reaktion, die wiederum durch Kalziumionen, die an der Außenmembran verfügbar werden, vermittelt wird.

Die Sekretion der elektronendichten Granuala wird durch den Anstieg der intrazellulären Kalziumkonzentrationen getriggert. Die Granula stammen aus der Zentralzone der Plättchen und enthalten nichtmetabolisches ATP und ADP, Kalzium, anorganisches Pyrophosphat und Serotonin, also auch Stoffe, die wiederum Einfluß auf die Thrombozytenfunktion nehmen können. Im Gegensatz dazu beeinflussen die Inhaltsstoffe der α-Granula, bei denen es sich um eine heterogene Organellengruppe handelt, die Plättchenfunktion nicht. Werden diese Granula von den Plättchen abgegeben, so lassen sich im Außenmilieu saure Hydrolasen, Thrombozytenfaktor 4, β-Thromboglobulin und PGF (platelet derived growth factor) nachweisen. Die Granula enthalten außerdem Fibrinogen, Fibronektin und Antiplasmin.

Bezeichnenderweise lassen sich bei instabiler Angina pectoris Inhaltsstoffe aus den Plättchenorganellen wie Faktor 4 und β-Thromboglobulin in vermehrtem Maß im Plasma von Patienten nachweisen (Smitherman et al. 1981).

Zum Verständnis des Eingriffs von Aggregationshemmern des Typs der ASS ist es wesentlich, die Thromboxansynthese und ihr Zustandekommen zu betrachten (Abb. 1). Die Prostaglandinsynthese in den Blutplättchen kann durch verschiedene Stimulantien ausgelöst werden. Zu diesen gehören Thrombin, ADP, Kollagen, Adrenalin sowie Kalziumionophor. In den Blutplättchen kann jedoch ausschließlich Thromboxan (TXA_2) gebildet werden, ein extrem effektiver Vasokonstriktor und plättchenaggregierender Stoff, mit – wie häufig bei stark wirksamen endogenen Stoffen zu beobachten – einer extrem kurzen Halbwertszeit von 32 s.

Dem in den Plättchen gebildeten thrombosefördernden Prinzip TXA_2 steht das in der Gefäßwand synthetisierte Prostazyklin (PGI_2) gegenüber, das in vielerlei Hinsicht als der natürliche Antagonist des TXA_2 angesehen werden kann. Maurin (1986) hat die wichtigsten Charakteristika der beiden Stoffe zusammengestellt (Tabelle 5). Beide Substanzen zeichnen sich durch die schon angesprochene kurze Halbwertzeit aus, nachweisbar sind deshalb lediglich die stabilen Metaboliten, wie 6-Ketopro-

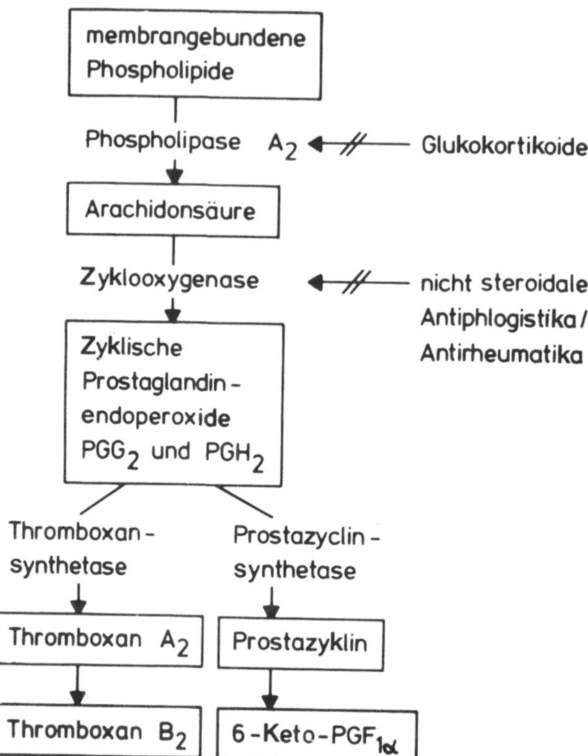

Abb. 1. Biosynthese von Prostazyklin und Thromboxan A_2 sowie die Angriffspunkte der Glukokortikoide und der nichtsteroidalen Antiphlogistika. (Aus: Maurin 1986)

Tabelle 5. Die wichtigsten Charakteristika von Prostazyklin und Thromboxan A_2. (Aus: Maurin 1986)

	Prostazyklin	Thromboxan A_2
Abkürzung	PGI_2	TXA_2
Bildungsort	Gefäßwand	Thrombozyt
Wirkung	Hemmung der Thrombozytenaggregation Vasodilatation Bronchodilatation Zytoprotektion der Magenschleimhaut antiarrhythmisch	Steigerung der Thrombozytenaggregation Vasokonstriktion Bronchokonstriktion Zytolyse der Magenschleimhaut arrhythmogen
HWZ	ca. 3 min	ca. 30 s
Stabile Metaboliten	6-Ketoprostaglandin $F_{1\alpha}$ (6-Keto-$PGF_{1\alpha}$). 2,3-Dinor-6-Keto-$PGF_{1\alpha}$	Thromboxan B_2 (TXB_2), 2,3-Dinor-TXB_2

staglandin $F_{1\alpha}$ bzw. Thromboxan B_2. Wichtig für die noch zu diskutierende Interpretation solcher Bestimmungen ist der Hinweis, daß die genannten Metaboliten im Urin ausschließlich die renale Synthese von Prostazyklin und Thromboxan widerspiegeln. Im Gegensatz hierzu gilt die Menge der ebenfalls im Urin nachweisbaren Metaboliten 2,3-Dinor-6-Keto-$PGF_{1\alpha}$ bzw. 2,3-Dinor-TXB_2 als ein Maß sowohl für infundiertes PGI_2 als auch für die endogene extrarenale PGI_2- und TXB_2-Synthese.

Geht man von der von Moncada et al. (1976) formulierten Balance-Theorie aus, nach der ein Gleichgewicht zwischen PGI_2- und TXA_2-Bildung besteht, das z. B. beim Vorliegen einer Atherosklerose zuungunsten von PGI_2 gestört ist, so wäre anzustreben, daß nur das die Thrombosebildung fördernde und eine Vasokonstriktion auslösende Thromboxan A_2 an seiner Wirkung gehindert oder schon in seiner Entstehung gehemmt wird. Aus Abb. 1 wird jedoch ersichtlich, daß ASS wie andere nichtsteroidale Antirheumatika die Zyklooxygenase, die die Bildung von zyklischem Prostaglandinendoperoxid aus Arachidonsäure vermittelt, hemmt. Damit wird nicht nur die Synthese des unerwünschten TXA_2 unterbunden, sondern gleichzeitig auch diejenige des PGI_2. Mögliche Wege, hier zu einer Differenzierung zu kommen, werden weiter unten behandelt. Zunächst soll die Alternative erörtert werden, die darin besteht, das Gleichgewicht zugunsten von Prostazyklin durch Zufuhr dieser Substanz selbst oder geeigneter ähnlicher Moleküle zu verändern. PGI_2 ist – wie bereits erwähnt – zu labil, um therapeutisch eingesetzt werden zu können. Es wurden jedoch Analoga wie Iloprost oder CG 4203 entwickelt. Sie können nur über Infusionen verabreicht werden, und ihre Wirkung klingt sofort ab, wenn die Zufuhr eingestellt wird.

Eine zweite Möglichkeit besteht darin, daß Hemmstoffe entwickelt werden, die spezifisch die Reaktionskette, die vom zyklischen Prostaglandinendoperoxid zum Thromboxan A_2 führt, unterbrechen. In der Tat gelang es, die entscheidende Synthetase durch ein Imidazolderivat, dem Dazoxiben (UK 37248–01) als spezifischem TXA_2-Synthetasehemmer zu inhibieren. Die Substanz läßt die Produktion von Prostazyklin unbeeinflußt. Überraschenderweise zeigt sich jedoch, daß durch die Anwendung dieser Substanz beim Patienten die durch ADP oder Kollagen induzierte Plättchenaggregation unbeeinflußt bleibt (Walter et al. 1983). Eine dritte Möglichkeit, die Wirkung von Thromboxan A_2 zu unterbinden, besteht darin, einen spezifischen TXA_2 – Rezeptorantagonisten zu entwickeln. Eine solche im Augenblick in der klinischen Prüfung befindliche Substanz ist BM 13177.

Das Low-dose-Problem der ASS

Wie bereits erwähnt, hat die ASS den Nachteil, daß ihre Anwendung nicht nur zu der gewünschten Hemmung der Thromboxan A_2-Bildung führt, sondern daß auch das antagonistische Prinzip, das Prostazyklin, im verringerten Maß gebildet wird. Es ist allgemein anerkannt, daß es unter Dosen von 1000–1500 mg ASS tgl. zu dieser doppelten Auswirkung kommt. Die genannten Mengen werden als „konventionelle Dosen“ bezeichnet. Bei Dosen von 325 mg tgl. soll es zu einer Hemmung der Prostazyklinsynthese von nur 80% kommen, während 40–300 mg ASS tgl. (“low dose”) zu einer selektiven Hemmung der TXA_2 Synthese führen sollen. Damit schien der richtige Weg gefunden zu sein, die unerwünschte PGI_2-Synthesehemmung zu vermeiden, zumal unbestritten ist, daß eine Thrombozytenaggregationshemmung auch mit sehr kleinen Dosen von ASS – bis deutlich unter 100 mg tgl. – erreicht werden kann. Allerdings zeigte sich im Gegensatz zu der aus einer Thrombozytenaggregationshemmung vordergründig ableitbaren Verhütung von Thrombosen, daß im Tierversuch eine sichere Hemmung der Thromboseentstehung erst ab 50 bis 100 mg ASS/kg KG möglich ist, obwohl andererseits erwiesen ist, daß die Hemmung der Zyklooxygenase bereits mit 1–5 mg ASS/kg KG gelingt (Busse u. Seuter 1981; Haarmann 1981; Seuter 1976; Weichert und Breddin 1985; Zimmermann et al. 1983). Zunächst richtete sich das Interesse darauf, beim Menschen die Dosis zu finden, bei der mit einer möglichst vollständigen Einschränkung der TXA_2-Synthese gerechnet werden konnte, ohne daß die Bildung von PGI_2 gestört wird. Weksler et al. (1983) postulierten, daß die optimale ASS-Dosis um 80 mg betrage, weil unter dieser Dosis im Durchschnitt 95% der TXB_2-Produktion im Serum gehemmt sei, in den Arterienwänden die PGI_2-Metaboliten jedoch nur um 38%, in den Venenwänden nur um 19% abnahmen. Diese Untersuchungen wurden an Patienten mit koronarer Herzkrankheit durchgeführt, die am Vorabend vor der geplanten aortokoronaren Bypassoperation unterschiedliche ASS-Dosen genommen hatten und bei denen am Operationstag Blut zur Analyse der Prostaglandinmetabolite entnommen worden war. Außerdem wurden an kleinen Stücken der Aorta und der Vena saphena, die im Rahmen der Operation gewonnen worden waren, entsprechende Analysen vorgenommen.

Aktuelle ASS-Dosen	
1000–1550 mg tgl.	konventionelle („conventional dose")
40– 300 mg tgl.	niedrig („low dose")
um 20 mg tgl.	sehr niedrig („very low dose")
1 mg tgl.	extrem niedrig („extremely low dose")

Allerdings war in diesen Untersuchungen ASS nur einmal zugeführt worden. Nach einer täglichen Dosis von nur 40 mg ASS, über 4 Tage verabreicht, fand Preston (1983) in der Venenwand einen Abfall der Konzentrationen von 6-Keto-$PGF_{1\alpha}$ um 87%. Patrignani et al. (1983) wiederum zeigten, daß sogar 20 mg ASS tgl., über 7 Tage gegeben, die Konzentration von TBX_2 im Serum ab dem vierten Tag um 92% herabsetzt, während die Konzentration von 6-Keto-$PGF_{1\alpha}$, als Indikator der renalen PGI_2-Synthese, im Vergleich zum Ausgangswert unverändert blieb. Unter gleicher Dosierung, ebenso lang angewendet, konnten Fitzgerald et al. (1983) nachweisen, daß der über die Gesamtsynthese von PGI_2 wesentlich mehr aussagende Metabolit 2,3-Dinor-6-Keto-$PGF_{1\alpha}$ tatsächlich unverändert blieb. Allerdings handelt es sich bei den mitgeteilten Ergebnissen um experimentelle Anordnungen, die nicht zwingend klinische Fragestellungen beantworten können.

Betrachtet man die klinische Anwendung von ASS in niedrigen Dosen bei anderen Indikationen als der koronaren Herzkrankheit, so finden sich einige Studien, in denen über positive Ergebnisse berichtet wurde. Hierzu gehören Befunde von Fröhli et al. (1983), die bei Patienten mit primärer Thrombozythämie unter 250 mg ASS tgl. erzielt wurden. In der durchschnittlich 25 Monate dauernden Behandlungsphase traten bei den 22 Patienten im Gegensatz zu der Zeit vor Therapiebeginn weder arterielle noch venöse Thrombosen auf und die akralen Durchblutungsstörungen verschwanden bei 11 der 13 Patienten vollständig. Erfolge wurden von Wallenburg et al. (1986) auch bei der schwangerschaftsinduzierten Hypertonie/EPH-Gestose unter einer täglichen Gabe von 60 mg ASS mitgeteilt, ebenso von Beaufils et al. (1985) unter 150 mg ASS tgl., zusammen mit 300 mg Dipyridamol tgl. verabreicht. Harter et al. (1979) berichteten über einen höheren Anteil an offengebliebenen Dialyseshunts durch Einnahme von 160 mg ASS tgl. während eines mittleren Beobachtungszeitraums von 5 Monaten. Sollten sich die hier dargestellten Ergebnisse reproduzieren lassen, so bleibt zu bedenken, daß auch sie mit höheren Dosen als den in den o.g. Experimenten als optimal eingestuften erzielt wurden.

Welche Ergebnisse liegen nun mit niedrigen Dosen bei der Indikation koronarer Herzkrankheit vor? Lorenz et al. (1984) veröffentlichten eine Untersuchung über aortokoronare Bypassoperationen, bei denen die Patienten mit 100 mg ASS tgl. behandelt worden waren. 29 Patienten erhielten ASS, 31 Plazebos. Das Ergebnis lautete, daß statistisch gesichert in der Verumgruppe weniger proximale und distale Anastomosen verschlossen waren als in der Plazebogruppe. Kritisch ist jedoch zu dieser Studie anzumerken, daß in der Plazebogruppe eine ungewöhnlich niedrige Rate von offenen Anastomosen enthalten waren. Auch andere Unterschiede zwischen den beiden Gruppen lassen annehmen, daß keine Strukturgleichheit vorlag. Es kommt hinzu, daß die erkennbar werdenden initial vorliegenden Unterschiede sich stets zugunsten der ASS-Gruppe auswirkten.

Alle anderen Studien im Indikationsbereich aortokoronarer Bypassoperation – insgesamt 8 – wurden mit höheren ASS-Dosen vorgenommen. In 3 Studien, in denen täglich 975 bzw. 990 mg ASS, jeweils zusammen mit 225 mg Dypyridamol, verabreicht worden waren, fand sich kein nachweisbarer positiver Effekt unter der Medikation (Pantely et al. 1979; Sharma et al. 1983; Brooks et al. 1985). In einer Studie, in der 1000 mg ASS tgl. angewandt worden waren, ergab sich ein positiver Trend (McEnany et al. 1982) und in 4 weiteren Studien, in denen täglich jeweils eine Kombination aus ASS (975–1300 mg) und Dipyridamol (100–225 mg) verabreicht worden waren, ergaben sich statistisch gesichert positive Ergebnisse (Mayer et al. 1981; Chesebro et al. 1982; Brown et al. 1985; Rajah et al. 1985).

Es sei an dieser Stelle daran erinnert, daß in der oben zitierten Studie von Lewis et al. (1983) die koronare Komplikationsrate unter der täglichen Gabe von 324 mg ASS deutlich gesenkt werden konnte, einer Dosis also, die nach experimentellen Befunden immer noch eindeutig die Prostazyklinsynthese hemmt. Zur Widerlegung der Auffassung, daß konventionelle ASS-Dosen aufgrund ihres Eingriffs in die Prostazyklinsynthese sogar als gefährlich einzustufen seien, sind die von Cairns et al. (1985) vorgelegten Befunde von größter Bedeutung. Diese in 7 Krankenhäusern in Kanada vorgenommene Untersuchung an 555 Patienten (darunter 27% Frauen) im Alter bis zu 70 Jahren mit instabiler Angina pectoris bezieht sich auf 4 Behandlungsgruppen. Die Patienten erhielten täglich entweder 4 mal 325 mg ASS (Tagesdosis 1300 mg) bzw. 4 mal 200 mg Sulfinpyrazon (Tagesdosis 800 mg) oder eine Kombination der beiden Medikamente in der angegebenen Dosierung oder Plazebo. Die Patienten

Tabelle 6. Übersicht über die Ergebnisse einer Studie über 2 Jahre mit ASS (4mal 325 mg tgl.), Sulfinpyrazon (4mal 200 mg tgl.), sowie die Kombination beider Substanzen gegen Plazebo an 555 Patienten mit instabiler Angina pectoris. (Aus: Cairns et al. 1985)

Cardiac death or nonfatal MI*

	ASA	No ASA *no. of patients*	Total
Sulfinpyrazone	9	18	27
No sulfinpyrazone	8	18	26
Total	17	36	53

	Risk Reduction †	P Value ■
ASA	50.8%	0.008
Sulfinprazone	– 6.1%	0.589

Cardiac death alone §

	ASA	No ASA *no. of patients*	Total
Sulfinpyrazone	3	10	13
No sulfinpyrazone	3	12	15
Total	6	22	28

	Risk Reduction †	P Value ■
ASA	70.6%	0.004
Sulfinpyrazone	9.4%	0.416

* MI denotes acute myocardial infarction.
† Calculated from the Cox proportional-hazards model.
■ All P values are one-tailed.
§ There were no noncardiac deaths for use in efficacy analysis, and therefore the distribution of deaths from any cause was identical to that for cardiac death alone.

wurden nach ihrer Klinikeinweisung wegen instabiler Angina pectoris innerhalb von 8 Tagen in die Studie aufgenommen und bis zu 2 Jahren beobachtet, im Durchschnitt 18 Monate lang. Ein Myokardinfarkt in den letzten 12 Wochen war eines der Ausschlußkriterien. Ein koronarer Bypass war bei 31,5% der Patienten angelegt worden (im Vergleich dazu 3,5% bei Lewis et al. (1983). Auch diese bei Patienten mit instabiler Angina pectoris vorgenommene Studie ergab ähnlich positive Ergebnisse wie in der von Lewis et al. mitgeteilten Untersuchung. Allerdings zeigten sich Erfolge nur in den Gruppen, in denen ASS verabreicht worden war, während Sulfinpyrazon allein ohne jeden Effekt blieb. Unter ASS verminderte sich das Risiko, einen Myokardinfarkt zu erleiden oder zu sterben um 50%, das des Herztodes sogar um 70%. Auch hier sind die Ergebnisse statistisch hoch signifikant (Tabelle 6). Die Darstellung in Art einer Life-table spiegelt diese Ergebnisse deutlich wieder (Abb. 2 und 3).

Fazit aus den dargestellten Befunden

Entgegen der Theorie, daß hohe Dosen von ASS aufgrund der mit ihnen wohl auch in vivo verbundenen Unterbindung der PGI_2-Synthese, gerade auf dem Sektor von Krankheiten, die mit Atherosklerose verbunden sind, sich ungünstig auswirken müß-

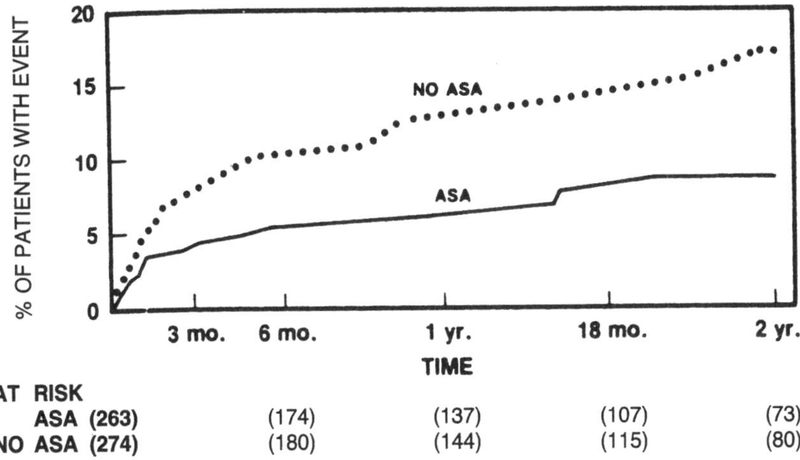

Abb. 2. Darstellung von aus Tabelle 6 ableitbaren Resultaten zur Häufigkeit von kardialem Tod und überlebtem Myokardinfarkt in den mit ASS behandelten Gruppen im Vergleich zu den Gruppen, die kein ASS erhielten. (Aus: Cairns et al. 1985)

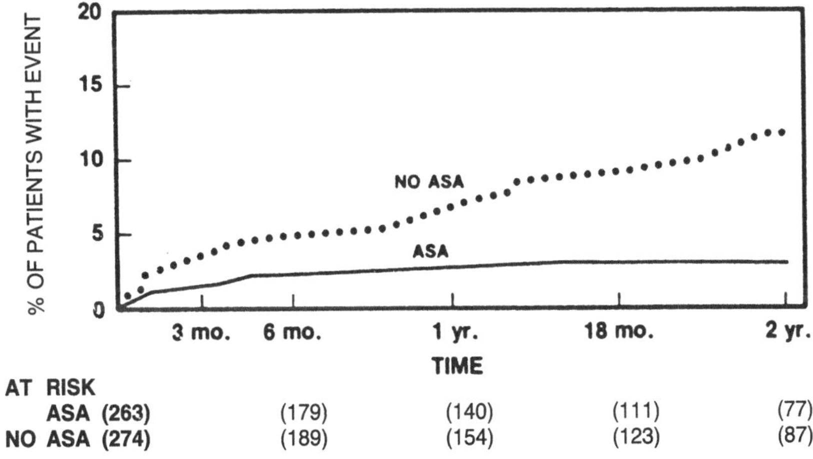

Abb. 3. Darstellung von aus Tabelle 6 ableitbaren Resultaten zur Häufigkeit von kardialem Tod in den mit ASS behandelten Gruppen im Vergleich zu den Gruppen, die kein ASS erhielten. (Aus: Cairns et al. 1985)

ten, ist eindeutig gezeigt worden, daß auch bei sog. konventionellen ASS-Tagesdosen eine statistisch gesicherte Verringerung des Risikos, einen Herzinfarkt oder einen kardialen Tod zu erleiden, erreicht werden kann. Sowohl hohe (1300 mg) wie auch mäßig niedrige Dosen von 324 mg waren bei der instabilen Angina pectoris wirksam. Zwingend notwendig ist es demnach nicht, niedrige Dosen zu verwenden. Daraus ist zu folgern, daß die Gleichgewichtstheorie zumindest in der vorgeschlagenen Form nicht mehr haltbar ist.

Ungelöst bleibt das Problem, wie niedrig die ASS-Dosis tatsächlich gewählt werden kann. Auch ist nicht klar, ob die Höhe der Dosis in irgendeiner Beziehung zu der gewählten Indikation steht (vgl. die oben zitierten Untersuchungen an Patienten, die an anderen Krankheiten als solchen der Koronargefäße litten). Ohne Zweifel ist es eine wichtige Aufgabe herauszufinden, welche die kleinstmöglichen Dosen an ASS sind, weil sich den zitierten Studien entnehmen läßt, daß – wie erwartet – die Quote an unerwünschten durch ASS ausgelösten Wirkungen im Zusammenhang mit der gewählten Dosierung steht.

Nach wie vor ist der Mechanismus, der zu den nachgewiesenen positiven Effekten der ASS bei koronarer Herzkrankheit beiträgt, unklar. Welche Funktionen der Thrombozyten sind hier verantwortlich zu machen? Die erwähnten Tatsachen, daß die Thrombozytenaggregationshemmung schon mit sehr kleinen ASS-Dosen gelingt und nachweislich die Zyklooxygenase in den Plättchen bereits durch wenige mg ASS beim Menschen vollständig inhibiert werden kann, andererseits zur Thrombosehemmung deutlich höhere Dosen nötig sind, lassen es äußerst fraglich erscheinen, ob tatsächlich die Aggregationshemmung der entscheidende Mechanismus ist. Breddin et al. weisen seit langem darauf hin, daß erst mit Dosen von 250 bis 1000 mg ASS eine Hemmung des Shape-change und der Adhäsion der Plättchen erreicht werden kann, und daß diese Wirkungen nur 4–10 h anhalten. Als mittelfristiger Effekt von 12–36 h ist die durch ASS zu erreichende Erhöhung der Blutungszeit zu bezeichnen. Im Gegensatz dazu stellt die Aggregationshemmung eine irreversible Wirkung dar und hält deshalb – an die Lebenszeit der Plättchen gekoppelt – 3–6 Tage an.

Literatur

AMIS – Aspirin Myocardial Infarction Study Research Group (1980) A randomized controlled trial of aspirin in persons recovered from myocardial infarction. JAMA 243: 661–669

ARIS – Anturan Reinfarction Italian Study Group (1982) Sulfinpyrazone in post-myocardial infarction. Lancet I: 237–242

ART – Anturan Reinfarction Trial Research Group (1980) Sulfinpyrazone in the prevention of sudden death after myocardial infarction. N Engl J Med 302: 250–256

Beaufils M, Uzan S, Donsimoni R, Colau JC (1985) Prevention of pre-eclampsia by early platelet therapy. Lancet I: 840–842

Brooks N, Wright J, Sturridge M, Pepper J, Magee P, Walesby R, Layton C, Honey M, Balcon R (1985) Randomized placebo controlled trial of aspirin and dipyridamole in the prevention of coronary vein graft occlusion. Br Heart J 53: 201–207

Brown BG, Cukingnan RA, DeRouen T, Goede LV, Wong M, Fee HJ, Roth JA, Carey JS (1985) Improved graft patency in patients treated with platelet-inhibiting therapy after coronary bypass surgery. Circulation 72: 138–146

Busse WD, Seuter F (1981) Erfahrungen mit Acetylsalicylsäure, Dipyridamol und Sulfinpyrazon in verschiedenen Tiermodellen. In: Breddin HK, Gross D, Rotter W (Hrsg) Thrombosemodelle am Tier. Die Rolle der Prostaglandine für Thrombogenese und Schmerzpathogenese. Schattauer, Stuttgart

Cairns JA, Gent M, Singer J, Finnie KJ, Froggatt GM, Holder DA, Jablonsky G, Kostuk WJ, Melendez LJ, Myers MG, Sackett DL, Sealey BJ, Tanser PH (1985) Aspirin, sulfinpyrazone, or both in unstable angina. N Engl J Med 313: 1369–1375

Chesebro JH, Clements IP, Fuster V, Elveback LR, Smith HC, Bardsley WT, Frye RL, Holmes DR, Vlietstra RE, Pluth JR, Wallace RB, Puga FJ, Orszulak TA, Piehler JM, Schaff HV, Danielson GK (1982) A platelet-inhibitor-drug trial in coronary-artery bypass operations: benefit of perioperative dipyradamole and aspirin therapy on early postoperative vein-graft patency. N Engl J Med 307: 73–78

Elwood PC, Sweetnam PM (1979) Aspirin and secondary mortality after myocardial infarction. Lancet II: 1313–1315

Elwood PC, Cochrane AL, Burr ML, Sweetnam PM, Williams G, Welsby E, Hughes SJ, Renton R (1974) A randomized controlled trial of acetylsalicylic acid in the secondary prevention of mortality from myocardial infarction. Br J Med I: 436–440

FitzGerald GA, Oates JA, Hawiger J, Maas RL, Roberts LJ, Lawson JA, Brash AR (1983) Endogenous biosynthesis of prostacyclin and thromboxane and platelet function during chronic administration in man. J Clin Invest 71: 676–688

Fröhli P, Graf Ch, Rhyner K (1983) Die Prophylaxe vaskulärer Komplikationen bei Polycythaemia vera und primärer Thrombozythämie mit niedrig dosierter Acetylsalicylsäure. Schweiz Med Wochenschr 113: 1622–1627

German-Austrian Study – Breddin K, Loew D, Lechner K, Überla K, Walter E (1980) Secondary prevention of myocardial infarction: a comparison of acetylsalicylic acid, placebo and phenprocoumon. Haemostasis 9: 325–344

Haarmann W (1981) Erfahrungen mit Acetylsalicylsäure, Dipyridamol und Sulfinpyrazon in verschiedenen Tiermodellen. In: Breddin HK, Gross D, Rotter W (Hrsg) Thrombosemodelle am Tier. Die Rolle der Prostaglandine für Thrombogenese und Schmerzpathogenese. Schattauer, Stuttgart S 173–187

Harter HR, Burch JW, Majerus PW, Stanford N, Delmez JA, Anderson CB, Weerts CA (1979) Prevention of thrombosis in patients on hemodialysis by low-dose aspirin. N Engl J Med: 301: 577–579

Holmsen H, Weiss HJ (1979) Secretable storage pools in platelets. Ann Rev Med 30: 119–134

Klimt ChR, Knatterud GL, Stamler R, Meier P (1986) Persantine-aspirin reinfarction study, Part II. Secondary coronary prevention with persantine and aspirin. J Am Coll Cardiol: 251–269

Lewis HD, Davis JW, Archibald DG, Steinke WE, Smitherman TC, Doherty JE, Schnaper HW, LeWinter MM, Linares E, Puget JM, Sabharwal SC, Chesler E, DeMots H (1983) Protective effects of aspirin against acute myocardial infarction and death in men with unstable angina. N Engl J Med 309: 396–403

Lorenz RL, Schacky CV, Weber M, Meister W, Kotzur J, Reichardt B, Theisen K, Weber PC (1984) Improved aortocoronary bypass patency by low-dose aspirin (100 mg daily). Lancet I: 1261–1264

Maurin N (1986) Niedrig dosierte Acetylsalicylsäure ("Low-Dose-ASA"). Med Welt 37: 1329–1334

Mayer JE, Lindsay WG, Castaneda W, Nicoloff DM (1981) Influence of aspirin and dipyridamole on patency of coronary artery bypass grafts. Ann Thorac Surg 31: 204–210

McEnany MT, Salzman EW, Mundth ED, DeSanctis RW, Harthorne JW, Weintraub RM, Gates S, Austen WG (1982) The effect of antithrombotic therapy on patency rates of saphenous vein coronary artery bypass grafts. J Thorac Cardiovasc Surg 83: 81–89

Moncada S, Gryglewski RJ, Bunting GS, Vane JR (1976) An enzyme isolated from arteries transforms prostaglandin endoperoxides to an unstable substance that inhibits platelet aggregation. Nature 263: 663–665

Pantely GA, Goodnight SH, Rahimtoola SH, Harlan BJ, DeMots H, Calvin L, Rösch J (1979) Failure of antiplatelet and anticoagulant therapy to improve patency of grafts after coronary artery bypass. N Engl J Med 301: 962–966

PARIS I: Persantine-Aspirin Reinfarction Study Research Group (1980) Persantine and aspirin in coronary heart disease. Circulation 62: 449–461

Patrignani P, Filabozzi P, Patrono C (1983) Low-dose aspirin is a selective inhibitor of platelet cycloocygenase activity in healthy subjects. Adv Prostaglandin. Thromboxane Leukotriene Res 11: 259–264

Preston FE (1983) Aspirin, prostaglandins, and peripheral gangrene. Am J Med 74, No 6A: 55–60

Rajah SM, Salter MCP, Donaldson DR, Subba Rao R, Boyle RM, Partridge JB, Watson DA (1985) Acetylsalicylic acid and dipyridamole improve the early patency of aortacoronary bypass grafts. J Thorac Cardiovasc Surg 80: 373–377

Seuter F (1976) Inhibition of platelet aggregation by acetylsalicylic acid and other inhibitors. Haemostasis 5: 85

Seuter F, Busse WD (1981) Möglichkeiten und Grenzen der Standardisierung von Thrombosemodellen am Tier. In: Breddin K, Gross D, Rotter W (Hrsg): Thrombosemodelle am Tier. Schattauer, Stuttgart; S 31–44

Sharma GVRK, Khuri SF, Josa M, Folland ED, Parisi AF (1983) The effect of antiplatelet therapy on saphenous vein coronary artery bypass graft patency. Circulation 68 [Suppl II] 218–221

Smitherman TC, Milam M, Woo J, Willerson JT, Frenkel EP (1981) Elevated beta thromboglobulin in peripheral venous blood of patients with acute myocardial ischemia: direct evidence for enhanced platelet reactivity in vivo. Ann J Cardiol 48: 395–402

The Coronary Drug Project Research Group (1976) Aspirin in coronary heart disease. J Chron Dis 29: 625–642

Wallenburg HCS, Dekker GA, Makovitz JE, Rotmans P (1986) Low-dose aspirin prevents pregnancy-induced hypertension and pre-eclampsia in angiotensin-sensitive primigravidae. Lancet I: 1–3

Walter E, Weber E (1981) Thrombozytenaggregation, Physiologie und pharmakologische Beeinflussung. Hämostaseologie 1: 73–86

Walter E, Schumacher CH, Staiger CH, Zimmermann R, Weber E (1983) Wirkung einer einwöchigen Thromboxansynthese-Hemmung mit täglich 400 mg Dazoxiben. DAB-Tagung Poster

Weber E (1984) Problematik des Wirksamkeitsnachweises von Aggregationshemmern. Münch Med Wschr 126: 336–340

Weichert W, Breddin HK (1985) Antithrombotic effect of acetylsalicylic acid (ASA) and pentoxifylline in laser-induced thromboses in rat mesenteric vessels. VASA 14: 280–284

Weiss HJ, Aledort LM (1967) Impaired platelet/connective tissue reaction in man after aspirin ingestion. Lancet II: 495–497

Weksler BB, Pett SB, Alonso D, Richter RC, Stelzer P, Subramanian K, Tack-Goldman K, Gay WA (1983) Differential inhibition by aspirin of vascular and platelet prostaglandin synthesis in atherosclerotic patients. N Engl J Med 308: 800–805

Zimmermann R, Hof M, Andrassy K (1983) Untersuchungen zur Thrombusbildung unter maximaler Hemmung der Thrombozytenfunktion. In: Breddin HK (Hrsg): Prostaglandine und Plättchenfunktion. Schattauer, Stuttgart, S 195–205

Thrombolytische Therapie beim akuten Herzinfarkt

R. VON ESSEN

In der Bundesrepublik Deutschland sterben jährlich mehr als 80000 Menschen an einem akuten Herzinfarkt. Dies sind mehr als an jeder anderen Erkrankung und entspricht z. B. der Zahl sämtlicher in unserem Land in Krankenhäusern tätigen Ärzte oder sämtlicher Patienten mit einem Typ-I-Diabetes. Auch wenn die meisten dieser Patienten älter als 65 Jahre sind, könnten viele noch am Leben sein, wenn

- die Symptome des akuten Infarktes richtig gedeutet würden,
- die sofortige Einweisung in ein Krankenhaus erfolgte und
- eine optimale Infarkttherapie in der Klinik durchgeführt

worden wäre. Die richtige Deutung der Symptome setzt eine intensive Aufklärung der Bevölkerung und insbesondere der Risikogruppe der infarktgefährdeten Patienten voraus. Hier liegt noch vieles im Argen. Wird der Arzt benachrichtigt, so wird auch heute noch viel zu viel Zeit damit verschwendet, die Diagnose zu sichern. Dies kann nicht Aufgabe des niedergelassenen Arztes und auch nicht des Notarztes sein.

Die Diagnosesicherung ist Aufgabe der Klinik und allein der Verdacht rechtfertigt die sofortige Einweisung in ein Krankenhaus. Dieses gilt nicht nur unter dem Aspekt der noch später zu erörternden kritischen Zeit, in der durch eine Reperfusion des Infarktgefäßes ischämisches noch vitales Myokard gerettet werden kann, sondern vor allem auch im Hinblick auf die vornehmlich in der Frühphase auftretenden und oft zum Tode führenden Herzrhythmusstörungen (vor allem Kammerflimmern). Die Verbesserung der Behandlung von Herzinfarktpatienten ist eng verknüpft mit der Entwicklung der Intensivstationen. Die Erfolge, die zu einer Senkung der Krankenhausletalität von über 30% vor mehr als 25 Jahren auf etwa 10% in den letzten Jahren geführt haben, sind auf 3 Dinge zurückzuführen:

1. Monitorüberwachung und rechtzeitige Erkennung maligner Rhythmusstörungen und deren Behandlung durch Defibrillation, passagere Schrittmachersysteme und potente Antiarrhythmika, vor allem Lidocain.
2. Hämodynamische Überwachung zur Erkennung der Fehlfunktionen des Herzens (mittels des Swan-Ganz-Katheters) und die medikamentöse Beeinflussung der Herzfehlfunktionen durch Betarezeptorenblocker, Diuretika, Vasodilatatoren und Katecholamine.
3. Bemühungen zur Begrenzung der Infarktgröße vor allem durch die Thrombolysetherapie, d. h. die *rechtzeitige* Wiederdurchblutung des von der Sauerstoffversorgung abgeschnittenen Herzmuskelareals.

Zur Thrombolysetherapie stand bereits in den 60er Jahren die 1933 von Tillet und Garner entdeckte Streptokinase, ein Produkt β-hämolysierender Streptokokken, zur Verfügung.

Mörl, Diehm, Heusel (Hrsg.)
45 Jahre Herzinfarkt- und Fettstoffwechselforschung
© Springer-Verlag Berlin Heidelberg 1988

Erfahrungen mit Streptokinase beim akuten Herzinfarkt

Von den 8 bis 1979 publizierten großen randomisierten Studien mit intravenöser Streptokinaseanwendung beim akuten Herzinfarkt konnte nur in 3 eine signifikante Senkung der Letalität nachgewiesen werden (Aber et al. 1976). Aufgrund des heutigen Kenntnisstandes war der ausbleibende Erfolg der Behandlung auf den zu späten Einsatz der thrombolytischen Therapie zurückzuführen. Das Behandlungsprinzip konnte sich daher nicht allgemein durchsetzen, zumal auch die Rolle des Thrombus bei der Entstehung des Infarktes sehr umstritten war.

Die „Renaissance" der Streptokinasetherapie beim akuten Myokardinfarkt ist vor allem Rentrop zu verdanken (Rentrop et al. 1978, 1979, 1980), der wie De Wood (1980) bei Patienten mit akutem Herzinfarkt koronarangiographisch in einem hohen Prozentsatz einen thrombotischen Verschluß des Infarktgefäßes nachweisen konnte. Dieser war mit Streptokinase auflösbar. Die Erfahrungen bei den ersten 200 Patienten, die in der Akutphase des Infarktes angiographiert und mit intrakoronarer Streptokinase behandelt wurden (Merx et al. 1981; Mathey et al. 1981; Rutsch et al. 1981) bestätigen, daß in ca. 80% ein thrombotisch verschlossenes Infarktgefäß vorliegt.

Die intrakoronare Streptokinaseinfusion konnte diesen Verschluß in 80% beseitigen. Die Kliniketalität lag bei den erfolgreich behandelten Patienten bei 7%, während die erfolglos mit Streptokinase behandelten eine Letalität von 24% aufwiesen. Es konnte ferner erstmals beim Menschen gezeigt werden, daß durch frühzeitige erfolgreiche Reperfusion die Wandbewegungsstörung im Infarktbereich zurückgeht und sich damit die Funktion des Herzens bessert.

Die erste *randomisierte* Studie wurde im Staate Washington in den USA an 250 Patienten mit akutem Infarkt durchgeführt (Kennedy et al. 1983). Alle Patienten wurden in der Akutphase koronarangiographiert und es wurde eine linksventrikuläre Angiographie angeschlossen. 134 Patienten erhielten Streptokinase in das Infarktgefäß und 116 dienten als Kontrollgruppe. Eine Reperfusion konnte in 68% der mit Streptokinase behandelten Gruppe erreicht werden. Die 30-Tage-Letalität lag mit 3,7% (5 Patienten) in der Streptokinasegruppe gegenüber 11,2% (13 Patienten) in der Kontrollgruppe ($p < 0,02$) signifikant niedriger. Nach einem Jahr waren in der mit Streptokinase behandelten 6 weitere und in der Kontrollgruppe 4 weitere Patienten gestorben (8,2% gegenüber 14,7%, $p = 0,10$), so daß die Langzeitprognose der streptokinasebehandelten Patienten nicht mehr signifikant besser war. Bei der Analyse der Streptokinasegruppe stellte sich heraus, daß nur 2 der 80 Patienten mit erfolgreicher Reperfusion, daß aber 3 der 13 Patienten mit nur partieller Reperfusion und 6 der 41 Patienten ohne Reperfusion gestorben waren.

Die Autoren zogen den Schluß, daß die Senkung der Letalität nach intrakoronarer Streptokinase beim akuten Infarkt nur dann auch langfristig signifikant ist, wenn durch die Streptokinase in der Frühphase eine suffiziente Reperfusion erreicht wurde (Kennedy et al. 1985).

Eine weitere Studie lief zwischen Juli 1981 und März 1985 in den Niederlanden (Simoons et al. 1985). Es wurden 533 Patienten in diese randomisierte Studie aufgenommen, 264 erhielten eine konventionelle Infarkttherapie, bei 152 wurde eine intrakoronare Streptokinasetherapie durchgeführt und bei weiteren 117 vor der intrakoronaren Streptokinase ein i. v.-Bolus bereits auf dem Wege ins Katheterlabor gegeben. Diese Änderung der Therapie wurde während der laufenden Studie vorgenommen, nachdem zunächst kein signifikanter Unterschied in der Letalität zwischen der konventionellen Therapie und der reinen intrakoronaren Streptokinasebehandlung nachweisbar war. Hierin liegt sicherlich die Schwäche dieser Studie.

Der zusätzliche Streptokinasebolus wurde vor allem gegeben, um kostbare Zeit in der Frühphase des Infarktes, die durch die Vorbereitung der Herzkatheterisation verloren ging, zu gewinnen. Der klinische Verlauf war in der Thrombolysegruppe günstiger als in der Kontrollgruppe, wenn man von Blutungen an der Punktionsstelle absieht. Die Inzidenz von kardiogenem Schock und Perikarditis war in der Kontrollgruppe signifikant höher. Die 14-Tage-Letalität war mit 12 Verstorbenen in der Kontrollgruppe und 9 Verstorbenen in der Thrombolysegruppe bis Januar 1984 zunächst nicht signifikant unterschiedlich. Mit Änderung der Therapie in der Thrombolysegruppe (Bolus von 500000 E Streptokinase i. v. sofort nach Klinikaufnahme) verstarben hier nur noch 5 Patienten, während in der Kontrollgruppe 14 verstarben. Insgesamt waren also in der Kontrollgruppe 26 und in der Thrombolysegruppe 14 verstorben, so daß ein signifikanter Unterschied in bezug auf die Frühletalität nachweisbar war ($p = 0{,}05$). Im weiteren Verlauf wurden dann in der Thrombolysegruppe mehr Patienten einer Ballondilatation (PTCA) oder einer aortokoronaren Bypassoperation zugeführt (62 gegenüber 40). Nicht-tödliche Reinfarkte traten hier mit 36 gegenüber 16 signifikant häufiger auf. Insgesamt blieb der signifikante Unterschied zugunsten der Thrombolysegruppe bestehen: Nach 1 Jahr waren 23 in der Thrombolysegruppe und 42 in der Kontrollgruppe gestorben ($p = 0{,}01$). Gegenüber der Western-Washington-Studie, in die alle Patienten mit Symptombeginn innerhalb der ersten 12 h aufgenommen wurden, war in der niederländischen Studie das Zeitfenster zwischen Beginn und Randomisierung mit unter 4 h relativ klein, so daß sich u. a. hieraus die relativ hohe Rekanalisationsrate von 79% gegenüber 68% erklärt.

Bei einer allerdings nicht randomisierten Studie konnten von Essen et al. bei 461 Patienten, die mit intrakoronarer Streptokinase im akuten Infarktstadium (innerhalb der ersten 8 h) behandelt wurden, in 79% ein verschlossenes Gefäß vor Therapie nachweisen, nach der Thrombolyse lag nur noch in 11% ein unverändert okkludiertes Infarktgefäß vor. Tabelle 1 zeigt die 30-Tage- und Einjahresletalität in den verschiedenen Behandlungsgruppen: 204 Patienten wurden nach erfolgreicher Thrombolysetherapie wegen relativ später Eröffnung des Gefäßes (später als 4 h nach Infarktbeginn) konservativ weiterbehandelt. Hier lag die 30-Tages-Letalität bei 7,8% und stieg im Verlaufe des ersten Jahres auf 21,2% an, so daß in dieser Gruppe prozentual etwa so viele Patienten gestorben waren wie in der Patientengruppe ($n = 50$), bei der die

Tabelle 1. 30-Tage- und Einjahresletalität in Abhängigkeit von der Weiterbehandlung bei erfolgreicher und erfolgloser Thrombolyse [von Essen et al. 1985]

		Alter (Jahre)		Letalität nach	
		$x \pm s$	Bereich	30 Tagen	1 Jahr
			%	%	%
Konservative Weiterbehandlung	(n = 204)	57 ± 12	21–83	7,8	21,2
PTCA	(n = 129)	56 ± 10	34–76	3,1	9,3
Bypassoperation (früh)	(n = 78)	56 ± 7	39–76	2,6	6,4
Erfolglose Lyse	(n = 50)	54 ± 9	34–79	14,0	20,0

Thrombolysetherapie erfolglos war (30-Tages-Letalität 14%, Einjahresletalität 20%).

Nur bei den Patienten bei denen zu der Thrombolysetherapie zusätzlich noch Maßnahmen zur langfristigen Sicherung der Reperfusion erfolgten (PTCA 129 Patienten, aortokoronare Bypassoperation innerhalb der ersten 10 Tage 78 Patienten) lag die Frühletalität mit 3,1% bzw. 2,6% und die Einjahresletalität mit 9,3% bzw. 6,4% deutlich günstiger. Diese Ergebnisse sprechen dafür, daß die Thrombolysetherapie allein ohne langfristige Sicherung durch Ballondilatation bei Eingefäßerkrankung oder Bypassoperation bei Mehrgefäßerkrankung die Prognose nicht verbessert.

Entscheidende Impulse erhielt die Thrombolysetherapie bei akutem Infarkt dann von der sogenannten GISSI-Studie. Die Studie wurde im Herbst 1983 geplant und in Italien durchgeführt. Ziel dieser Studie war es, in einer prospektiven Untersuchung den Nutzen und die Sicherheit einer intravenösen Thrombolysetherapie mit Streptokinase unter Routinebedingungen zu testen, also für möglichst alle Infarktpatienten, bei denen keine Kontraindikation für eine Therapie mit thrombolytischen Substanzen besteht. Zwischen Februar 1984 und Juni 1985 wurden aus fast 32000 Patienten 11806 Patienten für die Studie randomisiert. 5860 erhielten Streptokinase und 5852 wurden konventionell behandelt, dabei zählte die Heparinisierung nicht zur Standardtherapie (nur 20% in der Kontrollgruppe und 21% in der Streptokinasegruppe wurden heparinisiert). Die Gesamtletalität lag mit 10,7% in der Streptokinasegruppe gegenüber 13,0% in der Kontrollgruppe signifikant niedriger (p = 0,002). Besonders Vorderwandinfarkte profitierten von der Thrombolysetherapie (14,5% gegenüber 18,4%, p = 0,006). Der Unterschied zwischen beiden Gruppen war bei Therapiebeginn innerhalb der ersten 3 h am größten (9,2% gegenüber 12,0%, p = 0,005), bei einer Latenz zwischen 3 und 6 h geringer (11,7% gegenüber 14,1%, p = 0,003) und nicht mehr nachweisbar bei Therapiebeginn nach 6 h (12,6% gegenüber 14,1% NS).

Diese groß angelegte und in kürzester Zeit durchgeführte Studie bewies bei sauberer Randomisierung, daß auch die intravenöse Streptokinasetherapie bei rechtzeitiger Gabe eine signifikante Senkung der Letalität von 18% bewirkt. Der Effekt der Thrombolysetherapie ist am größten, je früher die Therapie beginnt. Vorderwandinfarkte profitieren eindeutig mehr als Hinterwandinfarkte. Eine ähnliche Untersuchung, allerdings bei einem kleinen Patientenkollektiv, wurde kürzlich publiziert (ISAM-Studie 1986). Hier wurden 1741 Patienten randomisiert und wie in der GISSI-Studie mit einer Infusion von 1,5 Millionen Einheiten Streptokinase i. v. über 1 h oder Plazebo therapiert. Die 21-Tage-Letalität betrug in der Streptokinasegruppe 6,3% und in der Kontrollgruppe 7,1%. Dieser Unterschied war zwar nicht signifikant, die Senkung der Letalität mit 16% aber ähnlich wie in der GISSI-Studie. Angiographische Untersuchungen bei 848 Patienten zeigten 3–4 Wochen nach Therapie eine höhere globale Ejektionsfraktion in der Streptokinasegruppe und auch eine bessere regionale Wandbewegung (p = 0,005). Soweit also die großen Studien mit intravenöser oder intrakoronarer Streptokinaseanwendung beim akuten Herzinfarkt.

Mit Urokinase liegen nur wenige Daten vor, da die Substanz bis vor kurzem noch sehr viel teurer war als Streptokinase. Weder Streptokinase noch Urokinase sind ideale thrombolytische Substanzen, da sie Plasminogen bereits im Plasma in Plasmin aktivieren und dieses Plasmin einerseits das im Blut zirkulierende Fibrinogen abbaut, andererseits von α_2-Antiplasmin inaktiviert wird. Die intensive Suche nach fibrinspezifischen thrombolytischen Substanzen führte zum Gewebsplasminogenaktivator (rt-PA).

rt-PA im Vergleich zu Streptokinase und Urokinase

Unser Blut enthält ein enzymatisches System, das in der Lage ist, Fibrinmoleküle in Blutgerinnseln aufzulösen. Eine der Komponenten dieses fibrinolytischen Systems ist der sog. Gewebsplasminogenaktivator, der das aktive Enzym Plasmin durch eine begrenzte Proteolyse aus dem Proenzym Plasminogen bildet. Plasmin baut das Fibrinnetzwerk des Gerinnsels ab, es entstehen Fibrinspaltprodukte. Der Gewebsplasminogenaktivator (t-PA: tissue-plasminogen activator) ist eine Serinprotease, die vor allem von Endothelzellen gebildet wird und physiologisch in sehr geringen Konzentrationen im Blut zirkuliert. Dieses zirkulierende t-PA hat nur eine geringe Affinität zu Plasminogen. Bei Vorhandensein eines Fibringerinnsels dagegen wird t-PA am Fibrinmolekül gebunden und entfaltet eine hohe Affinität zum Plasminogen. Plasminogen wird unmittelbar am Ort seiner Wirkung in Plasmin gespalten und kann nun fibrinolytisch aktiv werden. Günstig beeinflußt wird diese Wirkung noch zusätzlich durch die deutlich verminderte Inaktivierung des fibringebundenen Plasmins durch α_2-Antiplasmin.

Die beiden Substanzen, die bisher für eine thrombolytische Behandlung benutzt wurden und ebenfalls als Plasminogenaktivatoren wirken, sind die bereits erwähnte Streptokinase und Urokinase.

Die Urokinase ist eine aus dem menschlichen Urin gewonnene Serinprotease und kann direkt das zirkulierende Plasminogen in Plasmin umwandeln. Die aus Streptokokken gewonnene Streptokinase bildet zunächst mit dem Plasminogen einen Komplex, um dann Plasminogen in Plasmin zu aktivieren. Wenn α_2-Antiplasmin zur Inaktivierung des Plasmins verbraucht ist, kommt es zu einem starken Abfall von Fibrinogen, Faktor V, Faktor VIII und damit zu einer Ungerinnbarkeit des Blutes mit dem Risiko von Blutungen. Dieser systemische Effekt der Aktivierung des Gerinnungssystems ist bei t-PA aufgrund des oben beschriebenen Wirkungsmechanismus nicht oder zumindest in einem geringeren Ausmaß zu erwarten.

Intensive Untersuchungen der thrombolytischen Aktivität von t-PA wurden dadurch erschwert, daß die Substanz im Blut in extrem niedrigen Konzentrationen vorkommt (1–15 ng/ml). Für die Auflösung größerer Thromben benötigt man Konzentrationen, die um das 1000fache höher liegen. Plasminogenaktivatoren wurden aus verschiedenen Geweben isoliert (Collen et al. 1985). Unter anderem konnte es aus Uterusgewebe und menschlichen Melanomzellkulturen gewonnen werden. Es konnte gezeigt werden, daß diese Substanzen mit dem natürlich vorkommenden t-PA weitgehend identisch sind (Rijken et al. 1979; Rijken u. Collen 1981). Die Halbwertszeit ist mit 4–6 min relativ kurz. Es muß daher für therapeutische Zwecke als Infusion appliziert werden. Die Klonierung des menschlichen t-PA-Gens in E. coli stellte dann den entscheidenden Schritt zur Herstellung größerer Mengen des sog. rt-PA (r = rekombinant) dar. Inzwischen werden ausreichende Mengen von rt-PA z.B. bei Genentech in San Francisco und bei Thomae in Biberach aus Ovarialzellkulturen des chinesischen Hamsters produziert.

Klinische Erfahrungen mit t-PA bei Patienten mit akutem Herzinfarkt

Nach den ersten Anwendungen von mt-PA (m = melanoma) an 2 Patienten mit Nierentransplantationen und Nierenvenenthrombose wurde bei 7 Patienten mit akutem Herzinfarkt mt-PA eingesetzt.

Bei 6 der 7 Patienten erfolgte eine Rekanalisation der thrombotisch verschlossenen Koronararterie zwischen 19 und 50 min nach Beginn der intrakoronaren Infusion ohne Nachweis einer Aktivierung des Gerinnungssystems (van de Werf et al. 1984). Die erste prospektive randomisierte und plazebokontrollierte Studie mit i. v.-applizierter rt-PA wurde 1983/84 an 50 Patienten mit akutem Herzinfarkt durchgeführt (Collen et al. 1984). 25 der 33 Patienten (75%), die rt-PA in einer Dosierung von 40–60 mg über 30–120 min erhielten, wiesen angiographisch eine Rekanalisation des Infarktgefäßes, im Mittel 46 min nach Infusionsbeginn, auf. Von 14 plazebobehandelten Patienten zeigte nur einer eine spontane Reperfusion, die übrigen 13 der Plazebogruppe wurden im Anschluß daran mit intrakoronarer rt-PA behandelt. Von diesen zeigten 9 eine Rekanalisation, im Mittel 23 min nach Infusionsbeginn. Bei den 6 Patienten, die ein verschlossenes Infarktgefäß trotz rt-PA behielten, konnte auch durch eine intrakoronare Streptokinaseinfusion eine Rekanalisation nicht erreicht werden.

In dieser Studie wurde nur ein geringer Abfall des Fibrinogenspiegels auf 92% des Ausgangswertes beobachtet. Der Abfall war sehr variabel. 6 Patienten zeigten allerdings einen Abfall des Fibrinogenspiegels um mehr als 15%, bei diesen Patienten waren auch Fibrinogenspaltprodukte nachweisbar. Ernsthafte Blutungen wurden bei diesen Patienten nicht beobachtet.

In einer Pilotstudie zur TIMI-Studie (s. u.) wurden 46 Patienten mit einer 3stündigen Infusion von 80 mg rt-PA behandelt. Das Koronarogramm 60 min nach Infusionsbeginn konnte bei 19 der 39 Patienten, die vor Infusionsbeginn ein total verschlossenes Gefäß hatten, eine Reperfusion dokumentieren (49%). Es wurde eine geringe Reduktion des Fibrinogenspiegels und ein geringer Anstieg der Fibrinogenspaltprodukte beobachtet. Bei 24 Patienten (52%) kam es zu einer verlängerten Blutung an der arteriellen Punktionsstelle.

Etwa gleichzeitig liefen dann in Europa und in den Vereinigten Staaten 3 große randomisierte Studien an (TIMI-Studie 1985; Verstraete et al. 1985).

Die TIMI-Studie (Thrombolysis in myocardial infarction) wurde von August 1984 bis Februar 1985 in 13 kardiologischen Kliniken der Vereinigten Staaten durchgeführt. In dieser Studie wurden alle Patienten eingeschlossen, die mit einem akuten Herzinfarkt innerhalb von 7 h nach Schmerzbeginn in die Klinik kamen. Es erfolgte zunächst eine Koronarographie des Infarktgefäßes, um ein verschlossenes Gefäß zu dokumentieren. 58 der 316 untersuchten Patienten (18%) zeigten dabei bereits ein offenes Infarktgefäß. 99 der Patienten mit verschlossenem Infarktgefäß erhielten nach Randomisierung blind rt-PA i. v. und 115 Patienten Streptokinase i. v. Der Infusionsbeginn lag in beiden Gruppen mit 267 bzw. 276 min im Mittel relativ spät. Die Streptokinasetherapie erfolgte mit 1,5 Millionen Einheiten über 1 h entsprechend der Dosierung der GISSI- und ISAM-Studie.

Das rt-PA wurde in der Dosis von 40 mg in der 1., 20 mg in der 2. und weiteren 20 mg in der 3. h infundiert. Zum Nachweis einer Reperfusion und damit also einer erfolgreichen Thrombolyse wurde nach 90 min erneut koronarographiert. Bei Patienten mit komplettem Verschluß war in 60% der rt-PA-Gruppe gegenüber 35% in der Streptokinase-Gruppe eine Reperfusion nachweisbar (p = 0,01). Wurden auch Patienten mit subtotalem Verschluß einbezogen (insgesamt wurden dann von 240 Patienten 118 mit rt-PA und 120 mit Streptokinase behandelt), so war die Reperfusionsrate zugunsten der rt-PA mit 66% gegenüber 36% noch deutlicher. Die Komplikationsrate in bezug auf die Krankenhausletalität war in beiden Gruppen vergleichbar, ebenso die Frequenz an Reinfarkten und Hämatomen an der Punktionsstelle. Auch gastrointestinale Blutungen traten in der rt-PA-Gruppe mit 6% gegenüber 10% in der Streptokinasegruppe unerwartet häufig auf.

In Europa wurden 2 separate Studien durchgeführt. Einmal wurde rt-PA gegenüber Streptokinase in bezug auf Reperfusionsrate und Sicherheit untersucht, zum anderen rt-PA gegenüber einem Plazebo. In die Studien wurden alle Patienten aufgenommen, die noch keinen Infarkt in der Anamnese hatten und deren Symptombeginn nicht mehr als 6 h zurücklag.

Die plazebokontrollierte Studie war doppelblind angelegt, die Vergleichsstudie gegen Streptokinase einfachblind. Auf ein Basisangiogramm vor Therapiebeginn wurde bewußt verzichtet, um mit der thrombolytischen Behandlung so früh wie möglich beginnen zu können (im Mittel in der rt-PA-Gruppe 180 min nach Symptombeginn und in der Streptokinasegruppe 156 min nach Symptombeginn). Ein suffizient perfundiertes Infarktgefäß konnte in der rt-PA-Gruppe bei 70% der 61 Patienten und in der Streptokinasegruppe bei 55% der 62 Patienten nachgewiesen werden (p = 0,054). In der plazebokontrollierten Studie lag die Perfusionsrate in der rt-PA-Gruppe mit 61% bei 62 Patienten relativ niedrig, in der Plazebogruppe hatten 21% der 62 Patienten ein perfundiertes Gefäß. In keiner der Gruppen wurde eine tödliche Blutungskomplikation beobachtet. Blutungsepisoden traten jedoch in der Streptokinasegruppe häufiger und ausgeprägter auf. Die Krankenhausletalität war in beiden Gruppen mit 5% gleich.

Am Ende der rt-PA-Infusion lag der Fibrinogenspiegel mit 61% ± 35% (Ausgangswert vor Infusion 100%) deutlich über dem der Streptokinasegruppe (12% ± 18%). In der rt-PA-Gruppe wurden 4,5% des Fibrinogens als Fibrinogenspaltprodukte nachgewiesen, im Vergleich zu 30% in der Streptokinasegruppe.

Zusammenfassend belegen also die vorliegenden Studien, daß rt-PA intravenös der Streptokinase intravenös in bezug auf die Thrombolyse überlegen ist. Das rt-PA ist zwar nicht völlig fibrinspezifisch, sondern führt auch zu einer Aktivierung des Gerinnungssystems mit Nachweis von Fibrinogenspaltprodukten. Diese Aktivierung ist aber ungleich geringer ausgeprägt als bei Streptokinase und schwerere Blutungen sind vor allem in der europäischen Studie eindeutig seltener beobachtet worden. Daß es bei arterieller Punktion auch unter rt-PA zu einer Blutung an der Punktionsstelle kommt, ist nicht verwunderlich, da überall dort, wo ein Fibrinnetzwerk verletzte Gefäße abdichtet, eine Blutung entstehen kann.

Stellt die Reokklusion eine besondere Gefahr bei rt-PA dar?

Die Frage der Rethrombosierung nach Gabe des Plasminogenaktivators scheint nach einer kürzlich erschienenen Arbeit (Gold et al. 1986) dann von untergeordneter Bedeutung zu sein, wenn die rt-PA-Infusion mit niedriger Dosierung über mehrere h auch nach Reperfusion noch fortgesetzt wird. Im übrigen wissen wir, daß die Reokklusionsrate abhängig ist von der Reststenose.

Die europäische Arbeitsgruppe hat in einer randomisierten Studie die Frage der Reokklusion bei 123 Patienten mit akutem Herzinfarkt untersucht. Alle erhielten 5000 E Heparin und im Anschluß daran eine intravenöse Infusion über 90 min von 40 mg rt-PA. Es wurde zwischen der 75. und 90. min eine erste Angiographie durchgeführt. Bei allen Patienten mit perfundiertem Infarktgefäß wurde eine kontinuierliche intravenöse Infusion mit 1000 E Heparin pro h angeschlossen und nach Randomisierung erhielten die Hälfte der Patienten doppelblind 30 mg rt-PA über 6 h oder ein Plazebo. Eine erneute Koronarographie wurde 8–24 h nach der ersten Infusion durchgeführt. Es fanden sich in beiden Gruppen 2 Gefäße, die unter der Langzeitinfusion reokkludierten ("European Cooperative Study Group for rt-PA", Publikation in Vorbereitung). Die Daten zeigen also im Gegensatz zu den o.g. Untersuchungen, daß eine über Stunden nach Reperfusion anhaltende rt-PA-Infusion gegenüber Heparin wahrscheinlich keinen zusätzlichen wesentlichen Nutzen bringt.

Derzeit laufende Studien mit rt-PA

Derzeit laufen sowohl in Europa als auch in den USA und in Australien große randomisierte Studien, die neben der Reperfusion die Frage der Verbesserung der Herzfunktion nach Thrombolyse untersuchen. Es wird mit diesen Studien das neue, vorwiegend einkettige rt-PA eingesetzt. Dieses hat eine etwas kürzere Halbwertszeit als das bisher verwendete zweikettige rt-PA. Die zu verwendende Dosis pro Patient wird etwas höher liegen und erste Erfahrungen deuten darauf hin, daß die Reperfusionsrate mit diesem neuen rt-PA noch gesteigert werden kann. Ziel der Studien ist es, nachzuweisen, daß eine intravenöse Thrombolysetherapie zu einer Verbesserung der Ventrikelfunktion und Senkung der Mortalität führt. Gleichzeitig soll der Stellenwert der PTCA (perkutane transluminale Koronarangioplastie) nach Thrombolyse untersucht werden, denn unverändert offen ist die Frage, ob und wann diese Maßnahme erfolgen muß, um die Reperfusion langfristig zu sichern. Diese Frage ist vor allem aus logistischen Gründen von großer Bedeutung, denn die PTCA setzt eine personelle und technische Ausstattung voraus, die für die invasive Thrombolyse allein nicht notwendig ist und wird daher auf spezialisierte Zentren beschränkt bleiben.

Alternativen zum rt-PA

Neben dem Gewebsplasminogenaktivator gibt es 2 weitere Substanzen, die sich bereits in der klinischen Prüfung befinden und zu der neuen Generation der thrombolytischen Substanzen gerechnet werden können: Die Prourokinase und der acylierte Streptokinase-Plasminogenkomplex, inzwischen als Eminase zugelassen.

Auch diese Substanzen sind Plasminogenaktivatoren, die eine fibrinspezifische Wirkung haben. Die Acylierung der Streptokinase soll die Reaktion mit Plasmininhibitoren oder intravasalem Plasminogen verhindern. Die Bindung an das Fibrinmolekül bleibt jedoch erhalten und auf diese Weise kann unter langsamer Deacylierung aktives Plasmin an der Fibrinoberfläche entstehen (Collen et al. 1985; Smith et al. 1981). Die Halbwertzeit beträgt für die Substanz BRL 26921 (Eminase) ungefähr 40 min. Sie schwankt allerdings zwischen den einzelnen Patienten erheblich (bedingt durch unterschiedliche Streptokinaseantikörpertiter). Aufgrund der langen Halbwertszeit ist es theoretisch möglich, die Substanz als Bolusinjektion anzuwenden und hierin liegt sicher ein Vorteil.

Die bisherigen Ergebnisse wurden kürzlich zusammengefaßt (Collen u. Bounameaux 1986). Der hohen Rekanalisationsrate von zum Teil über 80% steht eine hohe Blutungsrate mit zerebrovaskulären Blutungen gegenüber.

Sollten sich diese hohen Komplikationsraten auch in größeren und z. Z. laufenden Studien bestätigen, wird diese Substanz wahrscheinlich dem rt-PA nicht den Rang ablaufen.

Prourokinase, die einkettige Vorstufe der Urokinase, hat insofern das Interesse auf sich gezogen, als sie offensichtlich im Gegensatz zur Urokinase selbst fibrinspezifische Aktivitäten entfaltet, deren Mechanismus im einzelnen noch nicht ganz klar ist (Collen et al. 1985). Auch diese Substanz hat ähnlich wie Urokinase und rt-PA eine kurze Halbwertszeit (tierexperimentiell 3–6 min). Mit ihr liegen allerdings bisher noch die wenigsten Erfahrungen vor, so daß der Nutzen noch nicht abgeschätzt werden kann. Erste tierexperimentielle Untersuchungen deuten darauf hin, daß die Kombination von rt-PA und Prourokinase bei sehr hoher Reperfusionsrate und geringer Beeinträchtigung des Gerinnungssystems möglicherweise die Therapie der Zukunft sein könnte.

Zukunftsmusik bleibt z. Z. noch die Bindung von Thrombolytika wie Urokinase an Fibrinantikörper. Der Komplex kann dann, an Fibrin gebunden, „vor Ort" seine Aktivität entfalten.

Literatur

Aber CP, Bass NM, Berry CL et al. (1976) Streptokinase in acute myocardial infarction: a controlled multicentre study in the United Kingdom. Br Med J 2: 1100–1104

Amery A, Roeber G, Vermeulen HJ, Verstraete M (1969) Single-blind randomized multicentre trial comparing heparin and streptokinase treatment in recent myocardial infarction. Acta Med Scand 505 [Suppl]: 5–35

Bett JHN, Biggs JC, Castaldi PA et al. (1973) Australian multicentre trial of streptokinase in acute myocardial infarction. Lancet 1: 57–60

Breddin K, Ehrly AM, Fechler L et al. (1973) Die Kurzzeitfibrinolyse beim akuten Myokardinfarkt. Dtsch Med Wochenschr 98: 861–873

Collen D, Bounameaux H (1986) Coronary thrombolysis with clot-selective plasminogen activators. Herz 11: 9–15

Collen D, Topol EJ, Tiefenbrunn AJ, Gold HK, Weisfeld ML, Sobel BE, Leinbach RC, Brinker JA, Ludbrook PA, Yasudam I, Bulkley BH, Robison AK, Hutter AM, Bell WR, Spadaro JJ, Khaw BA, Grossbard EB (1984) Coronary thrombolysis with recombinant human tissue-type plasminogen activator: a prospective, randomized, placebocontrolled trial. Circulation 70: 1012–1017

Collen D, Lijnen HR, Verstraete M (1985) Thrombolysis – biological and therapeutic properties of new thrombolytic agents. Churchill Livingstone, London

De Wood M, Spores J, Notske R, Mouses LT, Burroughs R, Golden MS, Lang HT (1980) Prevalence of total coronary occlusion during the early hours of transmural myocardial infarction. N Engl J Med 303: 897–902

Dioguardi N, Mannucci PM, Lotto A et al. (1971) Controlled trial of streptokinase and heparin in acute myocardial infarction. Lancet 2: 891–895 von Essen R, Uebis R, Schmidt W, Dörr R, Merx W, Meyer J, Effert S, Schweizer P, Erbel R, Bardos P, Minale C, Messmer BJ (1985) Intrakoronare Streptokinase beim akuten Herzinfarkt. Erfahrungen bei 461 Patienten. Dtsch Med Wochenschr 110: 570–575

European Working Party (1971) Streptokinase in recent myocardial infarction: a controlled multicentre trial. Br Med J 3: 325–331

European Cooperative Study Group for Streptokinase Treatment in Acute Myocardial Infarction (1979) Streptokinase in acute myocardial infarction. N Engl J Med 301: 797–802

Gold HK, Leinbach RC, Garabedian HD, Yasuda T, Johns JA, Grossbard EB, Palacios I, Collen D (1986) Acute coronary reocclusion after thrombolysis with recombinant human tissue-type plasminogen activator: prevention by a maintenance infusion. Circulation 73: 347–352

Gruppo italiano per lo studio della streptokinasi (GISSI) (1986) Effectiveness of intravenous thrombolytic treatment in acute myocardial infarction. Lancet 1: 397–401

Heikinheimo R, Ahrenberg P, Honkapohja H et al. (1971) Fibrinolytic treatment in acute myocardial infarction. Acta Med Scand 189: 7–13

The ISAM Study Group (1986) A prospective trial of intravenous streptokinase in acute myocardial infarction (ISAM). N Engl J Med 314: 1465–1471

Kennedy J, Ritchie L, Davis KB, Fritz K (1983) Western Washington randomised trial of intracoronary streptokinase in acute myocardial infarction. N Engl J Med 309: 1477–1482

Kennedy JW, Ritchie JL, Davis KB, Stadius ML, Maynard Ch, Fritz JK (1985) The Western Washington randomised trial of intracoronary streptokinase in acute myocardial infarction. N Engl J Med 312: 1073–1078

Mathey DG, Rodewald G, Rentrop P, Leitz K, Merx W, Messmer BJ, Rutsch W, Bücherl ES (1981) Intracoronary streptokinase thrombolytic recanalization and subsequent surgical bypass of remaining atherosclerotic stenosis in acute myocardial infarction: complementary combined approach effecting reduced infarct size, preventing reinfarction, and improving left ventricular function. Am Heart J 102: 1194–1201

Merx W, Dörr R, Rentrop P, Blanke H, Karsch KR, Mathey DG, Kremer P, Rutsch W, Schmutzler H (1981) Evaluation of the effectiveness of intracoronary streptokinase infusion in acute myocardial infarction: postprocedure management and hospital course in 204 patients. Am Heart J 102: 1181

Rentrop P, De Vivie ER, Karsch KR, Kreuzer H (1978) Acute coronary occlusion with impending infarction as an angiographic complication relieved by a guide-wire recanalization. Clin Cardiol 1: 101

Rentrop P, Blanke H, Wiegand V, Karsch KR (1979) Wiedereröffnung verschlossener Kranzgefäße im akuten Infarkt mit Hilfe von Kathetern. Transluminale Rekanalisation. Dtsch Med Wochenschr 104: 1401

Rentrop P,, Blanke H, Karsch KR, Kaiser H, Köstering H, Oster H, Leitz K (1980) Wiedereröffnung von akut verschlossenen aortokoronaren Venenbypässen durch lokale Streptokinasetherapie. Z Kardiol 69: 229

Rijken DC, Wijngaards G, Zaal-DeJong M (1979) Purification and partial characterization of plasminogen activator. Acta 580: 140–153

Rijken DC, Collen D (1981) Purification and characterization of the plasminogen activator secreted by human melanoma cells in culture. J Biol Chem 156: 7035–7041

Rutsch W, Schartl M, Mathey D, Kuck K, Merx W, Dörr R, Rentrop P, Blanke H (1981) Percutaneous transluminal coronary recanalization: procedure, results, and acute complications. Am Heart J 102: 1178–1181

Sheehan FH, Mathey DG, Schofer J, Dodge HT, Bolson EL (1985) Factors that determine recovery of left ventricular function after thrombolysis in patients with acute myocardial infarction. Circulation 71 (6): 1121–1128

Smith RAG, Dupe RJ, English PD, Green J (1981) Fibrinolysis with acyl-enzymes: a new approach to thrombolytic therapy. Nature 290: 505–570

Simoons ML, Serruys PW, van den Brand M, Bär F, de Zwaan C, Res J, Verhengt FWA, Krauss XH, Remme WJ, Vermeer F (1985) Improved survival after early thrombolysis in acute myocardial infarction. A randomised trial by the Interuniversity Cardiology Institute in The Netherlands. Lancet II: 578–581

Tillet WS, Garner RL (1933) The fibrinolytic activity of hemolytic streptococci. J Exp Med 58: 485–502

TIMI-Study Group (1985) The thrombolysis in myocardial infarction (TIMI) trial. Phase 1 findings. N Engl J Med 312: 932–936

Van de Werf F, Ludbrooks PA, Bermann SR et al. (1984) Clot-selective coronary thrombolysis with tissue-type plasminogen activator in patients with evolving myocardial infarction. N Engl J Med 310: 609–613

Verstraete M, Bernard R, Bory M, Brower RW, Collen D, de Bono DP, Erbel R, Huhmann W, Lennane RJ, Lubsen J, Mathey Dr, Meyer J, Michels MR, Rutsch W, Schartl M, Schmidt W, Uebis R, von Essen R (1985a) Randomized trial of intravenous recombinant tissue-type plasminogen activator versus intravenous streptokinase in acute myocardial infarction. Lancet 1: 842–847

Verstraete M, Bleifeld W, Brower RW, Charbonnier B, Collen D, de Bono DP, Dunning JJ, Lennane RJ, Lubsen J, Mathey DG, Michel PL, Raynaud Ph, Schofer J, Vahanian A, Vanhaecke J, Van De Kley GA, Van de Werf F, von Essen R (1985b) Double-blind randomized trial of intravenous tissue-type plasminogen activator versus placebo in acute myocardial infarction. Lancet 2: 965–969

Zur Entwicklung der Herzchirurgie

F. LINDER

Haben Sie vielen Dank dafür, daß Sie mich in diesem rein kardiologischen Kreise zur Entwicklung der operativen Herzeingriffe einige Worte sagen lassen. Allein der Name Sauerbruch bedeutet ja für viele nationale und auch internationale Chirurgen einen besonderen Ansporn.

Persönlich habe ich in der Herzchirurgie schon frühzeitig eine Attraktion empfunden, wozu in meiner Generation nach 6 Jahren des 2. Weltkriegs in Uniform natürlich

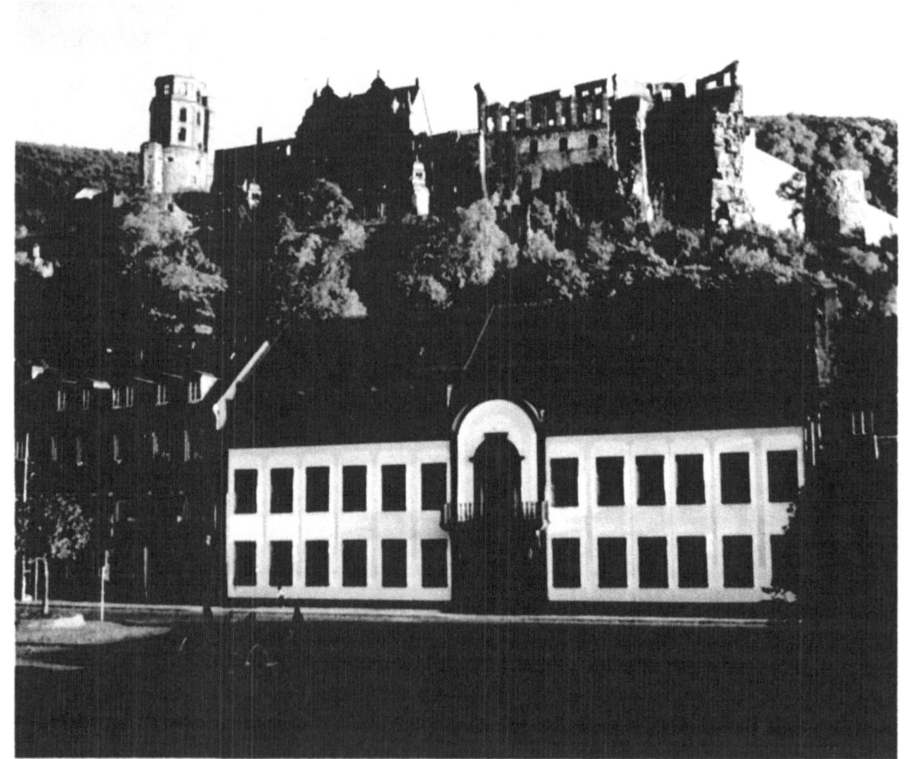

Abb. 1. Heidelberger Schloß. Vorn kurfürstliches Prinzenpalais, später Sitz der Heidelberger Akademie der Wissenschaften (1986/87 Präsident G. Schettler) und ab 1946 vorübergehend des Springer-Verlages

Mörl, Diehm, Heusel (Hrsg.)
45 Jahre Herzinfarkt-
und Fettstoffwechselforschung
© Springer-Verlag Berlin Heidelberg 1988

auch der Reiz des explosionsartig Neuen eine Rolle gespielt hat. Auch hier habe ich heute eine Reihe „noninvasiver" Kollegen entdeckt, die gleiche Sentiments geteilt haben. Hinzu kam weiterhin, daß schließlich das Herz das letzte Organ des menschlichen Körpers war, das einem operativen Eingriff noch nicht routinemäßig zugänglich gemacht worden war.

Wesentliche Hilfen bot für uns in Heidelberg der aus Berlin umgesiedelte Springer-Verlag, der nach Kriegsende durch seinen Wiederaufbau der fachbezogenen Zentralorgane gerade ausländische, vorwiegend angloamerikanische Zeitschriften importierte und so die langjährige wissenschaftliche Isolation zu beseitigen half. Auch die ausländischen Kollegen darf man nicht vergessen, die im Austausch von Dozenten, Assistenten und Studenten von West nach Ost und Ost nach West uns zur Seite standen.

Im folgenden möchte ich nun eine Serie von Beispielen demonstrieren, die intermittierend die Entwicklungsgeschichte der operativen Herztherapie zeigen sollen. Wir benötigen hierzu eigentlich nur einen zeitlichen Rückblick über knapp 100 Jahre, deren Ergebnisse sich mit den letzten 40–50 Jahren, d.h. bis zum Ende des 2. Weltkriegs in rasantem Tempo steigerten.

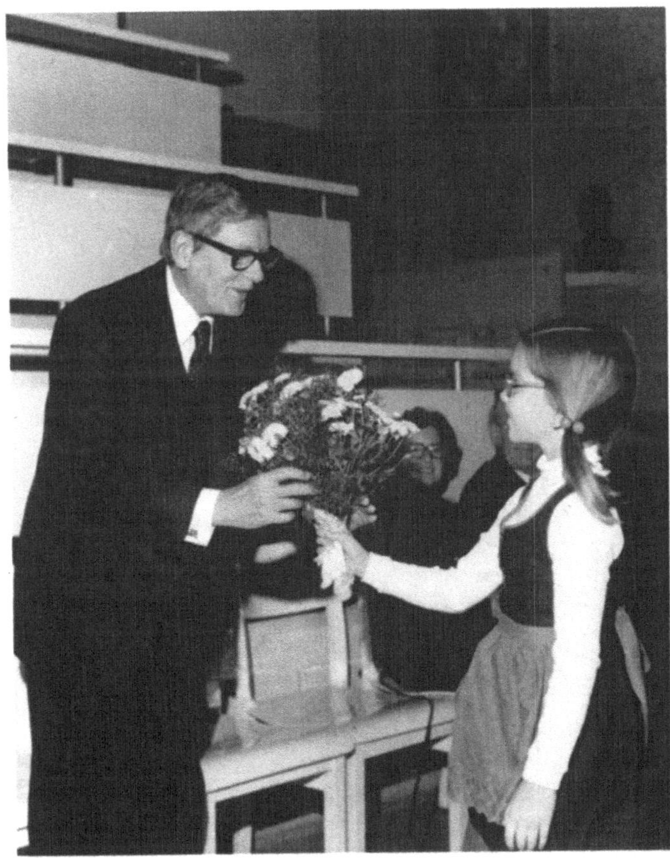

Abb. 2. WP Longmire, Chairmann Surgical Department U.C.L.A., Gastprofessor Berlin und Heidelberg, Dr. med. h.c. Heidelberg

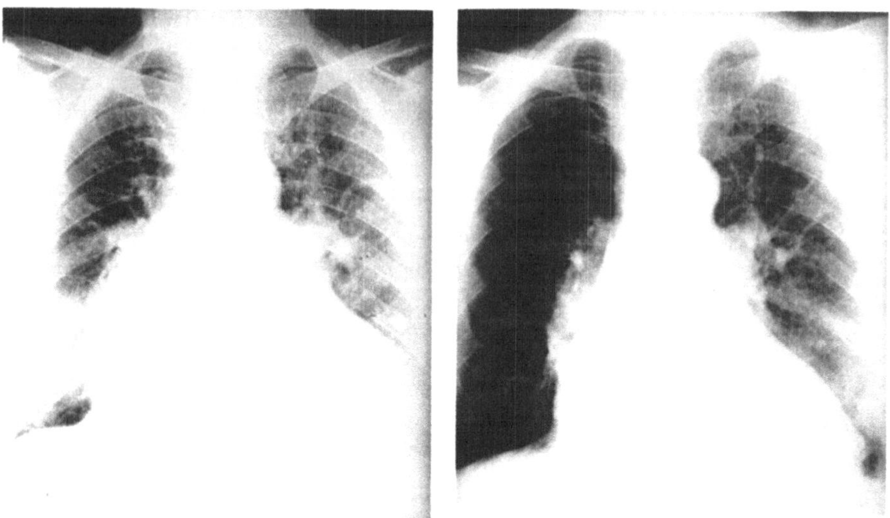

Abb. 3. Herzdilatation nach einer über 50 Jahren bestehenden arteriovenösen Fistel in der Ellenbeuge. Trotzdem Rückbildung der Herzgröße nach operativer Beseitigung des Kurzschlusses

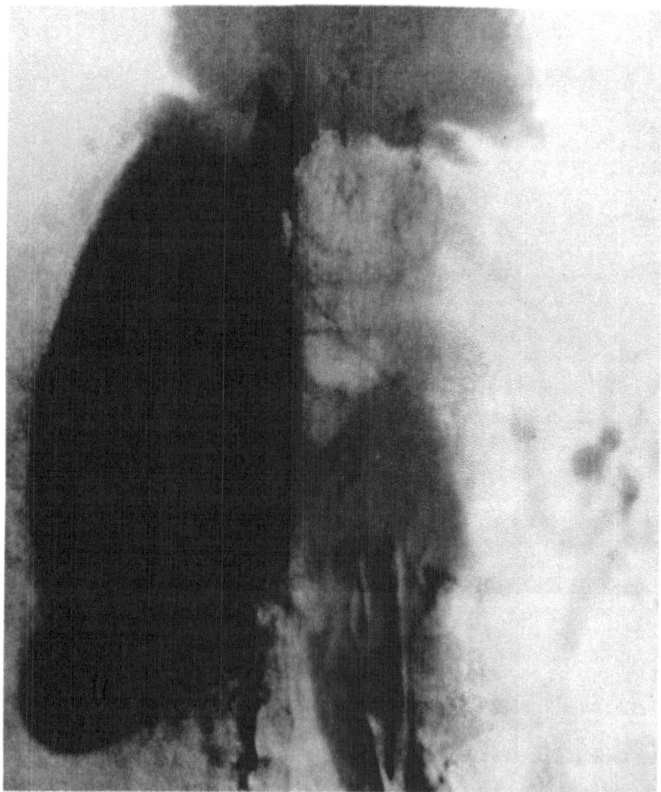

Abb. 4. Angiographie einer a.v. F. renalis

Zunächst sei das dilatierte Herz eines über 70jährigen Landwirts demonstriert, der gegenüber jeder Medikation resistent geworden war. Das Bild rechts zeigt den Weg der Besserung, der nach Beseitigung einer über 50 Jahre alten, kriegsbedingten a. v.-Fistel in der linken Ellbeuge zu verzeichnen war. Sicher hätte die kardiale Insuffizienz schon früher angegangen werden können, wenn der Blutdruck nicht immer nur am rechten Arm gemessen worden wäre. Auch nichtkriegsbedingte a. v.-Fisteln können zu einer operativ ähnlich gut behandelbaren Symptomatologie führen. Als eindrucksvolles Beispiel kann das identische Röntgenbild einer 40jährigen Frau dienen, die 10 Jahre zuvor eine Nephrektomie mit einer offensichtlich gemeinsamen Ligatur von a. und v. renalis und Wandarrosion durchgemacht hatte. Ihre Diagnose verriet sich schließlich durch ein typisches Maschinengeräusch im Narbenbereich, zusätzlich zu der lokalisatorischen Angiographie. Situationen wie diese können als mittelbare Herzeingriffe bezeichnet werden, weil sie durch die Beseitigung des arteriovenösen Kurzschlußes das Herz-Minuten-Volumen von der Peripherie her zu reduzieren vermögen.

Wie so oft in der Chirurgie standen ansonsten wohl aber die direkten Herzverletzungen am Beginn einer operativen, lange Zeit vergeblichen operativen Therapie, wobei schon die Griechen behauptet hatten, daß dieses Organ wohl als einziges im Körper eine Verletzung nicht überstehen könnte. 1896 war es aber dann soweit: Ludwig Rehn in Frankfurt riskierte erfolgreich die Naht einer Messerstichverletzung, nachdem experimentell an Hunden in Danzig Prof. Block die Herznaht gelungen war. Der Ausspruch von Billroth, daß schon der Versuch hierzu den Respekt der Kollegen kosten solle, hat sich wohl als Legende erwiesen.

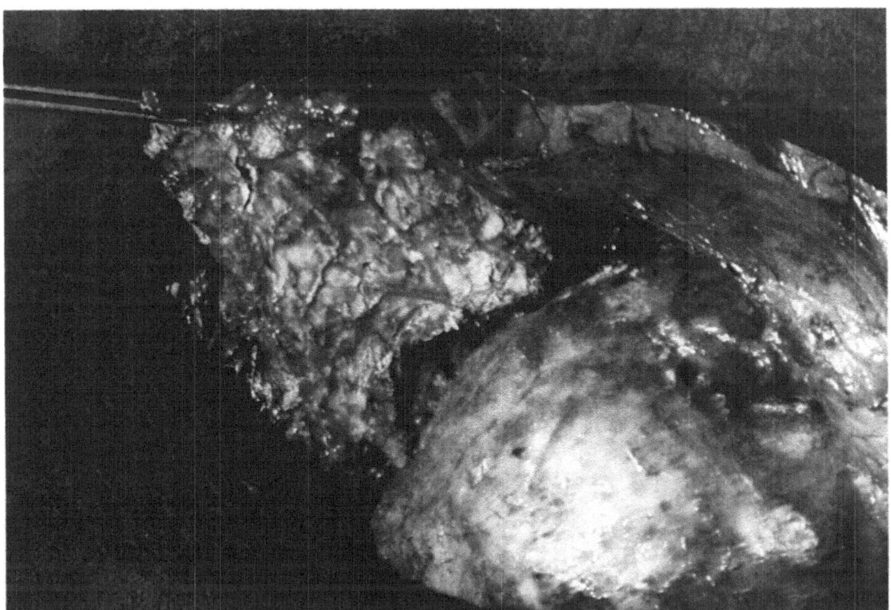

Abb. 5. Dekortikation eines Panzerherzens

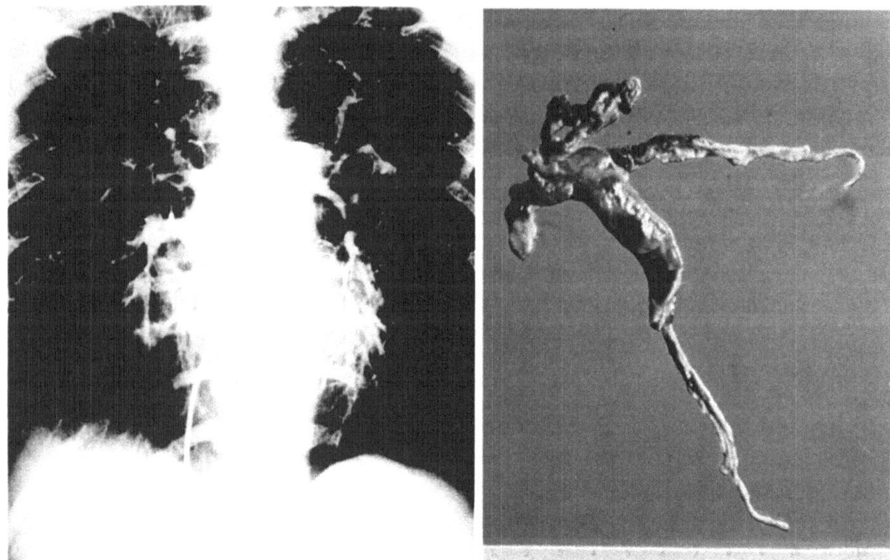

Abb. 6. Pulmonale Embolektomie nach Trendelenburg (Chirurgische Universitätsklinik Heidelberg)

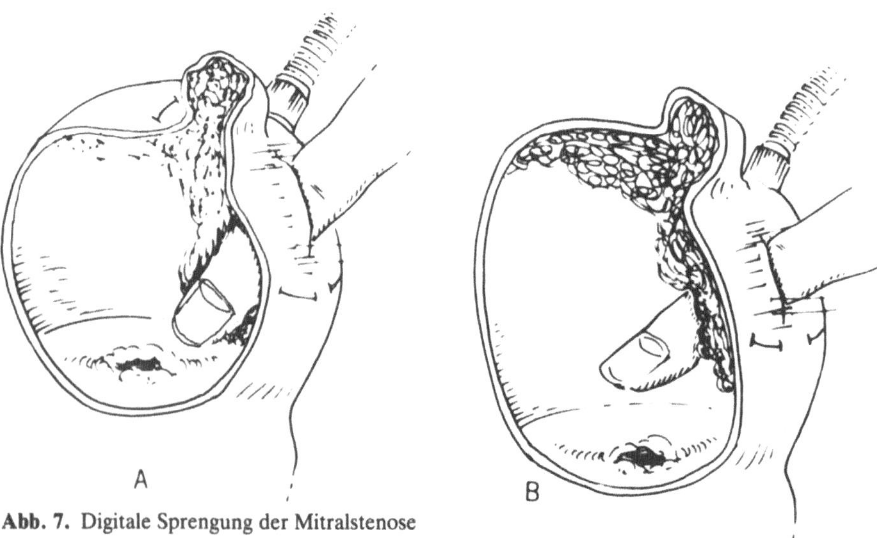

Abb. 7. Digitale Sprengung der Mitralstenose

Das nächste operative Ziel war die Perikarditis constrictiva, die von Sauerbruch, Rehn und Schmieden erfolgreich angegangen wurde, Volhard war wohl einer der kompetentesten Diagnosten und Lieferant einschlägiger Patienten, der zusammen mit seinem damaligen Oberarzt Bock dem Operateur gegenüber keine zaghafte Zurückhaltung hinsichtlich des Ausmaßes der Dekortikation duldete (über 100 Fälle).

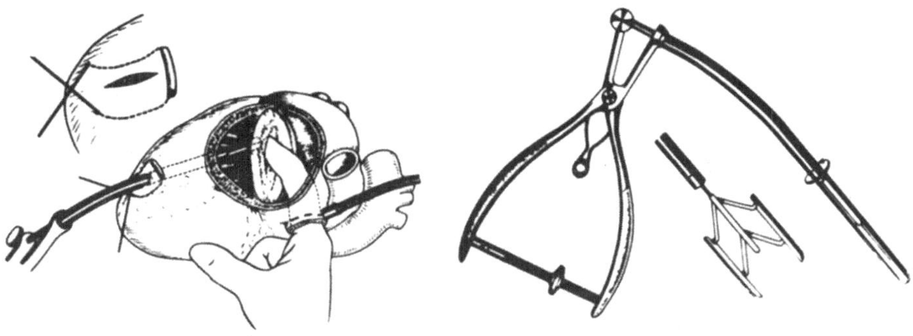

Abb. 8. Kombinierte transventrikuläre Sprengung der Mitralstenose mit Hilfe einer Spreitze

Kirschner gelang es 1924 in Königsberg die erste pulmonale Emblektomie nach Trendelenburg. Die Patientin überlebte ihren Operateur bis nach Kriegsende. Unter Mithilfe eines herzmassierenden Internisten, der eine 31jährige Patientin 6 Tage nach einer Appendektomie persönlich in den Operationssaal schob, gelang uns in der Heidelberger Chirurgie ohne Desinfektion der Haut der gleiche Trendelenburg, dem noch einige folgten, ohne Anwendung des später üblicheren und erleichternden EKK. Zusammenfassend kann man sagen, daß in der Zeit von 1880–1920 die größte Zahl von Pionierleistungen in Deutschlang erzielt wurden.

Chronologisch ist in der Folgezeit neben einigen wenigen Klappenfehlern (wie von Tuffier et al.) die zukunftsträchtige Sprengung der Mitralstenose durch Henry Souttar 1924 zu nennen, der jedoch durch einen Streit mit Mac Kenzey nur ein einziges Mal dieses Verfahren anwenden konnte. Er erhielt einfach keine weitere Überweisung. Grund: Das geschädigte Myokard und nicht das verengte Orificium seien die causa morbi. Eine Ansicht, die 30 Jahre später mit identischer Technik durch Harken, Bailey, Brock und Logan (mit transventrikulären Spreitzen) – ebenso wie bei uns an 10000 den erfolgreich operierten Patienten – widerlegt werden konnte. Das geschlossene Verfahren konnte später in der Ära der offenen Herzchirurgie auf die Insuffizienz von Mitralis und Aortenklappe mit Hilfe des künstlichen Klappenersatzes ausgedehnt werden. Der „klickende" Herzschlag, der besonders nachts auf der stillen Intensivstation Patient und Pflegepersonal gleichsam irritierte, konnte durch den Übergang von der Cellophankugel auf den leiseren Kunststoffball zunehmend gemildert werden.

Zu Beginn der bewährten Herzchirurgie spielten die kongenitalen Fehler quantitativ – im Gegensatz zu heute – eine führende Rolle. Der offene Ductus Botalli persistens war wohl von allen am perfektesten zu korrigieren, sofern nicht schon unter Druckumkehr sich eine pulmonale Hypertonie entwickelt hatte. Robert Gross (Peter-Bent-Brigham-Hospital in Boston) hatte 1939 durch Ligatur und 1944 mittels Durchtrennung den Ductus unterbrochen und so den Kurzschluß und die Maschinengeräusche beseitigt. In gleicher Weise zielte er experimentell auf die Exzision der Isthmusstenose und testete planmäßig die Festigkeit der erforderlichen Aortennaht. Ein schwedischer Besucher betrachtete sehr interessiert die Präparate, flog 1944 nach Hause und operierte ohne langwierige Vorversuche die ersten humanen Koarktationen. Kein Wunder, daß Gross für eine Zeit an der Tür seines Labors den Vermerk

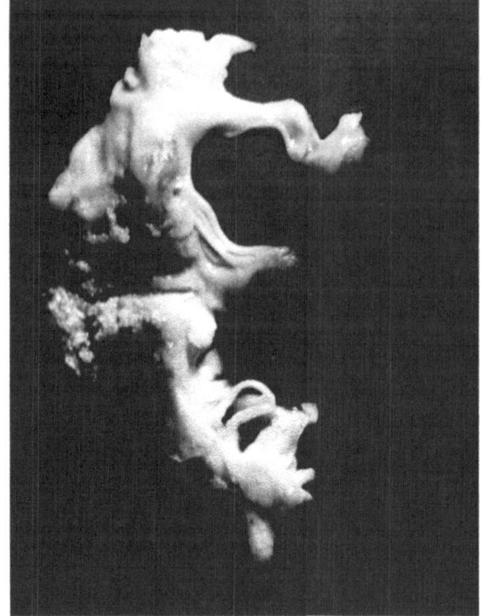

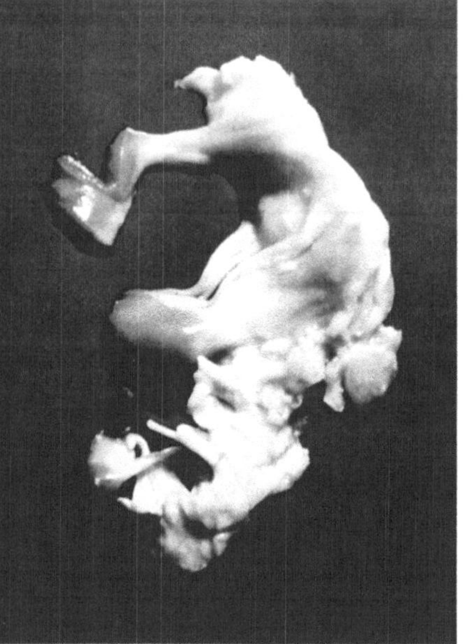

a

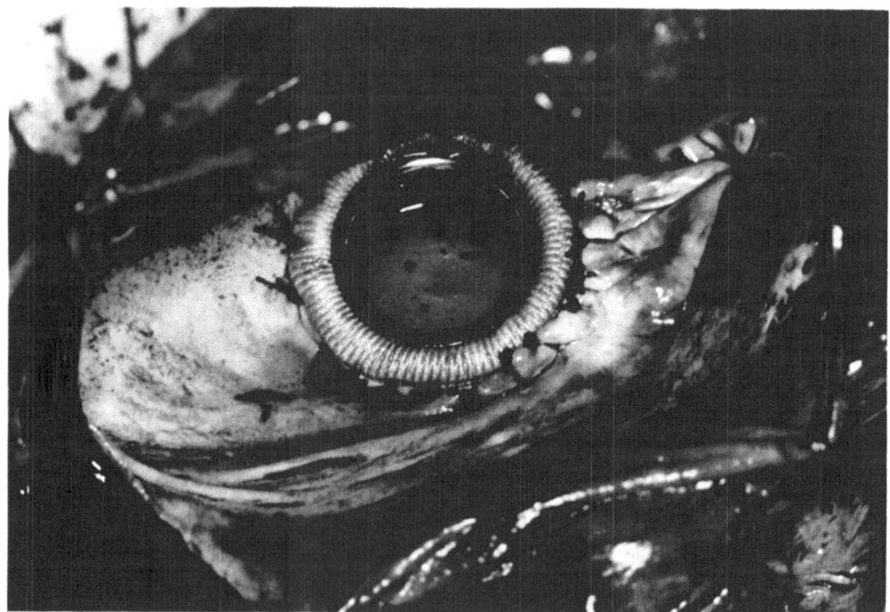

b

Abb. 9a, b Klappenersatz bei Mitralinsuffizienz, **a** excidierte Klappe **b** Kunststoffersatz

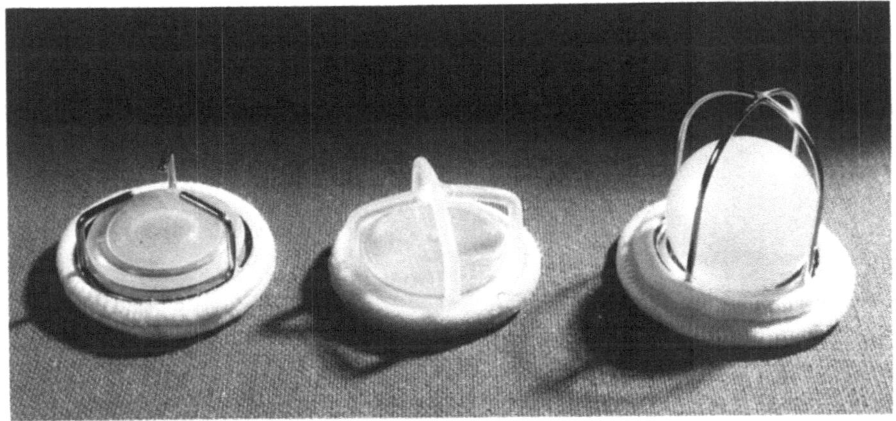

Abb. 10. Modelle des künstlichen Klappenersatzes

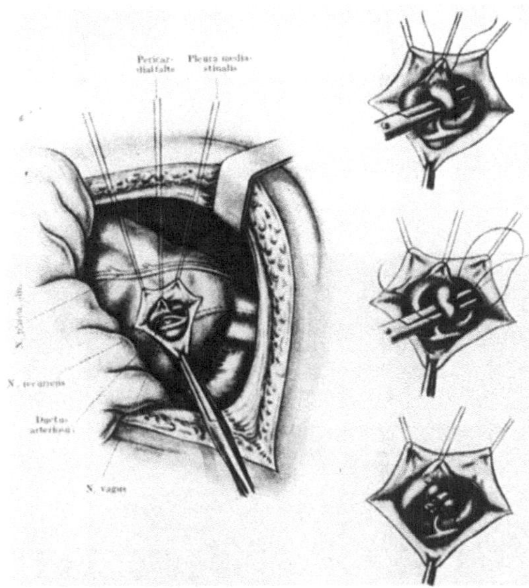

Abb. 11. Ligatur eines Ductus Botalli persistens

angebracht haben soll: "No Swedes admitted!" Schwieriger war die Beseitigung poststenotischer Koarktationsaneurysmen, die nach langstreckiger Exzision zunächst durch homologe lyophilisierte Aortensegmente, später durch Kunststoffprothesen ersetzt wurden.

Der erste Weg zur offenen Korrektur kongenitaler Herzfehler führte über die Hypothermie (Bigelow, Thauer, Kramer, Brendel, Messmer). Sie erlaubte bei Einflußokklusion beider Venae cavae eine Stillegung des Kreislaufs ohne Hirnschaden für gute 10 min und damit ein intrakardiales Operieren unter Sicht des Auges. Interatriale Septumdefekte vom Sekundumtyp oder Klappenstenosen der Pulmonalis oder Aorta waren lohnende Ziele, von denen Derra und seine Düsseldorfer Gruppe

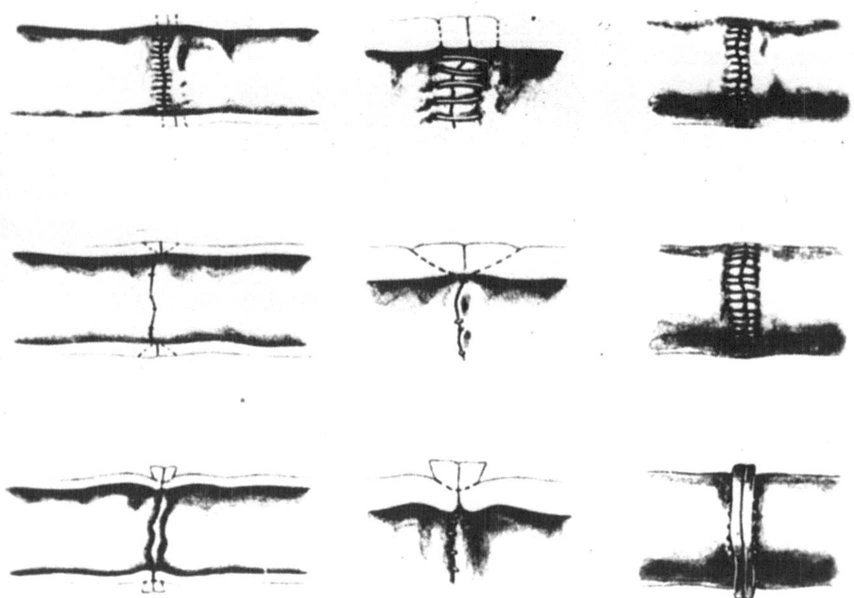

Abb. 12. Experimentelle Aortennaht nach segmentärer Resektion

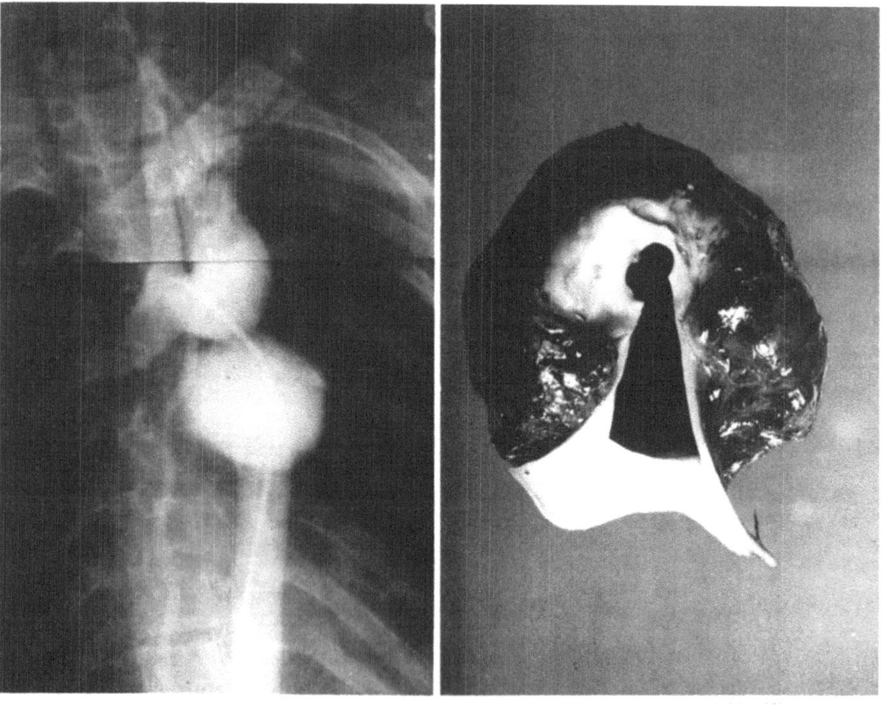

Abb. 13. Exzision einer Koarktation mit poststenotischem Aortenaneurysma

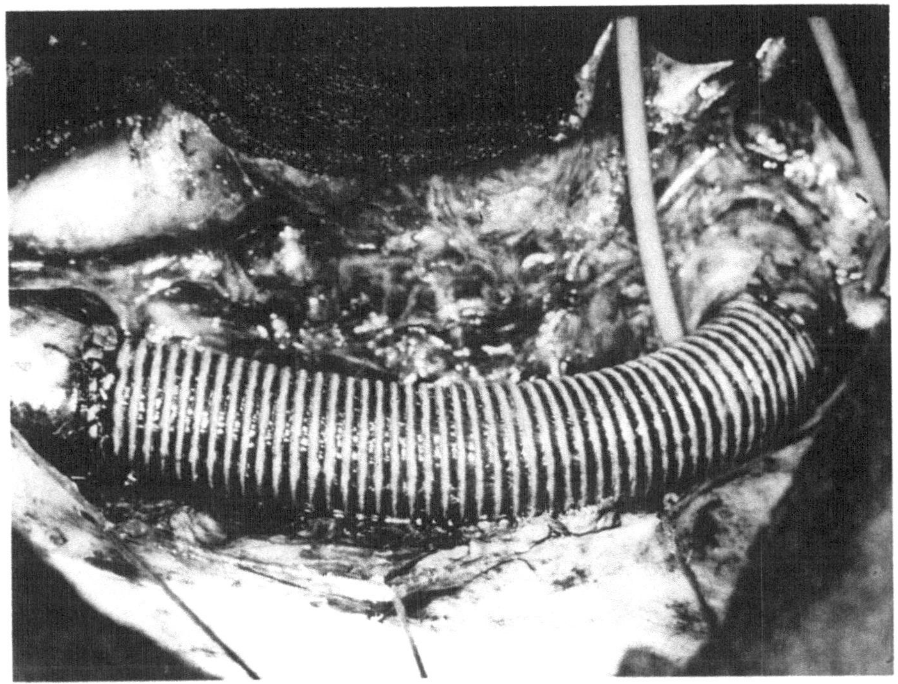

Abb. 14. Langstreckige Isthmusstenose, Ersatz durch Dakronprothese

mit rund 1800 Fällen die mit Abstand größte Zahl in der Welt operiert hat (4% Mortalität). Da bei diesen Hypothermieeingriffen der Thorax im allgemeinen offen ist, konnte ein eventueller Herzstillstand durch manuelle Massage schnell behoben werden.

Die größte Errungenschaft in der Herzchirurgie stellt jedoch die Erfindung des extrakorporalen Kreislaufs (EKK) durch John Gibbon und seine Frau Maley dar. Unter dem deprimierenden Eindruck einer fulminanten Lungenembolie arbeiteten sie von 1936 bis 1953 im Labor von Harvard bis zum ersten erfolgreichen Einsatz bei einem Septumdefekt. Zur Erklärung seines Erfolges bemerkte Gibbon bescheiden, daß er zu einer Zeit im Labor arbeiten konnte, da andere Kollegen unter weniger angenehmen Zeitumständen ihren Kriegsdienst ableisten mußten. Hunderttausende von Herzkranken konnten mit diesem Apparat gebessert oder geheilt werden. Trotzdem ging das Nobel-Komitee an dieser segensreichen Entdeckung vorbei. Interessanterweise haben die Physiologen von Frei und Gruber im Virchow-Archiv 1885 schon eine ähnliche Apparatur wie Gibbon zur Organinfusion publiziert.

Der EKK ermöglichte es auch, noch in den 50er Jahren bisher palliative Eingriffe wie die Fallot-Tetralogie völlig zu korrigieren. Blalock hatte bekanntlich mit Helene Taussig durch die Anastomose einer systaemischen Arterie mit einer minderdurchbluteten Lungenarterie die Zyanose dieser blauen Kinder ebenso wie ihre Leistungsfähigkeit zu bessern vermocht. Der deutschsprachige Chirurg Ernst Jeger (31 Jahre)

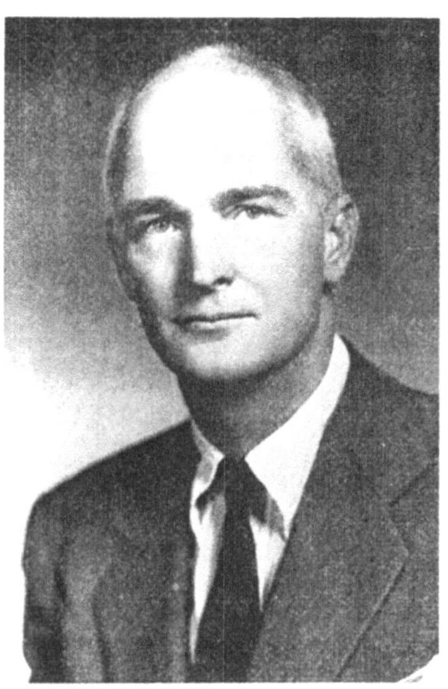

JOHN HEYSHAM GIBBON, JR.

Abb. 15. John Gibbon. Erster Erfolg mit dem extrakorporalen Kreislauf

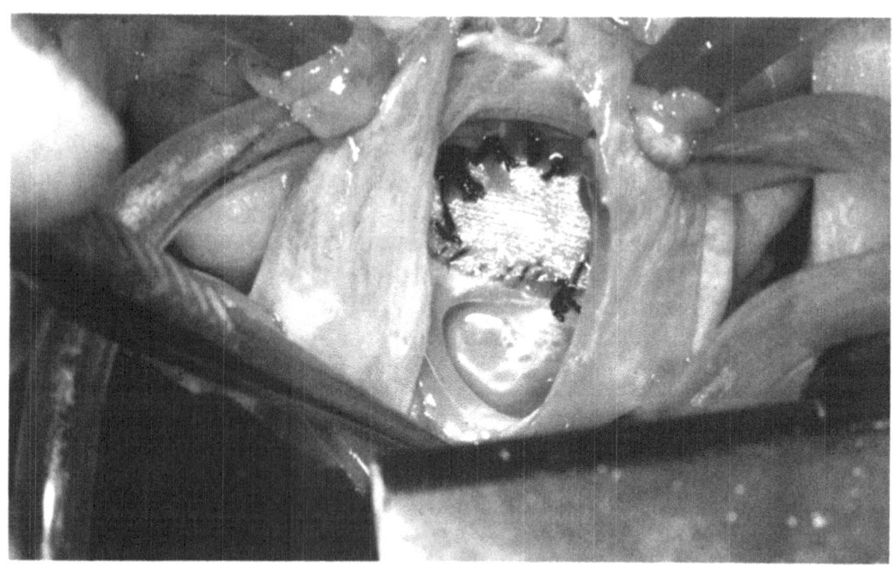

Abb. 16. Kunststoffprothese zum Verschluß eines atrio-ventrikulären Defektes mit Hilfe des E.K.K.

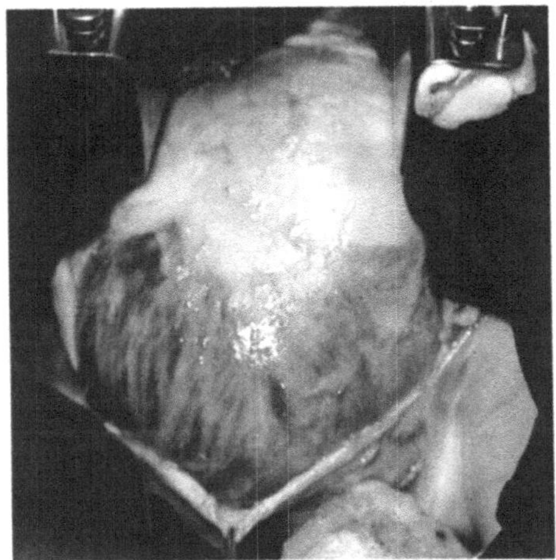

Abb. 17. Experimenteller Vorschlag von Ernst Jeger zur Korrektur der Fallot-Tetralogie

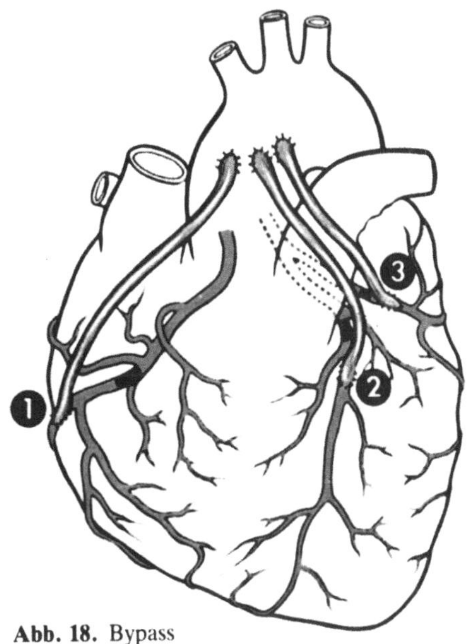

Abb. 18. Bypass

hatte in einer erstaunlichen Monographie über die kardiovaskuläre Chirurgie (nach einer Lehrzeit bei Carrel in New York und bei Küttner in Breslau) schon im Jahre 1912 – bei Springer verlegt – dieses Prinzip empfohlen. Mit Hilfe der Herz-Lungen-Maschine wurde auch eine radikalere Operation des meist am linken Ventrikel sitzenden Herzaneurysmas möglich. Vorläufer der Therapie waren Lezius mit seiner Kardiopneumopexie, Petrowski mit seiner Lappenplastik aus dem Zwerchfell und O'Shaughnessy, der an der Sauerbruch-Klinik einen transdiaphragmalen Omentumlappen auf die ischämische Region aufsteppte. Leider fiel dieser begabte Chirurg auf britischer Seite im Kessel von Dünkirchen.

Der aortokoronare Bypass (Favaloro) wurde ebenfalls durch den EKK erst ermöglicht und dürfte heute von allen Herzeingriffen zahlenmäßig noch vor den Klappenoperationen liegen. In USA sollen es 200000 Operationen dieser Art pro Jahr sein, in Deutschland rechnet man mit rund 10000.

In unserer kardiochirurgischen Gruppe in Berlin und Heidelberg (Linder u. Schmitz) wurden seit Mitte der 50er Jahre über 16000 Herzeingriffe durchgeführt. Inzwischen sind nun rund 20 Jahre seit der 1. homoioplastischen Herztransplantation in Kapstadt vergangen, deren technische Voraussetzungen eindeutig von Shumway in Stanford an über 100 Hunden mit langfristiger Überlebenszeit erarbeitet worden war. Barnard hat uns im Rokokotheater von Schwetzingen 1968 zu einem kleinen Streitgespräch besucht, das auch unser Jubilar nicht ausgelassen hat. Ansonsten sind wir in Heidelberg an diesem heute schon als kurativ zu bezeichnenden Eingriff höchstens mittelbar durch die Festlegung der Todeszeitbestimmung (= Hirntod) beteiligt, die aber lediglich der Transplantation der Niere (rund 800 unter Professor Roehl) in unserem Hause zugute kamen.

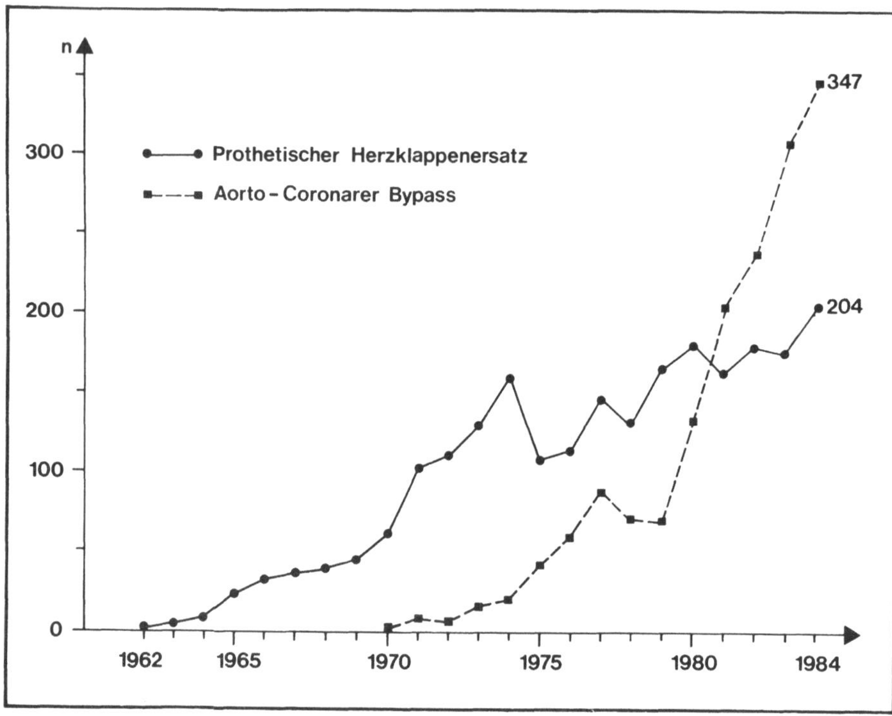

Abb. 19. Prothetischer Herzklappenersatz und aortokoronarer Bypass (Chirurgische Universitätsklinik Heidelberg)

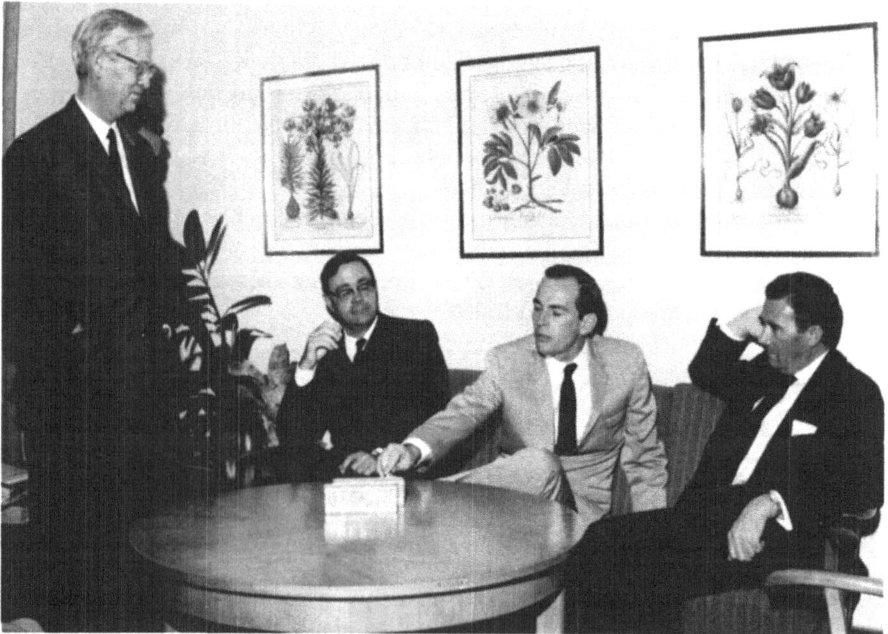

Abb. 20. Barnard (Kapstadt) in Heidelberg Juni 1967 (v. r. n. l. Schettler, Barnard, Botha, Linder)

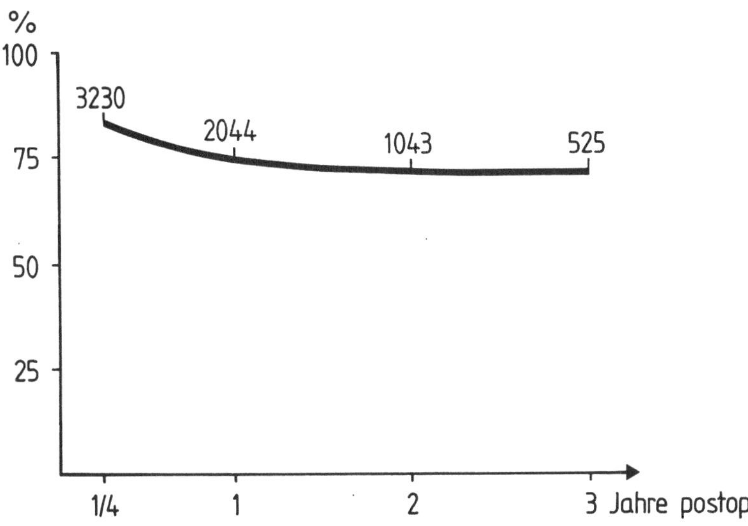

Abb. 21. Überleben nach Herztransplantation (Kaplan/Meyer)

Als Gutachter für den Lexer-Preis der Deutschen Gesellschaft für Chirurgie hatte ich jedoch Gelegenheit, dieses Arbeitsgebiet etwas genauer zu beobachten. Demnach sind weltweit mehr als 4000 Herzen verpflanzt worden, davon 330 in der Bundesrepublik. Am erfolgreichsten war bei uns die Gruppe des schließlichen Preisträgers Hans Borst in Hannover mit über 214 Transplantationen (davon 31 Frauen und 173 Männer mit einem Durchschnittsalter von 42 Jahren im Februar 1988). Die weitaus häufigste Indikation war die dilatative und mit gewissem Abstand die ischämische Kardiomyopathie.

Die erfreulich absinkende Gesamtsterblichkeit (vor allem durch die verbesserte Immunosuppression) betrug anfangs 22%, jetzt erreichen 85% das erste postoperative Jahr und wohl 70% international eine längere Zeit. 60% der Hannoveraner Patienten sind 6 Monate postoperativ wieder zurück in Beruf oder Schule. Ein Franzose – wie gerade in den Zeitungen berichtet – hat mit seinem transplantierten Herz 12 Jahre gelebt.

Zur Kreislaufunterstützung befinden sich folgende Verfahren in Erprobung:
intraaortale Ballon-Gegenpulsation (IABP)
extrakorporaler Kreislauf mit Membranoxygenator – Pumpensystem (ECMO)
extrakorporaler Ein- oder Zweikammerersatz (LVAD, RVAD, BVAD)
implantiertes Kunstherz (Jarvick)

Besonderes Interesse beansprucht das Jarvick-Kunstherz, das bisher in der Welt 38 Patienten erhielten und diesen Apparat als temporären Ersatz auch gegen ein Homoiotransplantat austauschen lassen konnten. Hiervon haben wiederum die Hälfte der

Operierten das Krankenhaus verlassen können. Die augenblickliche Problematik der Kunstherzen liegt noch im Bereich der Energieversorgung, der Infektion, der Materialermüdung etc.

Kosten sollen in der Medizin bei erfolgversprechenden Behandlungsverfahren keine Rolle spielen. Zur Zeit beträgt der finanzielle Aufwand DM 130000 für eine homoioplastische Transplantation. Der größte Engpaß liegt jedoch bei dem zu geringen Aufkommen von Spenderherzen, das durch eine erfolgreichere Entwicklung der temporären Kunstherzen natürlich noch prekärer werden müßte.

Kosten der Herztransplantation (Krankenkassen-Pauschale, inklusive Personalkosten)		
Organbeschaffung	DM	10000
Operation	DM	20000
Intensiv-/Normal-Pflege	DM	100000
Gesamt	DM	130000

Der Jubilar und der Schlußredner dieses Vormittags haben über mehrere Dekaden ihrer ärztlichen Tätigkeit in Berlin und Heidelberg interdisziplinäre und internationale Kontakte unterhalten können. Sie haben uns wohl einen wesentlichen Teil unserer Zuneigung geschenkt, die uns noch länger erhalten bleiben möge.

Literatur

Bailey CP (1949) The surgical treatment of mitral stenosis (mitral commissurotomy). Dis Chest 15: 377

Barnard Ch N (1968) What we have learned about heart transplants. J Thorac Cardiovasc Surg 56: 457

Bigelow WG, Lindsay WK, Greenwood WF (1950) Hypothermia. Its possible role in cardiac surgery: An investigation of factors governing survival in dogs at low body temperature. Ann Surg 132: 849

Block (1882) Wounds of the Heart. Verhandlung der Deutschen Gesellschaft für Chirurgie

Borst H (1987) Langenbecks Archiv, Kongressband 1987

Brock RC (1951) Surgery of the heart and the great vessels. Proc Roy Soc Med 44: 995

Crafoord CL (1949) Aspects of the development of intracardiac surgery. Surg Gynaecol Obstet 89: 629

Derra W (1951) Der heutige Stand der Anästhesieverfahren in der Chirurgie. Langenbecks Arch Chir 267: 231

Doerr W, Goerttler K, Linder F, Neuhaus G, Trede M (1965) Pathologie, Diagnostik und Therapie der congenitalen Aortenstenose. Erg Chirur 47:

Favaloro RG (1969) Saphenous vein graft in the surgical treatment of coronary disease. Operative technique. J Thorac Cardiovasc Surg 58: 178

Gibbon JH Jr (1937) Artificial maintenance of the circulation during experimental occlusion of the pulmonary artery. Arch Surg 34: 1105

Gross RE (1939) Surgical approach for ligation of a patient Ductus arteriosus. N Engl J Med 220: 510

Harken DE, Ellis LB, Ware PF, Norman LR (1948) The surgical treatment of mitral stenosis: I. Valvuloplasty. N Engl J Med 239: 804

Hetzer R, Warnecke H, Schüler S, Süthoff U, Borst HG (1985) Heart transplantation – a two-year experience. Z Kardiol 74 [Suppl 6]: 51

Jeger E (1913) Die Chirurgie der Blutgefäße und des Herzens. Hirschwald, Berlin

Kirschner M (1924) Surgery of the pulmonary artery. Arch Klin Chirur 133
Linder F (1950) Die operative Behandlung kongenitaler Herzfehler. Erg Chirur 36: 93
Linder F, Schütz W (1958) Die offene Valvulotomie der Aortenklappenstenose in Hypothermie. Chirurg 29: 481
Rehn L (1987) Über Penetrierende Herzwunden und ihre Naht. Arch Klin Chirur 55: 315
Rodewald G, Polonius M-J (1982) Cardiac surgery in Germany During 1981. A Report of the German Society for Thoracic and Cardiovascular Surgery. Thorac Cardiovasc Surgeon 30: 127
Sauerbruch F (1925) Die Chirurgie der Brustorgane. Bd 2: 298
Schmieden V (1926) Technic of cardiolysis. Surgery 43: 89 Gynec and obstetrics
Senning A (1954) Extracorporeal Circulation Combined with Hypothermia. Acta Chir Scand 107: 516
Shumway NE et al. (1979) Diagnosis and treatment of acute cardiac allograft rejution. Transpl Proc 11: 296
Souttar HS (1925) The Surgical Treatment of Mitral stenosis. Br Med J 2: 603
Swan H, Zeavin I (1954) Cessation of circulation in general Hypothermia. Ann Surg 139: 385
Thauer R, Brendel W (1962) Hypothermia. In: Progress in surgery, vol 2. Karger, Basel
Zenker R et al. (1958) Zur Aufrechterhaltung der Organfunktion und des Stoffwechsels im extrakorporalen Kreislauf. Langenbecks Arch Chir 289: 294
Zindler M, Dudziak R, Eunicke S, Pulver K-G, Zähle R (1966) Erfahrungen bei 1290 künstlichen Hypothermien für Herz- und Gefäßoperationen. Anästhesist 15: 69